Werner Pieper

DAS ZUCKER-BUCH

SÜßER GENUß UND BITTERE FOLGEN

Der Grüne Zweig 248

INHALTSVERZEICHNIS

Gereon Janzing
Zucker in den Sprachen der Welt

Versteckte Zucker sichtbar gemacht *6*
Ich würd so gerne Süßholz raspeln (Vorwort) *9*

DER STOFF

Die Chemie *13*
Sorten & Arten *15*
Brown Sugar *17*
Chemische und natürliche Süßstoffe (Surrogate) *19*
Bitter-sweet: Aspartam *aka* NutraSweet© *21*
Zucker-Austauschstoffe *23*
Zum seltsamen Verbot der SüßPflanze Stevia *25*

DER SÜSSE GENUSS & SEINE SAUREN SEITEN

Von der süßen Versuchung zur süßen Lust *27*
Süße oder bittere Medizin: der Apotheker war's *30* • Zucker als Droge *35*
Sich einen Zuckerzahn ausschlagen – zur Sucht *37*
Saccharinschmuggel *39* • Zucker & Drogen *40*
Der Zuckerguß des Denkens *von Arvid Leyh* *42*
Materialisierte Schwarze Magie – aber lecker! *43*
Die zuckerigen Umweltschäden *46*
Auf gruselig erfolgreicher Spurensuche: Versteckte Zucker *47*
Zähne 'n' Zucker – Schmelz laß nach *50*
Diabetes *55* • Andere Zuckerkrankheiten *58*
Tabak & Zucker *58* • Coca Cola *59*
'Zuckerwerk verderbt der Kinder Leiber ...' *62*
Seinem Affen Zucker geben – Fettleibigkeit *67*

und Sinti) gudli – Persisch شکر [šekkar] – Kurdisch şekır [šekïr] – Griechisch ζάχαρη [zaxari] – Albanisch sheqer [šek'er] – Armenisch šakhar – Finnisch sokeri [sokeri] – Estnisch suhkur [suhkur] – Nordsamisch (Nord-Norwegen) såkkar [sohkkar] – Ungarisch cukor [cukor] – Türkisch şeker [šäk'är] – Kasachisch қант [qant] – Kirgisisch шекер [šeker] – Usbekisch қанд [qand], шакар [šakar] – Schrift-Arabisch سكر [sukkaru] – Ägyptisch-Arabisch súkkar – Tunesisch-Arabisch súkker – Marokkanisch-Arabisch sukkár – Mauretanisch-Arabisch sĕkkâr – Maltesisch (Malta) zokkor [cokkor] – Hebräisch (Israel) סֻכָּר [sukār] – Amharisch (Äthiopien) sĕkkwâr – Hausa (Westafrika) sukàr [sukar] – Yoruba (Nigeria; Benin) ṣúgà [šuga] – Duala (Kamerun) bombó [båmbå] – Kongo sukadi [sukadi] – Swahili (Ostafrika) sukari [sukari] – Ruanda isukari [isukari] – Bemba (Sambia) suga [suga] – Schona (Zimbabwe) shuga [šuga] – Sotho (Lesotho) tsoekere [coekere] – Sepedi (Südafrika) swikiri [swikiri] – Zulu (Südafrika) ushukela [ushukela] – Malaiisch gula [gula], sakar [sakar] – Indonesisch gula [gula] – Javanisch gula [gula], gendhis [gendis] – Balinesisch gula [gula], gendis [gendis] – Tetun (Osttimor) masin midar [masin midar] – Malagasy (Madagaskar) siramamy [siramami] – Tagalog (Philippinen) asukal [asukal] – Cebuano (Philippinen) asukal [asukal], kamay [kamaj] – Ilongo (Philippinen) kalamay [kalamaj] – Ilocano (Luzon, Philippinen) agsucar [agsukar], pagapulot [pagapulot] – Chamorro (Marianen) asukat [asukat] – Samoanisch suka [suka] – Tahiti tihoti [tihoti] – Maori (Neuseeland) huka [huka] – Tonganisch suka [suka] – Fidschi suka [suka] – Nyungar (Südwestaustralien) tjeŗaŋ [t'eraŋ] – Vietnamesisch đường [dïẽŋ] – Khmer (Kambodscha) skār – Tibetisch dhjemâkârâ – Birmanisch θĕcà [θĕt'a] – Thai nâm tān [nam tān] – Laotisch (Laos) nam tān [nam tān] – Chinesisch táng [taŋ] – Tamil (Sri Lanka; Tamil Nadu, Indien) sarkkāri – Telugu (Andhra Pradesh, Indien) cakkera [t'akkera] – Kanadisch-Inupik siorauyak [sioraujak] – Blackfoot (Prärie Nordamerikas) náápiiniiwan – Cherokee (früher Florida, heute v. a. Oklahoma) galisetsi [galiseci] – Papago (Nordwestmexiko) asugal – Ecuadorianisch-Quechua (Hochland von Ecuador) mishqui [mišk'i] – Quichua (Osten von Ecuador) mishqui [miški] – Cajamarquino (Nordperu) asucar [asukar] – Ayacuchano (Zentralperu) asucar [asukar], misqui [miski] – Georgisch šakari – Kabardinisch (Nordwestkaukasus) фощыгъу [fośĕğu] – Japanisch satô – Koreanisch sataŋ – Baskisch azukre [asukre] – Tok-Pisin (Papua-Neuguinea) suga [suga] – Krio (Westafrika, v. a. Sierra Leone) shuga [šuga] – Guadeloupisch (Antilleninsel Guadeloupe) sik – Kapverdisch (Cabo Verde) sukri [sukri], asukar [asukar] – Gebärdensprache der Prärie- und Plains-Indianer Zeigefinger an Zungenspitze, dann Zeichen für „gut" – Volapük jueg [šueg] – Esperanto sukero [sukero] – Ido sukro [sukro]

Werner Pieper

DAS ZUCKER-BUCH

Der Grüne Zweig 248

Folgende Autoren haben für dieses Buch Texte beigesteuert:
Ulrich Holbein, Markus Berger, Jochen Gartz, Arvid Leyh, B.M. Schuldes und Gereon Janzing;
von letzterem stammt die Auflistung ›Zucker in den Sprachen der Welt‹, (entnommen aus Janzing: Mehrsprachiges Drogenwörterbuch) die diesem Buch vorgestellt ist.

Übersetzung des McKenna-Textes von Gunther Seipel
Weitere Mitarbeiter siehe Vorwort
Dank auch an alle Urheber der Abbildungen, siehe Seite 165.
Scans: Petra Stamm
Lektor & Korrektor: Daniel Kulla
Zusätzliche Korrekturen: Oona Leganovic, Johnny Theisen und Ilka Groh
Buchgestaltung von Werner Pieper & Petra Petzold
Umschlaggestaltung von Walter Hartmann
Gedruckt bei der FVA, Fulda

Verlegt durch
Werner Pieper & The Grüne Kraft
Alte Schmiede
D-69488 Löhrbach

Fax: 06201 22585
eMail: versand @gruenekraft.com
www.gruenekraft.net

ISBN 3-922708-51-X

DAS ROHR

Das melanesische Gras *Saccharum offizinarum* *71*
Zur Frühgeschichte des Weißen Goldes *72* • Madeira *76*
Ohne Zuckerbrot & mit Peitsche – Kolonialgeschichte & Sklaverei & deren Auswirkungen *77*
Sweet Soul Music – Die Rhythmen des Black Atlantic *81*
Hispaniola , die Haïtianische Revolution & die Folgen heute *89*
Humboldt über Zucker in Kuba und Venezuela *95*
Kuba *96* • Die ›Sugar Sultans of Florida‹ *99* • Negros, Philippinen *101* • Sudan *102*
Zucker-Erzeugung & -Verbrauch in Zahlen *104*
Zucker in deutschen Gauen – vor der Rübe *106*

DIE DEUTSCHE RÜBE

Die Rübe *115*
Der weiße Freund – Heißhunger auf Süßes im 3. Reich *117*
Des Zuckers bitterste Pille: Zyklon B *122*
Auf- und Abstieg Waghäusels *124*
Wir Süßen – deutscher Zuckerverbrauch heute *127*

DER HANDEL

Es gehört viel Zucker dazu, das Meer zu versüßen – Vom Schlaraffenland zur Süßwaren-Industrie *129*
Viele machen sich kaputt & die Dealer machen Kasse – Zur Geschichte der Zuckerabkommen *132*
WTO & EU – Zur internationalen ZuckerIndustrie *134*

ZUCKERSTÜCKLI

Knallzucker & andere alternative Zucker-Nutzungen *141*
Der Widerstand gegen den Gen-Zucker *144*
Zucker-Kunst-Stücke *146*
Eine Insel des Genusses im Meer des sinnlosen Konsums: Der Heidelberger Zuckerladen *150*
Ulrich Holbeins Zuckerrohrsaft *153*
Terence McKenna: Von den Geißeln Zucker & Alkohol *155*
Zucker-Chronik *160* • Quellen *162* • Bilderverzeichnis, Zum Autor *166*

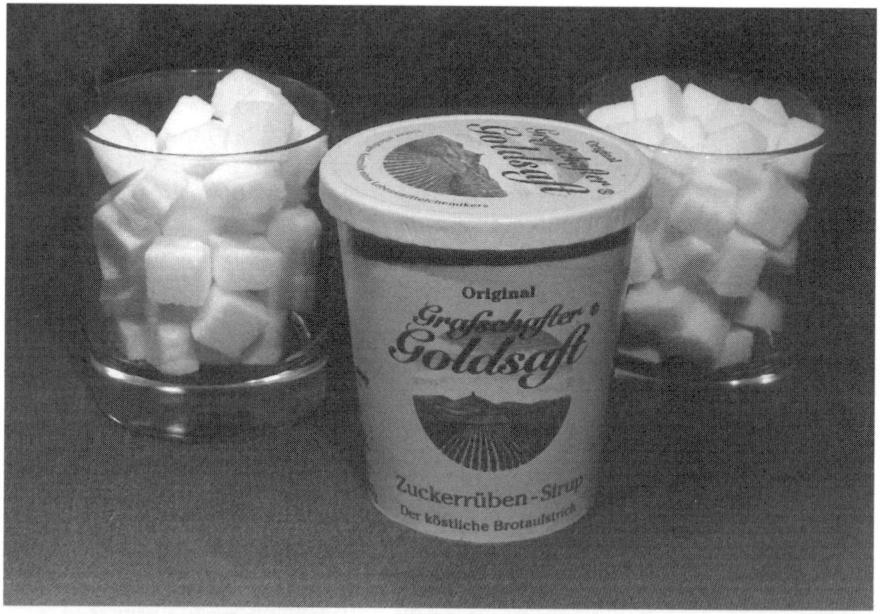

Versteckte Zucker, nach Angaben auf der jeweiligen Verpackung, sichtbar gemacht

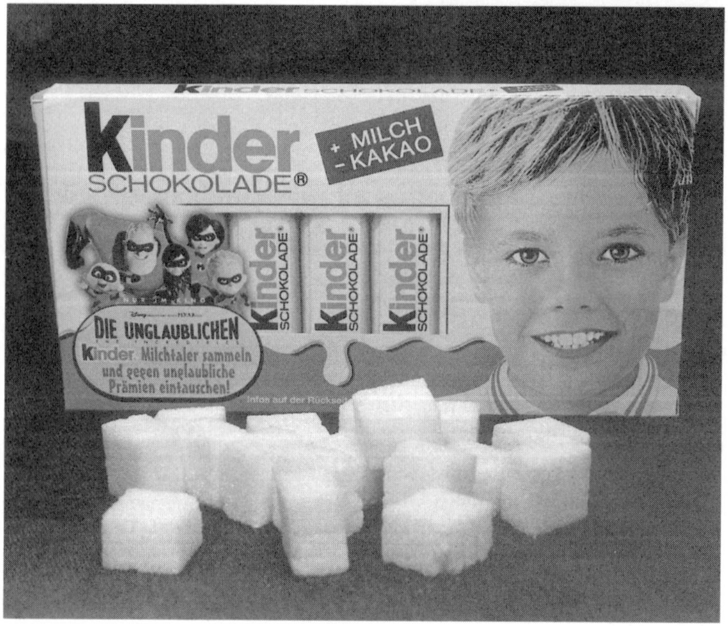

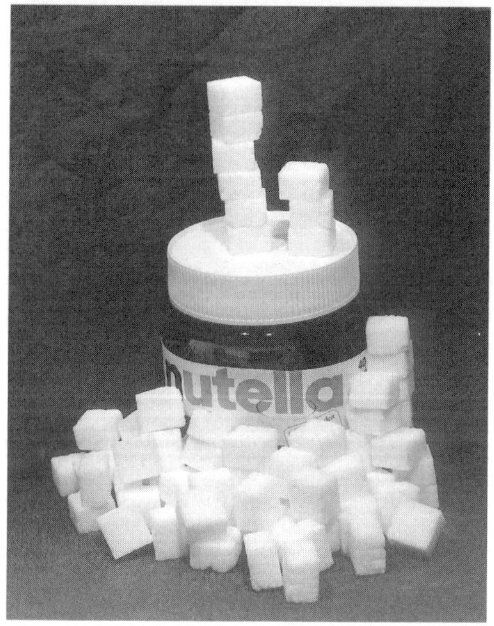

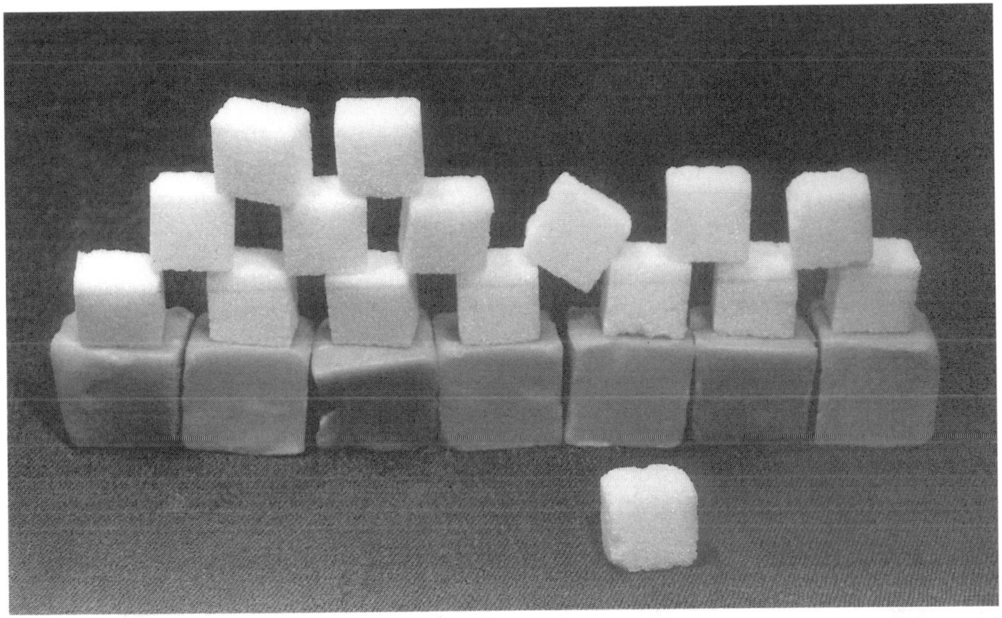

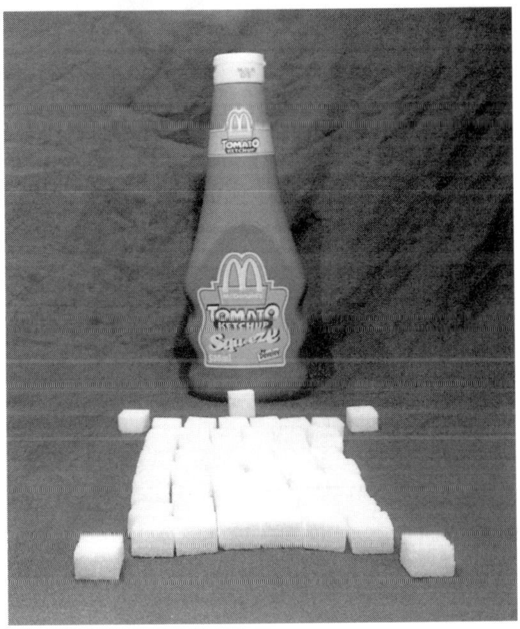

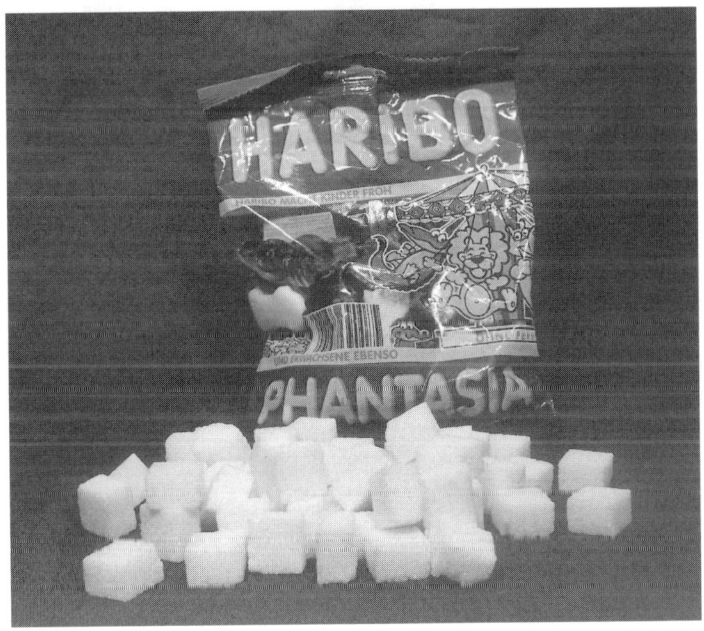

Fotos von Oona Leganovic

शर्करा

Das Urwort für Zucker, in Sanskrit: Sarkara

Werner Pieper

ICH WÜRD' SO GERNE SÜSSHOLZ RASPELN ...

Zucker ist süß für die, die ihn essen,
süßer für die, die von ihm Gewinn einstreichen
und bitter für jene, die ihn produzieren müssen
Sprichwort aus Negros/Philippinen

Falls die Revolution losgeht,
so muß sie mit der Ernährung losgehen ...
Sie muß mit dem Land beginnen,
den Tieren, Landwirten, der Natur ...
Sie muß mit dem anfangen,
was in meinem Körper und was in meinem Kopf abgeht.
A.D. Buster

Zur Entstehung dieses Buches

Anfang der 90er Jahre gab ich die Broschüre DIE SÜßESTE SUCHT – IST ZUCKER EINE KILLER-DROGE? heraus. Dies geschah, um dem Leser klar zu machen, wie verwirrend Begriffe wie *Drogen & Genußmittel* sein können. Grundsätzlich geht es um Substanzen, die, in der richtigen Dosis, im richtigen Set, Setting & sozialen Umfeld, dem Menschen bestimmte Vorteile und Genuß bringen können. Im 3. Reich wurden viele Genußmittel als artfremdes Rauschgift diffamiert, legal blieben Alkohol, Tabak & Zucker. Hier fehlt der Platz, all diesen Themen gebührend nachzugehen. Durchaus bemerkenswert: der Anbau von Zuckerrüben und Zuckerrohr hinterläßt in der Umwelt negativere Spuren als der Anbau von Koka, Kannabis und Opium.
Genießen kann jeder. Wir sollten jedoch wissen, auf wessen Kosten. Und seien es die eigenen; ganz abgesehen von den immensen sozialen Folgekosten. Jedes neue Nahrungsmittel würde sofort verboten, hätte es auch nur die Hälfte der (Neben-)Wirkungen, wie sie Zucker aufweist, stellte ein Fachmann fest.
Schon 1988 bestätigten die Richter am Bundesgerichtshof, daß, wer über die Gefahren des Zuckers aufklären will, dabei auch von ›Schadstoff‹ reden darf, denn »in Zucker steckt ein nicht zu vernachlässigendes gesundheitliches Gefährdungspotential.« 2005 erkannte das Landgericht Essen: »Wer trotz der allgemeinen Gefahren von Zuckerkonsum Coca Cola trinkt, handelt eigenverantwortlich«. Konkret: wer wegen des Konsums solcher Produkte Diabetes bekomme, könne die Schuld nicht bei anderen suchen. Eine der damals Aufsehen erregenden Infos aus unserer Zuckerbroschüre waren die Angaben zum Zucker im Tabak, die wollte uns kaum jemand glauben.
Es hat viele Jahre gedauert, bis auch die Politik begriffen und gehandelt hat. Endlich sind nun seit Mai 2005 die gefährlichen Zusatzstoffe zum Tabak, unter ihnen auch der Zucker, zumindest im Internet einzusehen. Ministerin Künast über süße Zusatzstoffe: »Es besteht der Verdacht, daß sie Jugendlichen das Rauchen erst schmackhaft machen, weil die Zigaretten süßlicher schmecken. Das ist wie bei den Alcopops: Jugendlichen würde harter Stoff niemals schmecken – sie finden das Zeug nur genießbar, weil es

pappsüß ist.« Genauer: weil es von der Industrie eingesüßt wird.

Als unsere Zucker-Broschüre wieder einmal vergriffen war, berichteten die Medien über einen bitteren Zucker-Disput zwischen EU und WTO. Ich entschloß mich, den Ausgang dieses Streites abzuwarten, nicht ahnend, wie lang das dauern würde. In der Zwischenzeit machte ich mich daran, das Heft inhaltlich zu überarbeiten. Die ›Überarbeitung‹ triggerte neue Recherche los – und plötzlich wuchs aus dem Heft vorliegendes Buch. Ich begriff, daß ich lange auf eine Einigung im globalen Zuckerhandel warten könne – denn der Streit geht schon seit zweihundert Jahren und ein Ende ist, abgesehen von dem einen oder anderen Urteil, nicht vorstellbar. 2005 gibt die WTO zuckerfördernden Ländern wie Brasilien und Thailand, in denen die sozialen Standards für Zuckerarbeiter viel zu wünschen übrig lassen, gegen die überhöhten, ja ›illegalen‹ Zuckersubventionen der EU recht. Letztere verbrüdert sich nun mit den 50 ärmsten Ländern der Welt, um ihr Subventionsystem erhalten zu können. Sie sind gewillt, ihre Subventionen um 40% zu senken, den europäischen Rübenbauern aus anderen Töpfen 60% ihrer dadurch entstehenden Verluste zu ersetzen. Man darf gespannt sein, welche weiteren ›Lösungen‹ dieses Problems der internationalen Zuckerlobby einfallen werden.

Zur Einleitung

Der Anstoß für DIE SÜßESTE SUCHT kam von TERENCE MCKENNA. Aus Respekt und Dankbarkeit haben wir das Kapitel über Alkohol & Zucker aus seinem Buch SPEISEN DER GÖTTER in diesem Buch nachgedruckt, auch wenn es sich im neuen Jahrtausend inhaltlich etwas überholt liest – daher steht dieser Text nun am Ende und nicht am Anfang des Buches. »Praktisch kein Historiker, Archäologe oder Anthropologe würde einer solchen Idyllisierung der Frühgeschichte noch zustimmen, da sie simpel nicht belegbar ist. [...] Für Behinderte, Alte Schwache, Homosexuelle und viele andere erscheinen ›archaische Menschenwerte‹ viel weniger erfreulich als für McKenna.«, urteilt Lektor Kulla in einer Kritik, »Vielmehr wurden in den letzten Jahren die Phänomene von Sippe und Stamm als Zwangskollektive, von rituellen und banalen Opfern und von überwiegend wenig respektvollem Umgang unserer Vorfahren mit der Natur (Brandrodungen, Ausrottung durch Jagd...) immer besser dokumentiert und verweisen die nicht unsympathischen Vorstellungen auch der Matriachats-Forschung der 70er Jahre in den Bereich der Ideologie.«

Zurück zur klebrigen Masse.

Ein Problem beim Lesen mag die vielseitige Bedeutung des Wortes ›Zucker‹ in der deutschen Sprache sein. Damit werden im Buch manchmal unterschiedslos verschiedene natürliche und künstliche Stoffe bezeichnet. Uns sind 200 verschiedene ›Zucker‹ bekannt, einige sind, zum Beispiel als Kommunikatoren zwischen unseren Zellen, wegen ihres positiven Einflusses auf unser Immun- und Nervensystem, also für unser Wohlergehen unverzichtbar. Erst auf den zweiten Blick läßt sich erkennen, ob es sich nun genau um die ›Killerdroge‹, das Suchtmittel oder eben die konstruktiven DNS-Bausteine des Lebens handelt. Das irdische Pflanzenreich erzeugt jährlich etwa 150 Milliarden Tonnen Zucker, von denen der Mensch ›nur‹ 120 Mio. t aus Rohr & Rübe kristallisiert und in unsere Nahrungskette einbindet.

Natürlich reichte der Platz nicht aus, das süße Thema vollständig zu behandeln. Ein Beispiel für Fehlendes: das Kapitel über Ahorn-Syrup. Schon die Algonquin-Indianer Kanadas versüßten sich mit Sinzibuckwud (›dem Holze entlockt‹) das Leben, das Ahorn-Blatt wurde zum nationalen Symbol für Kanada, auch wenn dort inzwischen 80% des Ahornbestandes durch sauren Regen etc. umweltgeschädigt sind. Eine besondere Eigenart des Zuckerahorns: Bäume, die unter Umweltstreß geraten, produzieren besonders süßen Saft. Dieses Buch bietet trotzdem eine Menge süß-saurer Infos aus Pandoras Zuckerdöschen – allerdings eher ein multidisziplinäres Zucker-Sammelsurium als eine trockne akademische Aufarbeitung. Der angeprangerte Zucker, die **Saccharose**, zeigt uns, wie wichtig ein Denken in Zusammenhängen ist. Dieses Buch ist kein Roman, sondern der Versuch eines Spagates zwischen den Horror-Infos aus der Geschichte des Zuckers & der eigenen Zähne – und den wundervollen Geschmackserfahrungen mit dieser Substanz. Alles 'ne Sache der Dosis, meinte vormals der gute Doktor Paracelsus – doch vergaß er den Hinweis auf die Zahnbürste.

In den Worten des Vorbildes kritischer Zuckerforscher, Al Imfeld (1982): »Zucker ist ein Sorgenkind der Gesundheits-

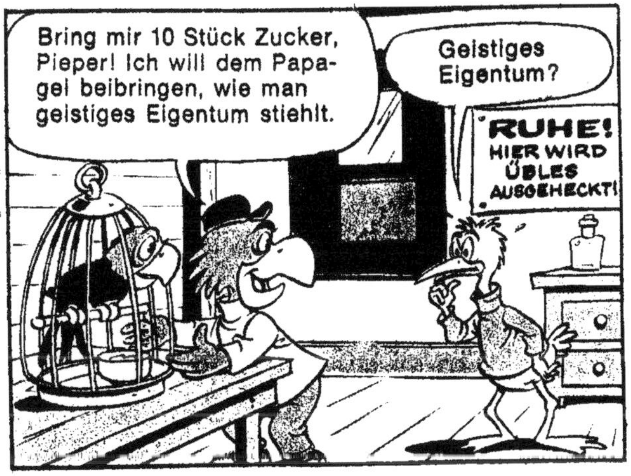

politik; ein Problemkind der Marktordnung (in Ost und West, erst recht in Nord und Süd, sowohl in der EG als auch weltweit); ein politischer Sprengstoff. Zucker ist ein Produkt, das immer wieder Ordnungen angreift, zersetzt, auflöst und daher aus seiner Natur ein Produkt des Un-Friedens. Zucker ist keine Privatsache. Er ist eine Waffe und gehört vors Kriegsgericht. Zucker ist ein unsoziales Produkt, das alle betrügt: den Zuckerproduzenten und den Zuckerarbeiter; den Zuckerrübenbauern hier und den neuen Zuckerbaron in der Dritten Welt: Statt zu Partnern werden sie im Zucker zu Feinden. Neid wird erzeugt, damit Mißtrauen. Seit 200 Jahren wird immer wieder eingegriffen und reguliert, das erzeugt Spannung und somit Zwist und Handelskrieg. [...] Wer mit Zucker so unmäßig wie die heutige Welt umgeht, wird nicht nur mitschuldig an der Zerstörung der Gesundheit und Umwelt, sondern selbst der Substanz des Menschen. Daher hat Zucker sogar einen Zusammenhang mit der Verletzung der Menschenrechte. Die propagierte Freiheit der Zuckerwirtschaft ist reiner Zynismus: Es ist die Freiheit der Zerstörung der Natur und des Menschen.«

Alle oft simpel klingenden Anklagen an die Pflanze/Substanz bzw. die daraus gewonnenen süßen Produkte und die manchmal arg öko-esoterischen Zitate sollen nicht übertünchen, daß es nicht der ›Zucker an sich‹ ist – also die Pflanzen, Substanzen oder Produkte – der hier am Pranger steht, sondern die Ursache der rasanten und schrecklichen Folgen seiner problematischen Verwertung und Vermarktung durch den Menschen. Die Kultivierung des Zuckers explodierte ja erst, seit es eine Wirtschaft gab, die sich für die enorme Gewinnspanne interessierte. Erst mit dem völligen Vorrang der Verwertungslogik vor anderen Maßstäben wurden die enormen Auswirkungen des Zuckers auf Mensch und Natur nachrangige Kriterien. ›Zucker‹ wird so in manchen Kapiteln des Buches und unseres Lebens zum Symbol einer unmenschlichen Wirtschaftsform. Zucker ist so geil wie Geiz. Das alles können wir kaum einer Pflanze zur Last legen, die sich hauptsächlich durch ihre mannigfaltigen Verwertungsmöglichkeiten auszeichnet.

Das Thema ›Zucker‹ steht hier stellvertretend für den globalen Kampf zwischen sozialer Gerechtigkeit, der Gesundheit & dem wahren Genuß *versus* gierigem Konsum, der Profitsucht und dem Raubbau an Mensch & Boden.

DANK

Zu danken habe ich TERENCE MCKENNA (†) für den Anstoß in seinem Buch SPEISEN DER GÖTTER und die überaus angenehme Kooperation; Konrad Volz für seinen unermüdlichen Beistand in der Informationsbeschaffung, Daniel Kulla und Ilka Groh für ihre Korrekturen und Anmerkungen, Jürgen und Marion vom Heidelberger Zuckerladen für korrekten Stoff-Nachschub; Gereon Janzing, Ulrich Holbein, B.M. Schuldes, Markus Berger, Arvid Leyh und Jochen Gartz für ihre fundierten, speziell für dieses Buch verfaßten Beiträge; Frank Fuchs, Alexander Foyle, Peter Will, Thomas Veigel, Andi Bakul, Rick Doblin/MAPS; Johnny Theisen, Carsten Labuda & weitere Mitglieder vom Verein für Drogenpolitik (VfD); Herrmann Croop, Dr. Elmar Buff, Peter Lau, dem Zucker-Museum Berlin, Bernd Oehler, Dieter Klein & der Universitätsbücherei Heidelberg sowie der Stadtbücherei Weinheim als Informanten und Tipgeber; Al Imfeld, Sidney Mintz und William Dufty stellvertretend für alle zitierten Autoren für ihre Vorarbeit.

Besonders herzlicher Dank an Nadina für ihre gesunde Küche und Oona für ihre Fotos, Schoko-Tips und aufstellende Kritik.

Werner Pieper

Madeira '92 – Santo Domingo 2004

Der Stoff

ZUCKER-CHEMIE

Wir alle kennen Zucker (ein Kohlenhydrat) als Energielieferant für die Zellen, als einen für unseren Körper unentbehrlichen, funda*mentalen* ›Treibstoff‹. Zucker ist verantwortlich für die Kommunikation zwischen den Körperzellen. Sogenannte Polysacharide (große Zuckermoleküle) finden sich auf allen Zelloberflächen. Diese Strukturen sind so bedeutend, daß sich ein ganz neuer Wissenschaftszweig ausschließlich ihrer Erforschung widmet: die GLUCOSCIENCES.
Zucker ist nicht gleich Zucker, die Sorten unterscheiden sich in Form, Körnung und eventuellen Beimengungen. Emil Fischer begann 1884 mit der Erforschung der unterschiedlichen Zuckerarten. 1902 wurde ihm dafür der Nobel-Preis verliehen. Bei seiner Arbeit hatte er sich jedoch mit dem von ihm entdeckten Phenylhydracin vergiftet. Um seine Schmerzen zu verkürzen, nahm er sich 1919 das Leben – Stunden, nachdem er seine letzten zwei Zucker-Forschungsberichte abgeschlossen hatte.
Und was ist Saccharose? Für den Chemiker eine einfache Formel: $C_{12}H_{22}O_{11}$, d.h. 12 Atome Kohlenstoff, 22 Atome Wasserstoff, 11 Atome Sauerstoff; Glukose formelt sich $C_6H_{12}O_6$

»**Zucker** [ahd. zuccer, zu arab. sukkar] *der,* süßes, in Wasser leicht lösliches Kohlenhydrat. Z. i. w. S. sind alle niederen Saccharide (Mono-, Di- und Tri-Saccharide), in der Medizin D-Glukose (Traubenzucker); i. e. S. der Haushalts-Z., der in allen Spielarten im wesentl. aus dem pflanzl. Disaccharid Saccharose (Sucrose) besteht. Dieses besteht aus je einem Molekül Glukose und Fruktose und kommt in allen grünen Pflanzen vor, wird aber nur aus Z.-Rohr und Z.-Rüben gewonnen, daneben mit lokaler Bedeutung aus Ahorn, Palmen, Zuckerhirse.
Unterschiede zw. *Rohr-* und *Rüben-Z.* werden im Handel nur bei Roh-Z. gemacht, gelben und braunen *Farinen, Cassonaden, Gur* u. ä. Primitiv-Z., in denen Unreinheiten die Geschmacksnuancen oder Weiterverarbeitbarkeit bestimmen. Bei Weiß-Z. findet keine Unterscheidung statt, da selbst mindere Qualitäten zu über 99% aus Saccharose bestehen. Raffinaden gehören mit 99,9% Saccharosegehalt zu den reinsten Stoffen, die großindustriell gewonnen werden.« BROCKHAUS

»Das Saccharosemolekül ist etwa 4 Å lang (1 Å = 10^{-10}m; Ångström-Einheit: 1 Å = 0,000.000.1 mm, ein zehnmillionstel mm). Würde man die Moleküle, die einen Zuckerwürfel bilden, perlschnurartig aneinanderreihen, so betrüge die Strecke etwa die sechsfache Entfernung von der Erde zum Mond, wobei auf jeden mm dieser Strecke 2 Millionen Moleküle kämen.
Wieviel Zucker im Liter enthielte der Starnberger See, wenn darin ein Zuckerwürfel gleichmäßig aufgelöst wäre: 1 Pikogramm Saccharose, d.h. 10–13 g/l. Das sind immerhin noch ca. 200 Mio. Saccharose-Moleküle/l.
Ein Zuckerwürfel (2,7 g Saccharose) enthält etwa 5 Trilliarden Moleküle: 5.000.000.000.000.000.000.000.« (OLBRICH)

Name Anzahl der Bausteine	Wichtige Vertreter
Monosaccharide (Einfachzucker) 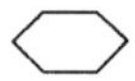	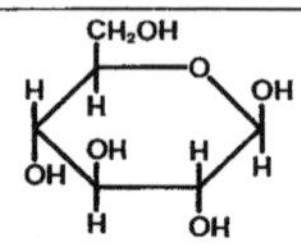 β-D-Glucose 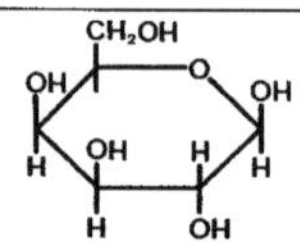 β-D-Galaktose 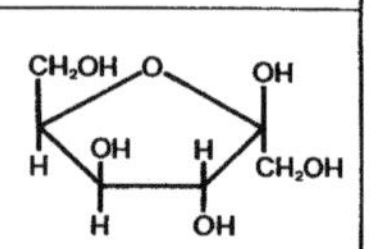 β-D-Fructose
Oligosaccharide (Mehrfachzucker) Disaccharide (Zweifachzucker) 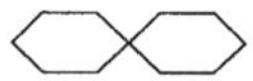	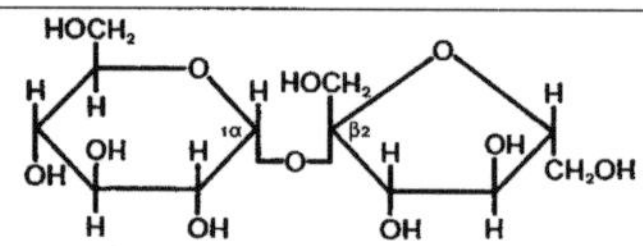 Saccharose 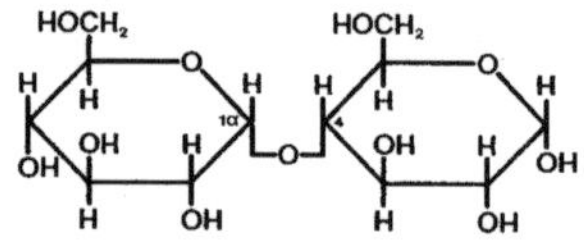 Maltose (α-Form) 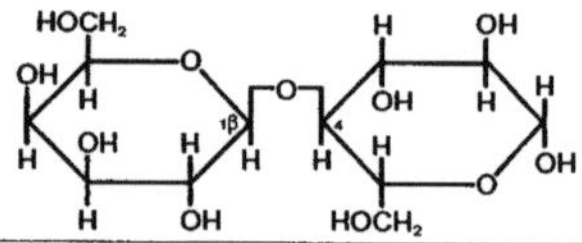 Milchzucker (β-Form)
Trisaccharide (Dreifachzucker) 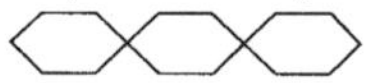	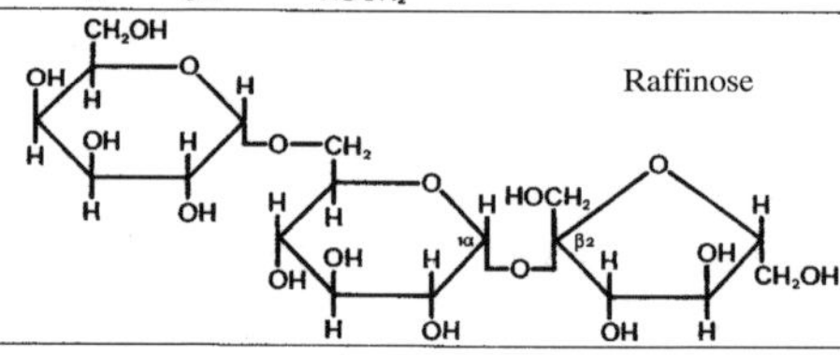 Raffinose
Polysaccharide (Vielfachzucker) Polysaccharide aus Glukose-Bausteinen 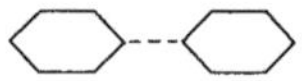 mehr als 10 bis etwa 20.000	Stärke (pflanzlich) 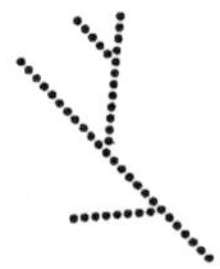 Amylopektin 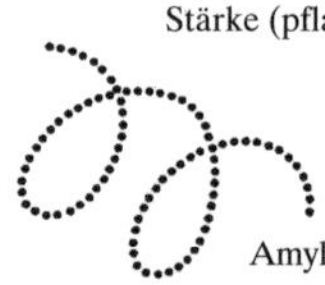 Amylose 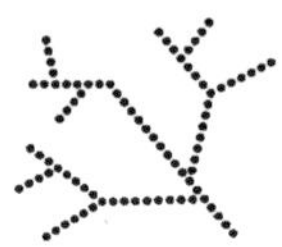 Glykogen (tierisch) 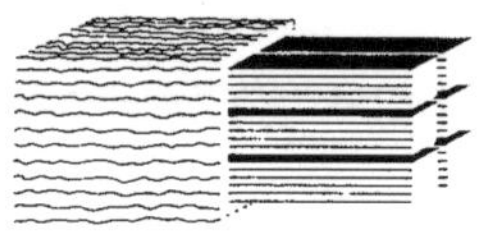 Cellulose
Polysaccharide aus verschiedenen Kohlen- hydrat-Bausteinen 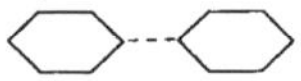 mehr als 10 bis etwa 10.000	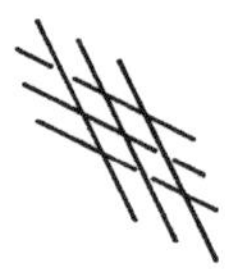 Hemicellulose Pektin

Zucker-Sorten & -Arten-ABC

»Ich sammle Zuckerstücke.
Diese Sammlung ist auch sehr bedeutend.«
Bundesinnenminister SCHILY (laut RNZ vom 19.3.05)

Zucker ist nicht gleich Zucker. In diesem Buch geht es vor allem um den raffinierten süßen Stoff, die Handelsware. Dazu gehören natürlich vorkommende Zucker wie z. B. ›Blutzucker‹ nicht, auch wenn sie hier mit aufgeführt sind.

Blutzucker, Bezeichnung für Glukoseanteil im Blut.

Brauner Kandis wird von Freunden eines guten Grogs, Glühweins oder Punschs geschätzt; auch gut geeignet zur Herstellung von selbstgemachten Likören und Rumtopf.

Brauner Zucker, auch Kandisfarin genannt, ist ein feinkörniger Spezialzucker, ein Zwischenprodukt der Zuckerherstellung, der aus braunem Kandissirup gewonnen wird. Seine Karamell- und Bräunungsstoffe verstärken das Aroma und verbessern Bräunung und Porung bei Topfkuchen, Mürbegebäck und Gewürzkuchen. Schmeckt gut zu Cornflakes, Dickmilch oder Müsli. Trotz seines guten Rufes nicht gesünder als der weiße Stoff.

Dextrose = Traubenzucker (D-Glukose)

Zu den **Disacchariden (= Zweifachzucker)** gehören die *Saccharose* (Rohrzucker, zusammengesetzt aus Glukose und Fruktose), die *Maltose* (Malzzucker, zusammengesetzt aus zwei Glukosebausteinen) und die *Laktose* (Milchzucker, zusammengesetzt aus Glukose und Galaktose). Bei der Aufspaltung von Rohrzucker (auch Rübenzucker ist Saccharose) entsteht ein Gemisch aus Glukose und Fruktose, der sogenannte *Invertzucker*. Er ist der Hauptbestandteil des Honigs. (ZIEGLER)

Einmachzucker ist von hoher Reinheit. Die großen Kristalle lösen sich etwas langsamer auf, und beim Herstellen von Zuckerlösungen zum Einmachen bildet sich kein Schaum.

Fein-Zucker ist eine sehr feine und gleichmäßig ausgesiebte Raffinade. Sie ist schnell löslich und läßt sich spielend leicht verrühren. Feinst-Zucker verwendet man z.B. zum Schlagen von Eiweiß, für alle feinen Teige, für Süßspeisen und für kalte Getränke.

Fruktose = Fruchtzucker. Kommt in süßen Früchten vor. Wird auch als Zuckeraustauschstoff genutzt.

Gelierzucker enthält Raffinade, Apfelpektin und Zitronensäure. Gelierzucker 1:1 wird zum Einkochen von Konfitüren und Gelees verwendet. Gelierzucker 2:1 wird für weniger süßen Fruchtaufstrich genommen. Höchst fruchtig sind Fruchtzubereitungen mit Gelierzucker 3:1.

Glukosesirup entsteht, wenn aus Mais, Getreide oder Kartoffel mit Hilfe von Enzymen Stärke in ihre Zuckerbestandteile zerlegt und Pektin und Zitronensäure beigefügt werden. Dieser Stoff süßt nicht so wie Haushaltszucker, enthält aber ähnlich viele Kalorien. Die Enzyme werden zunehmend mit Hilfe gentechnisch veränderter Mikroorganismen produziert.

Glykogen (tierische Stärke) nennt man die umgewandelte überschüssige Glukose, die sich in Leber und Muskelzellen speichert. Sind alle Speicherplätze belegt, wandelt sich Glykogen in Fett um.

Hagelzucker ist ein grobkörniger Zucker, dessen Körner aus einer Vielzahl von kleinen zusammengeballten Kristallen bestehen.

Haushaltszucker. Der für uns alltägliche raffinierte weiße Stoff aus Rüben oder Rohr.

Isoglukose, auch Corn Sirup genannt, wird an anderer Stelle ausführlich behandelt.

Kandiszucker, ein Sammelbegriff für groben, kristallinen, weißen oder braunen Zucker; entsteht durch nochmaliges Erhitzen und anschließendes Erstarren von Zucker mit oder ohne Karamelisierung.

Karamel – durch vorsichtiges Erhitzen auf 150° – 180° C von Zucker entstehende braune nicht kristallisierte Masse mit geringer Süßkraft. Wird in Küchen zum Färben eingesetzt.

Kohlenhydrate sind chemische Verbindungen die aus Zuckerbausteinen bestehen, die entweder einzeln vorkommen (Monosaccharide = Einfachzucker) oder sich zu größeren Einheiten zusammenlagern (polymerisieren). Verbindungen aus zwei Zuckerbausteinen nennt man *Disaccharide*, solche aus wenigen Bausteinen *Oligosaccharide* und solche aus vielen Bausteinen *Polysaccharide*. (ZIEGLER)

Melasse ist das letzte (braune) Abfallprodukt bei der Raffination. Wird als Viehfutter und Grundlage von Alkoholika (Rum!) recycelt. Oder als Farbe für Braunen Zucker.

Milchzucker besteht aus Glukose und Galaktose, kommt in der Milch von Säugetieren vor; ihr Anteil in menschlicher Milch = 5,5 bis 6%. Wird auch aus Molke gewonnen und häufig als Tablettengrundlage genutzt.

Monosaccharide oder Einfachzucker sind zum Beispiel *Glukose* (Traubenzucker), *Fruktose* (Fruchtzucker) und *Galaktose* (Bestandteil des Milchzuckers). Es sind *Hexosen* das heißt, sie enthalten je sechs Kohlenstoffatome. Zwei weitere Zucker, mit je fünf Kohlenstoffatomen, *Pentosen*, sind wichtige Bestandteile der Gensubstanzen DNS und RNS: *Ribose* und *Desoxyribose*. (ZIEGLER)

Parfürmierte Zucker. Die europäische Rübenzucker-Industrie befürchtet Umsatzeinbußen, sofern der eigene Markt nicht mehr mittels Subventionen protegiert wird. Um solchen Einbußen vorzubeugen, wird nun Zucker nicht nur in seiner reinen Form, sondern mit andern Geschmäckern versetzt, in kleinen Verpackungseinheiten zu deftigen Preisen angeboten.
Als könne der Konsument nicht selber für Zimt- oder Amaretto-Geschmack in seinen Getränken und Süßspeisen sorgen.

Polysaccharide (= Mehrfachzucker) sind Speicherformen des Zuckers und als solche nicht wasserlöslich. Bei Pflanzen ist es die *Stärke,* bei Tieren das *Glykogen* (Leberstärke). Oligosaccharide treten hauptsächlich als Zwischenprodukte beim Auf- und Abbau der Polysaccharide in Erscheinung.

Puderzucker wird durch Mahlen der Zuckerkristalle hergestellt. Dieser staubfeine Zucker wird vor allem zur Herstellung von Glasuren, sowie zum Bestäuben und Dekorieren von Kuchen, Kleingebäck und Kaiserschmarrn etc..

Raffinade ist rein und weiß und besteht zu 99,9% aus Saccharose, in verschiedener Körnung. Das Ausgangsprodukt für die meisten Handelszucker.

Rohzucker enthält Reste von Melasse, die ihn braun färbt. Wird biotechnisch mit Hilfe eines Enzyms gewonnen.

Saccharose = weißer Haushaltszucker.

Stärkezucker. Ihm gehört die Zukunft, da er industriell leichter zu verarbeiten ist. Siehe *Isoglukose*, siehe das Kapitel über Coca Cola®. Lebensmitteltechnisch ebenso wertlos und schädlich wie weißer Zucker.

Traubenzucker auch D-Glukose (früher Dextrose) genannt ist ein Monosaccharid, und ist in fast allen süßen Früchten enthalten (meist mit Fruktose zu Saccharose verbunden). U.a. in Weintrauben, daher der Name. Das menschliche Blut enthält etwa 0,1% Glukose. Im Handel ist Glukose meistens als fein vermahlenes Pulver (so, daß die Kristallteilchen nicht mehr fühlbar sind) erhältlich.

Vollrohrzucker ist ein eingedickter, getrockneter und anschließend gemahlener Zuckerrohrsaft, enthält noch etwas Fruktose und Glukose, sowie Spuren von Mineralien und Vitaminen.

Weißer Kandis wird aus den hochwertigsten Zuckerlösungen hergestellt. Teekenner bevorzugen weißen Kandis zum Süßen des Tees.

Würfelzucker besteht aus Zuckerkristallen und löst sich im Kaffee und Mokka leicht. Brauner Würfelzucker wird aus Kandisfarin hergestellt. Jakob Christoph Rad arbeitete in den 40er Jahren des 19. Jahrhunderts als Direktor in der

Raffinerie Datschitz in Mähren. 40jährig heiratete er Juliane Schill, die Mutter seiner 15 Kinder wurde. Im August 1840 erwarteten die Rads Besuch zum Kaffee. Das Zerschlagen und Häckseln der Zuckerhüte in kleine Bröckchen, die sich zum Kaffeesüßen eigneten, war wieder einmal ein Problem, Juliane schnitt sich dabei. So war das Gesprächsthema vorgegeben: Durfte sich eine Frau so schinden, um Zucker tafelfertig auftischen zu können? Den Herren müßte doch eine Lösung des Zuckerzwickproblemes einfallen. Wenige Wochen später wurde der Frau Direktor die Lösung präsentiert: die ersten 350 Zuckerstücke. Erst Jahre später, im Januar 1853 beantragte Herr Rad das ›Würfelzucker-Privileg‹, kurz darauf verarbeiteten 36 Kinder mit Hilfe von 6 Siebmaschinen und 6 Pressen täglich 100 dz. Zucker in Würfel. 1861 eroberten die süßen Würfel auch die USA ...

Zuckerglasur. Etwa 2 Teile Zucker und ein Teil Wasser werden auf genau 112°C erhitzt, gerührt, stark verknetet und dann auf die Backwaren gegossen.

Zuckerhut. Alte Handelsform des Zuckers, den Persern schon im 6. Jh. u.Z. bekannt.

Brown Sugar

Nein, hier ist weder von Heroin noch von Rolling Stones-Phantasien die Rede. Sondern von ›unsauberem‹, ungereinigten Zucker.

Der ›echte‹ braune Zucker aus Rübenmelasse hat einen unangenehmen Beigeschmack, deshalb ist ›natürlicher‹ brauner Rübenzucker kaum auf dem Markt. Stünde dem Konsumenten nur echter brauner Zucker zur Verfügung, würde der Zuckerverbrauch heftig zurückgehen. In Zeiten, als der Zucker noch nicht so gründlich wie heute raffiniert wurde, ›parfürmierte‹ man den Tee mit Pfirsicharoma oder andern Geschmackstoffen, um die geschmackliche Bräune zu übertünchen.

Bei dem braunen Zucker, den man heute kaufen kann, handelt es sich stets um Rohrzucker. Dieser wird in seinem ›aromatischen‹, nussig-natürlichen Urzustand angeboten. Er ist reich an Farbe und Aroma und ideal für Fruchtkuchen, Chilisauce und Ingwerbrot; auch für die Zubereitung leckerer Cocktails sehr gut geeignet.

»Angenommen, man benutzt einen braunen Zucker, etwa Barbados, und würde keine andere Sorte verwenden: dies würde Verzicht auf die Mehrzahl der industriell hergestellten Speisen und Getränke bedeuten, die in den Läden angeboten werden, und er würde dem Tee einen recht seltsamen Geschmack geben. Unter großer Überwindung könnte man es trotzdem auf 40 bis 50 Gramm Zuckerkonsum pro Tag bringen. Seien wir großzügig, und gestehen wir 100 Gramm zu. Die 400 darin enthaltenen KiloKalorien würden aber erst ein Siebtel bis ein Sechstel des täglichen Kalorienbedarfs decken, und es wäre in diesen 100 Gramm nur etwa ein Sechzigstel des Bedarfs an Vitamin B_1 und Vitamin B_2 (Riboflavin) enthalten.« (YUDKIN) In anderen Worten: um den Tagesbedarf an Calcium zu decken, müßte ein Mensch 2 kg braunen Zucker verzehren.

So stellte Katy Steinmann 1977 im ZÜRCHER TAGES ANZEIGER fest: »Brauner Zucker … ist nicht gesünder, denn keine der braunen Zuckersorten leistet einen nennenswerten Beitrag an den Vitamin- und Mineralbedarf des Körpers. Er ist nicht ›natürlich‹, sondern ein verunreinigtes, technisches Zwischenprodukt…« – »Die Zeitschrift ÖKO-TEST hat im November 1990 beim braunen Zucker schlichtweg von ›Süßem Betrug‹ gesprochen. Nicht zu Unrecht, da dem Kunden gesünderer Genuß vorgegaukelt wird, ist er oft genug sogar zweifach betrogen. Einmal um die ausbleibende Gesundheit und zum andern um sein Geld, das er für ein verteuertes Produkt auf den Tisch legt.« (BRUKER)

Brauner Zucker ist heute öfters ein Onkel Tom in der Zuckerfamilie: außen braun, aber eigentlich weiß. In Zeiten, als in den USA keine Afro-Amerikaner auf Bühnen tanzen und musizieren durften, traten mit Schuhcreme eingebraunte Weiße an ihrer Statt auf. Ähnlich verhält es sich oft mit braunem Zucker: »Fred Rohe verkaufte in seinen New Age Food Stores in Kalifornien ›unbehandelte‹ und braune Zucker. Als er auf seine Fragen, woher dieser Zucker denn komme und wie er behandelt worden sei, vom Großhandel keine Antworten erhielt, besuchte er kurzerhand Zucker-

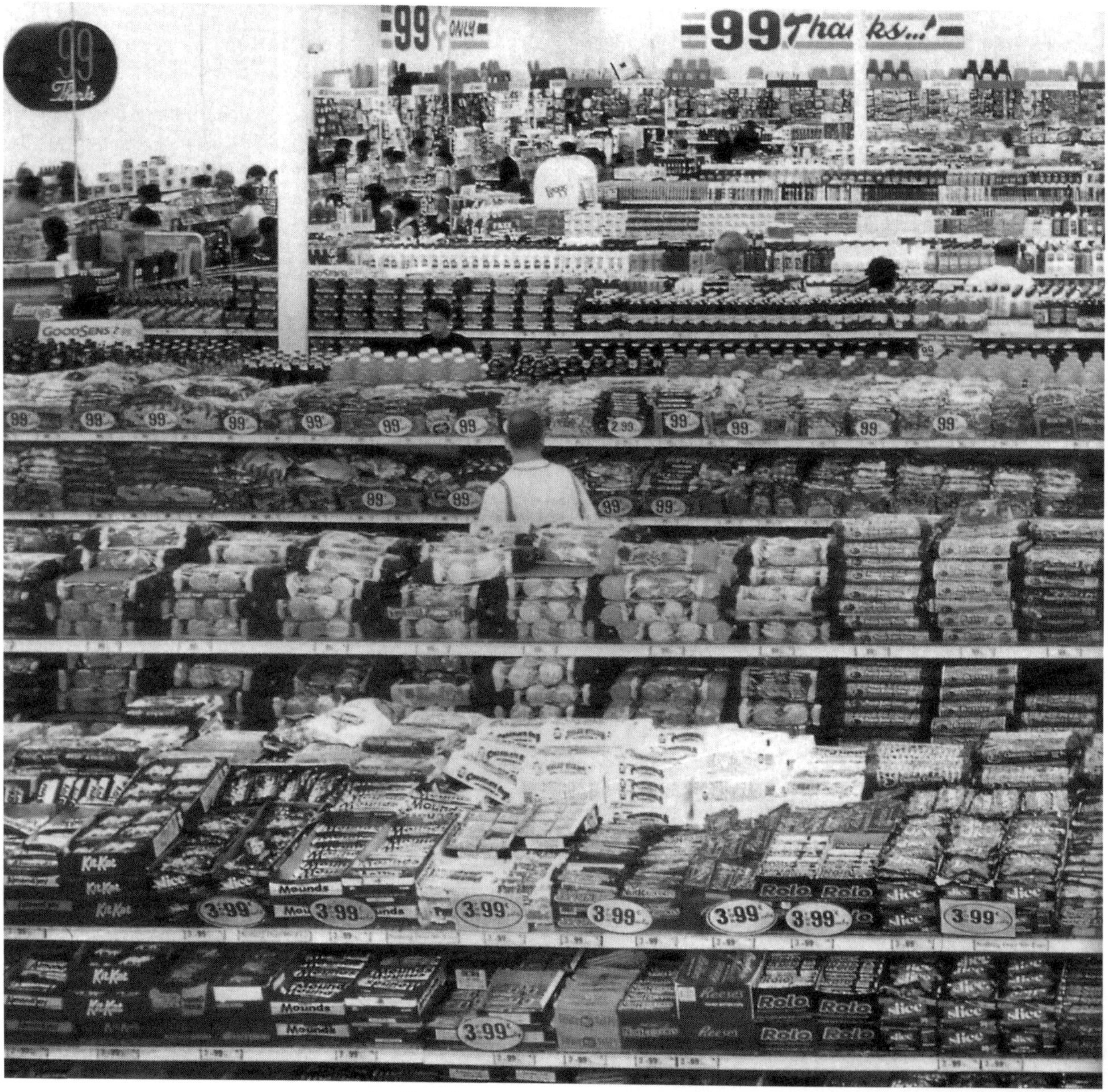

Die süße Falle – ›günstige‹ Supermarkt-Angebote.

raffinerien in Hawaii und Kalifornien. Bald hatte er seine Antworten. Hellbrauner, dunkelbrauner und unbehandelter Zucker wurden alle auf gleiche Art hergestellt: dem raffinierten weißen Zucker wurde Melasse beigefügt. ›Brauner Zucker ist lediglich weißer Zucker – maskiert‹ war seine Schlußfolgerung. ›Unbehandeltem‹ Zucker wurden 5% Melasse zugefügt, bei hellbraunem waren es 12%, bei dunkelbraunem 13%. Der ›unbehandelte‹ erhielt sein ästhetisches Äußeres durch einen zusätzlichen Kristallisationsprozeß, der speziell hierfür entwickelt wurde.« (BUKO)

Trotzdem kann man davon ausgehen, daß brauner Zucker ›gesünder‹ ist. Davon wird nämlich erfahrungsgemäß weniger genossen, denn wer braunen wählt, ist sich meist bewußt, daß Zucker besser schmeckt als er gesund ist.

Chemische & natürliche Süßstoffe (Surrogate)

Zum Rohr gesellte sich um 1800 die Rübe; dann wurden beide um 1900 vom Saccharin bedroht. Heute stehen annähernd hundert Austausch- und Ersatzstoffe zur Auswahl. Die Glaubenskriege um Zucker und Süßstoffe, um gesund, gesünder, am gesündesten etc. zu leben, werden nicht zum Wohl des Konsumenten, sondern als Machtkampf um Marktanteile geführt. Nach den Glaubenskriegen kamen die Zuckerkriege. Wir brauchen eine Zucker-Abrüstung. Das fordern – aus unterschiedlichen Gründen – KonsumentInnen wie Süßstoffhersteller. 36% der BundesrepublikanerInnen greifen auf Süßstoffe zurück, vor allem die leicht Übergewichtigen.

Was sind Süßstoffe?

Lebensmittelrechtlich gesehen sind Süßstoffe künstlich gewonnene Erzeugnisse, die eine höhere Süßkraft als Zucker haben, jedoch keine Energiewerte enthalten. Sie werden als Pulver, Tabletten und flüssig angeboten.

Es fing so unschuldig an:

- Der junge deutschrussische Zuckerfachmann Constantin Fahlberg (1850-1910), vormals Schüler des legendären ›Zuckerpapstes‹ Carl Schreiber in Berlin, war als Zuckersachverständiger nach Baltimore (USA) gegangen. »Es war 1878 an einem Maitage. Fahlberg war mit der Oxidation von o-Toluolsulfonsäureamid befaßt. Die Arbeitszeit war um. Er ging zum Essen. Als er mit der Zunge an die Fingerspitzen kam, spürte er intensiv einen stark süßen Geschmack. Er eilte ins Laboratorium zurück, stellte die ungereinigten Gläser und Schalen sicher und identifizierte die Ursache: o-Benzoesäuresulfimid (= **Saccharin**).« (ZUCKERMUSEUM)
- 1937 legte der Pharmakologe Michael Sveda während eines Versuches für ein fiebersenkendes Medikament seine Zigarette an der Kante des Labortisches ab. Beim nächsten Zug schmeckte sie süß. Ein neuer Süßstoff, das **Cyklamat** war gefunden.
- James Schlatter experimentierte 1965 an einem Medikament gegen Magengeschwüre. Als er zufällig mit seinen Fingern an die Lippen kam, spürte er eine sehr intensive Süße. Die Geburtsstunde des **Aspartam**.

Viele Menschen sind sich der negativen Folgen des Zuckerkonsums für Gesundheit und Gewicht bewußt und greifen zu künstlichen Süßstoffen als einer scheinbar gesunden Alternative, denn diese enthalten weder Kalorien, noch verursachen sie Karies. Die Süßstoffindustrie lobt ihre Produkte als ›moderne, geschmacklich attraktive und gesunde Lebensmittel‹. Weltweit hatte der Süßstoff-Markt schon in den 90ern ein Volumen von mehr als zwei Milliarden Dollar.
Doch auch Süßstoffe und deren light-Diät-Image haben negative Nebenwirkungen, lassen den Konsumenten an eine Scheinwelt glauben. Die englischen Wissenschaftler Peter Rogers und John Blundell haben herausgefunden, daß Versuchspersonen, die zum Frühstück Joghurt mit Süßstoff essen, über den Tag mehr Kalorien verputzen als diejenigen, die zu zuckerigem oder naturbelassenem Joghurt greifen. Am Tagesende hatte die Süßstoff-Fraktion 200 Kalorien mehr auf dem Konto als die Zuckermäuler.
Für dieses paradoxe Ergebnis fanden die Forscher verschiedene Erklärungen. Neben dem geringeren Sättigungswert

des Süßstoff-Joghurts machten sie den süßen Geschmack verantwortlich. Er veranlasse den Körper, Insulin auszuschütten. Dieses Hormon bewirkt normalerweise den Abbau von Zucker und läßt den Blutzuckerspiegel sinken. Dadurch bekommt man Hunger und ißt. Dieselben Vorgänge werden durch synthetische(s) Süßen in Gang gesetzt, obwohl kein Zucker abgebaut werden muß.

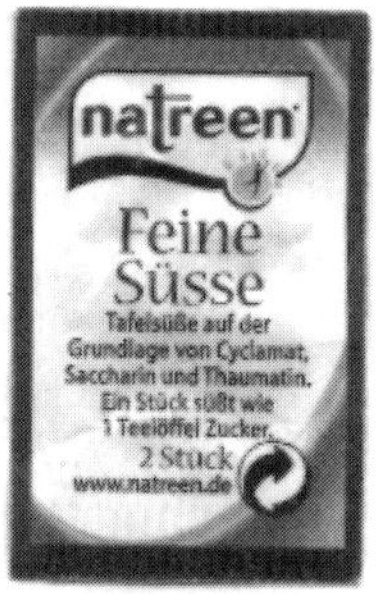

»Die durch Süßstoffe erleichterten Lebensmittel können den Appetit anregen«, folgerte Professor Volker Pudel, Leiter der ernährungspsychologischen Forschungsstelle der Universität Göttingen. Eine großangelegte Studie mit 80.000 AmerikanerInnen ergab bei Süßstoffverwendung im Durchschnitt eine höhere Gewichtszunahme als bei Zuckerverzehr. Aus diesem Grunde werden diese Stoffe gern als Masthilfsmittel für alle Tierarten zur Appetitstimulation verwendet!

Immer wieder tauchen Berichte über potentiell krebsverursachende oder erbgutschädigende Wirkungen durch Genuß von Saccharin, Acesulfam und Cyclamat auf. In diversen Tierversuchen wurde bei hohen Dosen eine karzinogene (krebserregende) Wirkung nachgewiesen. Aspartam ist der Renner unter den Diätsüßen und bei uns als ›NutraSweet‹ oder ›Canderel‹ in Produkten wie Diät-Cola, Vitaminbonbons, Zahnpasta und Eiscreme enthalten. Viele Ernährungswissenschaftler warnen eindringlich davor. (Siehe nachfolgendes Kapitel.)

In den 70er Jahren hatten US-Studien die FOOD AND DRUG ADMINISTRATION (FDA) (d.h. der Stoff wurde wie eine Droge, nicht wie ein Lebensmittel eingestuft) veranlaßt, Saccharin nur noch mit Warnhinweisen auf eine mögliche Karzinogenität zuzulassen. Damals hatten sich bei einigen Ratten nach hohen Saccharingaben Tumore gebildet. Aktuelle Studien konnten diese Forschungsergebnisse nicht bestätigen, weshalb es zu einer Erlaßrücknahme kam und die entsprechende Verordnung aufgehoben wurde.

Die sechs heute in der EU zugelassenen künstlichen Süßstoffe & Süßstoffvarianten
(in Klammern die EU-Lebensmittelnummern)

- **Acesulfame K** (E950) der Firma Hoechst, synthetisch, 200mal süßer als Zucker. Schnelle Aufnahme, aber auch schnelle, vollkommen unveränderte Abgabe über die Niere. Findet sich z. B. in Softdrinks und Joghurt. Laut Hersteller unbedenklich, unabhängige Überprüfung noch nicht möglich.
- **Aspartam / APM**, (E951) Handelsnamen NutraSweet®, Canderel®. Synthetisch, 200 mal süßer als Zucker. Nachteil: zerfällt beim Kochen (Siehe Extra-Kapitel).
- **Cyclamat** (E952) Handelsname Assugrin. 35 mal süßer als Zucker. Ein Auslaufmodell, Nutzung wird 2005 – vor allem für Kinder – stark eingeschränkt. In den USA wg. Krebsverdacht seit 1969 verboten. Potentiell schädlich für Spermien & Hoden.
- **Neohesperidin Dihydrochalkon** (E959) s.u.
- **Saccharin** (E954) Handelsnamen Süssin, Sukrinetten, Sachillen. Über 500 mal süßer als Zucker, aber mit bitterem Nachgeschmack. Ergab bei Tierversuchen wiederholt Blasenkrebs. Als Appetitstimulans in der Ferkelaufzucht zugelassen.
- **Thaumatin** (E957) ist der einzige zugelassene natürliche Süßstoff. Handelsname Talin. Ursprünglich aus der afrikanischen Pflanze Katemfe gewonnen, wird er jedoch zunehmend gentechnisch hergestellt. 2000 mal süßer als Zucker, verliert jedoch seine Süße beim Kochen.

Mit der Änderung der EU-Süßungsmittelrichtlinie (94/35/EG) vom 29.1.2004 stehen die Lebensmittel- und die Getränkeindustrie, insbesondere aber der Sektor Süßwaren vor neuen Herausforderungen. Die neue Richtlinie genehmigt die Zulassung von Sucralose und Aspartam-Acesulfamsalz, schränkt aber gleichzeitig den Einsatz von Cyclamat in Lebensmitteln und Getränken ein. Die EU-Mitgliedsstaaten müssen die Änderungen bis Ende Januar 2005 in nationales Recht umsetzen. Produkte mit dem bislang zugelassenen Cyclamatgehalt, die vor Ende Juli 2005 auf den Markt gebracht werden, dürfen dann noch bis zum 29. Januar 2006 verkauft werden.

Dabei werden – ähnlich wie bei Designer-Drogen – immer wieder neue Süßstoffe ge- bzw. erfunden. So z.B. **Neotame**, das neue Süßungsmittel der US-amerikanischen Nutrasweet Property Holding Inc., Chicago. Neotame wurde vor kurzem von der FDA als allgemein verwendbares Süßungsmittel zugelassen. Der Stoff ist 7.000 bis 13.000 mal süßer als Zucker und kann über Lebensmittel gestreut oder in Getränken verwendet werden. Auch Kaugummi und feine Backwaren lassen sich mit Neotame süßen. 113 Studien über Neotame hat die FDA geprüft, bevor die Freigabe erteilt wurde.

Oder nehmen wir **Neohesperidin Dihydrochalkon** (Neohesperidin DC), eines der sechs für den Einsatz in Lebensmitteln zugelassenen Süßungsmittel und neben Thaumatin der einzige Süßstoff natürlichen Ursprungs: Grundstoff der Herstellung ist der sekundäre Pflanzenstoff Neohesperidin aus Bitterorangen. In niedrigen Konzentrationen ist NHDC 1.500 bis 1.800 mal süßer als Haushaltszucker. Wie bei anderen Süßstoffen verringert sich seine relative Süße mit steigender Konzentration, verglichen mit einer 5%igen Saccharose-Lösung ist er nur noch 250 mal süßer. In Erdbeerjoghurt entspricht eine Konzentration von 20 mg/kg Neohesperidin DC in etwa der Süßkraft von 1.300 mg/kg Cyclamat oder 180 mg/kg Saccharin. Das Süßprofil unterscheidet sich gegenüber Saccharose durch ein leicht verzögertes Einsetzen der Süße, ein langes Andauern der Süßempfindung und, in höheren Konzentrationen, einen menthol- oder lakritzartigen Nachgeschmack. Deshalb als Einzelsüßstoff ungeeignet, setzt man ihn in Kombination mit anderen Süßungsmitteln ein. In geringer Dosis (1-5 mg/kg) entfaltet Neohesperidin noch keine Süße, es findet jedoch als Geschmacksverstärker und zur Geschmackskorrektur Einsatz.

Bei der **Hoodia gordoni** handelt es sich um einen Kaktus, der von den San der Kalahari seit langer Zeit als Appetitzügler genutzt wird. Der in Hoodia vorhandene Wirkstoff ist etwa 10.000 mal wirksamer als Glukose. Eine Vermarktung des Stoffes durch die Pharma-Industrie steht in Kürze an – immerhin hatte Südafrika diesen schützen lassen, so daß man hoffen darf, daß die San auch etwas vom Finanzkuchen abbekommen werden.

Aspartam (aka NutraSweet®)

»Wenn mir ein Softdrink [mit Aspartam] schon solche Kopfschmerzen bereiten kann, wie verheerend mag dann die Reaktion von kleinen Kinderkörpern auf so ein Getränk sein? Oh mein Gott!, *dachte ich, ich habe meinen Kindern Aspartam untergejubelt!«* (HULL)

Ein guter Einstieg in die Problematik für Laien: JANET STARR HULLS ›SWEET POISON – *How the world's most popular artificial sweetener is harming us*‹. Janet Hull lebte mit ihrer Familie so gesund wie naiv. ›Gesund‹ nannte sie ihr Leben, da sie viel Sport trieb und sich und die Familie gesund bekochte – weitgehend mit zuckerfreien Diät-Produkten. Erst als es ihr gesundheitlich miserabel ging, sie die Ratschläge ›normaler‹ Mediziner anzweifelte und sie sich auf eine private Forschungsreise begab, erkannte sie den Auslöser ihrer Probleme: Aspartam. Ein gruseliger Bericht.
Es ist fast eine Generation her, als plötzlich auf den Kaffeetafeln ein kleines Döschen auftauchte, aus dem man ein oder zwei kleine Pillen in den Tee oder Kaffee gab. Für alle Mütter und Tanten, die einen Zunehm-Horror vor dem Zucker hatten, schien die Erlösung gekommen. Endlich süßer Genuß ohne Reue! Der Name der Zauberpillen: Aspartam, den meisten KonsumentInnen unter dem Markennamen NutraSweet®, Assugrin® und Canderel® bekannt; für Fachleute: L-Aspartyl-L-Phenylalanin-Methylester. In der Zwischenzeit hat dieser Süßstoff die Nahrungsmittelbranche überrollt: in bald 10.000 ›zuckerfreien‹ Produkten ist er zu finden, so in Softdrinks, zuckerfreien(!) Süßwaren, Fruchtjoghurts, Kaugummis, Puddings, Mayonnaisen ... und das in fast allen Ländern der Erde.
Arspartam besitzt die 200-fache Süßkraft von Zucker und enthält kaum Kalorien (4 kcl/g oder 16,8 kJ/g). Im Vergleich zu Saccharin oder Cyclamat und wegen seines recht ›natürlichen‹ Zuckergeschmacks, ist Aspartam nicht nur bei Diabetikern und Körperbewußten beliebt. Als lockender Bestandteil von Diätprodukten, die NutraSweet® tatsächlich erst salonfähig machten, ist er kaum wegzudenken.
Ein Stoff, für Süßmäuler zu gut, um wahr zu sein. Aspartam gilt zwar bei uns nach wie vor offiziell als ›unbedenklich‹ in seinen Spätwirkungen, aber es verursacht bei vielen Usern

Kopfschmerzen, Krämpfe und Unwohlsein. Ein Problem mit Aspartam ist, daß es bei ca. 30°C, also auch im menschlichen Körper wieder in seine Grundsubstanzen zerfällt. Abbauprodukte von Aspartam sind Formaldehyd, Ameisensäure und Methanol (Holzalkohol) – für den Menschen giftige Substanzen. Verbrauchergruppen in den USA behaupten, daß die Methanol-Konzentration in Diätprodukten ausreiche, um das Gehirn dauerhaft zu schädigen. Bei Formaldehyd handelt es sich nachweislich um eine Krebs auslösende Substanz. ÖKO-TEST äußerte den Verdacht, daß Aspartam geeignet sei, ein ›Suchtverhalten‹ auszulösen, da sich beim Abbau der eben erwähnten Substanzen sogenannte Tetrahydro-Isochinoline (TIQ) bilden können. Diese können wie Tranquilizer wirken, die als Suchtstoffe bekannt sind. Die Vermarkter haben wiederholt behauptet, die Methanolmengen aus Aspartam seien zu gering, um eine Wirkung zu entfalten. Das ist wissenschaftlich unhaltbar, denn für die Entstehung spielt nicht nur die Menge eine Rolle, sondern auch der regelmäßige Genuß.

»Die Wirkungen von Aspartam werden kontrovers diskutiert: Befürworter von Aspartam weisen darauf hin, dass die Stoffe Phenylalanin und Methanol auch in anderen Lebensmitteln enthalten sind. Gegner von Aspartam berufen sich auf bereits veröffentlichte Studien. Dr. Russell B. Bhylock, Professor der Neurochirugie, hat z.B. ein Buch zum Thema herausgegeben, das Referenzen von fast 500 Wissenschaftlern enthält, die zeigen, wie übermäßige Mengen der freien radikalen Asparagin-Säure und Glutamin-Säure in unseren Nahrungsmitteln u.a. ernste chronische neurologische Störungen verursachen.« (ANGELIKA ROHN)

Professor Richard Wurtman vom MASSACHUSETTS INSTITUTE OF TECHNOLOGY (MIT) in den USA: »Aspartam läßt die Tyrosin-Konzentration im Gehirn um 300 Prozent steigen. Zu viel Tyrosin kann zu Kopfschmerzen, Depressionen, Übelkeit, epileptischen Anfällen, Gedächtnisstörungen und Menstruationsbeschwerden führen.«

Für die Verschwörungstheoretiker noch ein besonderes Schmankerl: ALEX CONSTANTINE berichtet, daß die FDA bemüht darum war, Aspartam, das als Krebsmedikament erfunden wurde, unter dem Markenprodukt-Namen NutraSweet® als einen Nahrungsmittel-Zusatz und nicht als Droge zu definieren. Ein solcher ›Zusatz‹ muß nicht lebensmittelrechtlich überprüft werden. Das NATIONAL INSTITUTE OF HEALTH publizierte 1991 eine Bibliographie, ADVERSE EFFECTS OF ASPARTAM, die 167 Gründe listet, vom Genuß abzusehen.

Das Pentagon habe das Zeugs einst in ihrer Aufstellung möglicher Nervengifte aufgeführt. Statt die Terroristen der Welt damit zu vergiften, werden in den USA – wenn auch in einer anderen Dosierung – rund 10.000 Nahrungsmittelprodukte damit angereichert.

Aspartam wurde 1965 in den Labors der Firma SEARLE entwickelt – die Firma wurde 1985 von MONSANTO aufgekauft. William Searle, Ironie der Geschichte, war in den frühen 50ern als Offizier der ARMY CHEMICAL COPRS in die Menschenversuche des CIA mit LSD verwickelt. Der Chef jener Forschungsabteilung war wiederum mit der Tochter des deutschen Hugo Phillip verheiratet, der als Bankier u.a. die I.G. FARBEN, Hersteller von ZYKLON-B, vertreten hatte. Auch bei MONSANTO finden sich braune Freunde wieder, wie John Reed, ein alter Kumpel von Putzi Hanfstaengel, dem engen Freund Adolfs ... Alle Fans von Mathias Bröckers (& Rummy Rumsfeld!) sollten Constantine lesen!

Schon seit 1977 versucht man, aus verschiedenen gesundheitspolitischen Gründen gegen Aspartam vorzugehen. Doch irgendwie scheint diese Substanz immer irgendwelche Schutzengel für sich eingenommen zu haben. Der Größte: Präsident Reagan verfügte, daß die FDA entgegen ihrer eigenen Forschungsergebnisse Aspartam zuzulassen hat. Und der größte Kämpfer an der Pro-Aspartam-Front war natürlich der Aufsichtsrats-Vorsitzende (CEO) der Firma Searle, die dieses Stöffchen in bare Münze umwandelte. Sein Name: Donald *Old Europe* Rumsfeld. Kurz darauf verkaufte er Saddam Hussein jene Massenvernichtungswaffen, die später niemand fand.

Aspartam ist nach Aussagen mehrerer Mediziner einer der Auslöser der mysteriösen Legionärs-Krankheit, an der während des *Desert Storm*-Einsatzes viele Soldaten erkrankten. Wenn man bedenkt, daß viele Paletten der Softfdrinks für die Armee mitunter wochenlang in der prallen Sonne standen, sich chemisch wandelten und dann als Hauptflüssigkeitsquelle für die Soldaten dienten – scheint es kein Wunder, daß die Symptome der Erkrankten jenen der Aspartam-

Vergiftungen glichen. Ganz böse wirken sich diese chemisch umgewandelten Substanzen in Schwangerschaften aus. Da rufen die Esoteriker gleich: Karma!
Geschichte bleibt nicht stehen. 1999 veröffentlichte Dr. John Olney Untersuchungen, nach denen Aspartam vor allem bei Kindern in erschreckendem Maße die Zunahme von Depressionen fördere. Die Liste von anti-Aspartam-Verdächtigungen scheint kein Ende zu nehmen. Ein Dr. Roberts prophezeite 2001, daß man in zehn Jahren von einer Aspartam-Epidemie reden wird, da dieser Süßstoff nicht mit Antidepressiva und anderen psychotropen Agenten kompatibel sei. Anfang 2005 bestätigte Dr. Betty Martini, daß Aspartam mit vielen Medikamenten und Impfstoffen gefährlich interagiere – und daß dies schon länger bekannt sei.

Zucker-Austausch-Stoffe

Am Anfang stand die Suche nach alternativen Süßmitteln für Diabetiker. Zuckeraustauschstoffe werden häufig mit Süßstoffen verwechselt, unterscheiden sich aber grundlegend: Fruktose, Sorbit, Mannit, Xylit und Isomalt sind nicht kalorienfrei, sondern liefern fast ebensoviele Kalorien wie Zucker. Sie werden jedoch weitgehend ohne das Hormon Insulin abgebaut, das Diabetikern in ausreichendem Maße fehlt. Zuckeraustauschstoffe werden – im Gegensatz zu Süßstoffen, die den menschlichen Organismus zum großen Teil unverändert über die Niere verlassen – im menschlichen Organismus verstoffwechselt. Sie haben einen Nachteil: sie wirken abführend. Schon zwei Eßlöffel oder einige Diät-Bonbons reichen – und die alternative Süße geht im wahrsten Sinne des Wortes in die Hose.

- **Agavensirup**
- **Ahornsirup**
- **Fruchtzucker/Fruktose.** Findet sich in vielen Früchten wie im Honig. Der süßeste Zucker; löst sich leicht in Wasser auf, auch bei niedrigen Temperaturen.
- **IsoGlukose /Inulinsirup** = HFCS (siehe unten)
- **Isomalt** (E 953). Mit Aspartam vermischt erhöht Isomalt seine Süße, die aber zwölfmal langsamer als Haushaltszucker verdaut wird. Fördert Blähungen.
- **Lactit** (E 966). Wird aus Milchzucker gewonnen und bei Diabetikerprodukten eingesetzt.
- **Malit** (E 965). Schon 1936 synthetisiert, wird Maltit heute uneingeschränkt bei der Süßigkeitenherstellung eingesetzt. Für Diabetiker ungeeignet.
- **Mannit** (E 921). Wird aus einer Braunalgenart (die u.a. vor Helgoland wächst) gewonnen. Die Alge wird heute fast nur noch in China und Japan als jodhaltiges Nahrungsmittel geschätzt und genossen. Stark abführend.
- **Osladin,** aus Farnwurzeln, 3000 mal süßer als Zucker
- **Sorbit (z.B. in Wrigleys Kaugummi)** (E 420). Kommt in Algen und diversen Früchten vor. Hat seinen Namen von der Eberesche (*Sorbus aucarpia L.*). Bei uns seit 1929 im Handel, wird Sorbit heute vorwiegend aus Mais bzw. Weizen, aber auch aus traditionellem Zucker hergestellt. Wird vermehrt von der Nahrungsmittelindustrie eingesetzt, da er als Weichmacher und Feuchtigkeitsstabilisator gilt.
- **Stevioside**, aus den Wurzeln der Stevia-Pflanze aus Japan. 300 mal süßer als Zucker. Siehe Sonderkapitel.
- **Süßholz-Zucker**
- **Talin**, westafrikanische Sträucher. Fast 4000 mal süßer als Zucker
- **Topinambur** (Zuckerkartoffel)
- **Xylit** (E 967). Ein natürlich vorkommender Zuckeralkohol, der heute aus Baumwollhülsen, Reisspelzen, Stroh und anderen Materialien gewonnen wird. Relativ teuer, aber auch zahnfreundlich, da er von Mundbakterien nicht in Säure umgewandelt werden kann.
- **Zuckertang** (Laminaria saccharina)

Inulin

Zuckerersatzstoffe gibt es nicht nur in Form von kunstlichen Süßungsmitteln, klärt uns Markus Berger auf: »Eine ganze Palette wilder oder zum Gebrauch als Gemüse oder Zierblumen kultivierter Pflanzen enthalten ein natürliches Kohlehydrat, eine Zuckerart, die nur wenig süß schmeckt, das Hungergefühl aufhebt und noch dazu nicht einmal den Blutzuckerspiegel erhöht: Inulin.

Inulin, tatsächlich kein Schreibfehler (es handelt sich nicht um das körpereigene Pankreashormon Insulin), kommt in allen Pflanzen der Familie der Korbblütler (*Asteraceae*) vor.

Zwar sind nicht alle Körbblütler eßbar. Viele Gewächse aber können von Diabetikern sinnvoll zur Nahrungsergänzung bzw. als Zuckerersatz genutzt werden. Noch kurz etwas zur Etymologie der Bezeichnung Inulin. Diese leitet sich ab vom botanischen Gattungsnamen des Alant, *Inula helenium*, in welchem das Polysaccharid (Vielfachzucker) Inulin 1804 entdeckt wurde. Andere Namen für Inulin sind Dahlin (von der Dahlie), Alantin, Helenin, Menyanthin, Sinistrin und Synantherin. Inulin findet sich in folgenden Pflanzen: Artischocke, Dahlie, Löwenzahn, Topinambur, Sonnenblume, Wolldistel, Eberdistel, Mariendistel, Klette, Schwarzwurzel, Zichorie, Endivie, Wiesenbocksbart.
Inulin enthält Einheiten von Fruktose, wird auch als Glukosesubstitut in der Medizin verwendet, ist aber trotzdem selbst für Diabetespatienten unbedenklich. Wie kommt das? »Inulin wird im Dünndarm nicht resorbiert, da dem Menschen das abbauende Enzym (Inulase) fehlt, sondern im Enddarm von Bakterien zu kurzkettigen Fettsäuren abgebaut. Die bei diesem mikrobiellen Abbau gebildeten Gase erzeugen Blähungen, die einzige bekannte Nebenwirkung beim Verzehr inulinhaltiger Pflanzenteile« (http://de.wikipedia.org/wiki/inulin 15.5.2005).

HFCS – Der süße Mais-Sirup

Isoglukose, oder im Original HFCS (**High Fruktose Corn Sirup**) hat sich in kurzer Zeit zu einem Spitzenreiter der Süßstoffe entwickelt – vor allem seit es von Coca Cola & Kollegen zum Süßen ihrer Getränke (einstweilen auf den US-Markt beschränkt) genutzt wird. US-Forscher hatten in den 50ern herausgefunden, daß ein bestimmtes Enzym im menschlichen Körper Dextrose in Fruktose, die der Körper schneller aufnehmen kann, verwandelt. Zehn Jahre später fanden Japaner einen Weg, diese alternativ zum Rohr & der Rübe aus Mais herstellen zu können. 1967 kaufte die Firma STANDARD BRANDS das Patent und fing die Produktion in kleinem Umfang an. Diese Rechte wurden ihnen 1975 abgesprochen und die Zuckerkrise zur selben Zeit gab der chemotechnischen Weiterentwicklung einen Schub. Schon 1985 überstieg HFCS in den USA die Wichtigkeit von traditionellem Zucker. Ähnlich erfolgreich ist HFCS bislang nur in Japan, während die EU eine Quote von 300.000 t eingerichtet hat.
HFCS ist ein hochraffineriertes Kunstprodukt: billiger in der Herstellung, als klare Flüssigkeit bei kürzeren Transportstrecken günstiger in Tanklastwagen zu transportieren, leichter zu verarbeiten, hält sich lange, verleiht z.B. Backwaren eine appetitliche Farbe, verursacht bei Tiefkühlkost keine unschönen Frostflecken, sorgt dafür, daß FertigFood nicht trocknet.

»Der rasante, weltweite Aufschwung der Stärkesirupe konnte allerdings erst dann einsetzen, als für die Herstellung die ›Segnungen‹ der Bio- und Gentechnologie zur Verfügung standen. In bestimmten Bakterienstämmen fand man Enzyme, die aus den langen Traubenzuckerketten der Mais- und Weizenstärke einzelne Abteilungen abtrennen können. [...] Ein spezielles Enzym, Glukose-Fruktose-Isomerase genannt, verwandelt sogar Traubenzucker in Fruchtzucker. Diese neue Fruktose-Glukose-Wasser-Mischung (HFCS) schmeckt sogar süßer als Haushaltszucker.« (HENSCHEL)

Bingo! werden sich die ›Erfinder‹ gesagt haben.
Nur die Diätwissenschaftler mosern, dieser FruktoseZucker werde vom Menschen anders als herkömmlicher Zucker verdaut, und speichere sich als Fett in dessen Leber ab. Nix gut. Dieser Fruktosezucker schmecke zwar süßer als Zucker, mache aber nicht satt – im Gegenteil, der Appetitlevel bleibt oder steigt.
Die heimische Industrie wittert kommerzielle Morgenluft. Für sie bietet die anstehende EU-Zuckermarktreform die Chance, die Produktionsbeschränkungen für alternative Süßungsmittel auszuhebeln und neue Rahmenbedingungen für ›innovative Entwicklungen‹ vorzubereiten. Der Konsument bekommt nichts Zuckersüßes mehr vorgesetzt, sondern darf mit dem vermehrten Einsatz von ›kalorienreduzierten, schmackhaften Süßungsmitteln auf natürlicher Basis‹ rechnen. Man könne den Verbraucher doch frei entscheiden lassen, wohin er sein Geld trägt, schlägt die Industrie netterweise wie weltfremd vor. Wie soll ein Gesundheitsminister mit den Folgekosten des Verhaltens von uns offensichtlich unmündigen Konsumenten fertigwerden?
Und überhaupt, was sagen die deutschen Rübenbauern zu diesen Plänen?
Mehr über HFCS in den Kapiteln über Fettleibigkeit, die Philippinen bzw. Coca-Cola®.

Das seltsame Verbot der süßen Pflanze Stevia rebaudiana Bertoni

Seit Jahrhunderten wird Stevia von der Urbevölkerung im Dreiländereck Paraguay, Brasilien und Argentinien, den Guaranís (Guarani Indianer), als Heilpflanze und zum Süßen von Mate (Tee aus einem Stechpalmengewächs) gebraucht. Die Europäer kamen erst im Jahr 1887 in Kontakt mit der süßen Pflanze Stevia, extrahierten den ›natürlichen‹ Süßstoff Steviosid – und ein gutes Jahrhundert später verbot die Europäische Union die Nutzung dieser süßen Pflanze als Nahrungsmittel respektive als Nahrungsmittelzusatz.
Der Samen ist ca. 3 mm lang. *Stevia rebaudiana* ist zum Großteil ein Windbestäuber. Die Stevia ist sehr anspruchslos, bevorzugt aber feuchte, grobkörnige, sandige, saure Böden oder Kompostböden wie sie am Rand von Marsch- oder Grasland mit niedrigem Wasserspiegel auftreten und ein subtropisches Klima mit einer Durchschnittstemperatur von 24° C und rund 1.400 mm Niederschlag jährlich.
Getrocknete Blätter können jahrelang aufbewahrt werden. Sie werden pulverisiert und mit warmen Wasser oder Lösungsmittel extrahiert. Erst in jüngster Zeit erkannten Forscher den süßen Inhaltsstoff als ein Glykosid oder genauer als ein Steviosid, das aus dem Alkohol Steviol und Glukose besteht. Steviosid besitzt die 300fache Süß-Wirkung der Saccharose und enthält keinen Stickstoff.

Monsanto, Hersteller des Süßstoffes Aspartam, finanzierte 1984 eine wissenschaftliche Untersuchung, die an der gesundheitlichen Unbedenklichkeit von Stevia Zweifel auftat. Danach sollte ein Abbauprodukt des Steviosids mutagen (die Gene verändernd) wirken. Der inhaltliche Wert dieser wissenschaftlichen Untersuchung ist sehr umstritten. Trotzdem setzte Monsanto die amerikanische Gesundheitsbehörde weiter unter Druck. So kam es 1998 sogar zur öffentlichen Schau-Verbrennung von Kochbüchern mit Rezepturen, die Stevia als Komponente enthielten. Inzwischen ist Stevia in den USA jedoch wieder rehabilitiert und als Nahrungsergänzungsmittel zugelassen, wie auch in China und Japan.

1997 reichte Prof. Geuns vom Pflanzenphysiologischen Labor in Heverlee, Belgien, einen Zulassungsantrag für *Stevia rebaudiana* und Steviosid als neuartige Lebensmittel und Lebensmittelzutaten an die EU ein. 1999 wurde dieser Antrag vom Wissenschaftlichen Lebensmittelausschuß der EU abgelehnt. Am 22.2.2000 veröffentlichte die Europäische Kommission ihren Entscheid über die Zulassungsverweigerung von *Stevia rebaudiana Bertoni* als Pflanze und den getrockneten Blättern als neuartige Lebensmittel oder Lebensmittelzutaten. Eine Zusammenfassung der betreffenden Novel-Food-Verordnung findet man unter: http://www.freestevia.de/gesund/novel_food.htm
Die vom wissenschaftlichen Lebensmittelausschuß angeführten wissenschaftlichen Arbeiten belegen jedoch die Vermutung der gesundheitlichen Unbedenklichkeit. In den letzten vierzig Jahren wurden in der ganzen Welt keinerlei Fälle einer Überdosis oder Toxizität von Stevia beim Menschen gemeldet.

Dr. Daniel Mowrey, Direktor des ›American Phytotherapy Research Laboratory‹ stellt fest: »Nur wenige Substanzen haben jemals so viele negative Ergebnisse in Bezug auf Toxizität hervorgebracht wie Stevia. Praktisch jeder vorstellbare Toxizitätstest wurde mit Stevia und den entsprechenden Extrakten gemacht. Alle Resultate waren negativ.«

Daß Stevia bis heute als natürliches Mittel zum Süßen in der EU noch nicht zugelassen worden ist, hat wohl folgende Ursachen:

- Stevia kann als Naturprodukt nicht monopolisiert werden. Entsprechend findet sich keine finanzkräftige Lobby, die eine Zulassung anstrebt.
- Die EU möchte den Binnenmarkt für Produkte aus Südamerika, China und Japan nicht eher öffnen, bis eigene Anbau- und Verarbeitungskapazitäten aufgebaut sind.
- Süßstoff- und Zuckerindustrie scheinen Einfluß auf die Entscheidungsfindung der zuständigen Kommissionen zu nehmen.

Grundsätzlich sollte ich nicht verschweigen, daß der Stevia-Geschmack nicht jedermanns Sache ist. Er tendiert zum lakritzigen und Stevia ist rein geschmacklich nur begrenzt einsetzbar.

Der Süße Genuß & seine sauren Seiten

Von der süssen Verführung zur süssen Lust

If sugar was as sweet as you honey ...
sugar couldn't be bought
Dave Edmunds

»I want a little sugar in my bowl«, fleht etwa Nina Simone, »I want a little sweetness down in my soul«. Zweifellos schmeckt uns das, was wir gewöhnlich als ›Zucker‹ bezeichnen, gut. Ob Glukose, Fruktose oder Saccharose: Wir verdanken dem Zucker Wohlgefühl und Energie, Marmelade (die Zucker auch vor Befall durch Mikroorganismen schützt) und Alkohol. Raffinierter Zucker verschafft Tausenden Menschen Arbeit und einigen wenigen Reichtum im Überfluß. »Nehmen wir es zur Kenntnis, die Menschen mögen Zucker«, sagt einer dieser Wenigen, Sir Saxon Tate vom britischen Zuckerkonzern TATE & LYLE: »Der Zuckerverbrauch steigt ungeachtet aller fanatischen Attacken von Gesundheitsaposteln.«
Eigentlich merkwürdig, denn schließlich entwickelten die Menschen ihre heutige physische Gestalt, lange bevor raffinierter Zucker überhaupt erfunden wurde. Selbst ganz ohne ihn würde niemand verhungern, und alle wären um einiges gesünder.

Der Wunsch nach süßem Geschmack zählt zu den Grundbedürfnissen des Menschen. Süß wird mit Positivem assoziiert. In der Dichtung und im täglichen Sprachgebrauch ist süß ein Ausdruck des Entzückens, des Genusses und des besonderen Erlebens. Man spricht von ›süßen Wonnen‹, der ›süßen Qual‹ und besingt die ›Zuckerpuppe‹ wie den ›süßen Glockenklang‹ zur Weihnachtszeit. Die Verführungen ›süße Maus‹ und ›süßer Schatz‹ sind beliebte Kosenamen.
Energie aus der Natur – jede grüne Pflanze bildet Zucker durch Photosynthese. Mit der Energie des Sonnenlichts wandeln Pflanzen das Kohlendioxyd der Luft und das Wasser des Bodens in Zucker um und nutzen diesen für das Wachstum. Einige Pflanzen, wie die Zuckerrübe und das Zuckerrohr, können Zucker als Energiereserve speichern und uns somit direkt aus der Natur liefern.
Zucker in der Nahrung wird, anders als Stärke, die erst durch Verdauung in Zucker umgewandelt werden muß, sehr schnell durch die Darmwand aufgenommen und ans Blut abgegeben. Er erhöht daher kurzfristig den Blutzuckerspiegel und regt die Insulinausschüttung an. Durch das Insulin wird auch die Aufnahmefähigkeit des Gehirns für Tryptophan aus dem Nahrungseiweiß gefördert, wo es in das Hormon Serotonin umgewandelt wird, das eine stimmungsaufhellende Wirkung besitzt. Der Körper wird für den Verzehr süßer Nahrung doppelt belohnt: durch einen ›Energieschub‹ und ›gute Laune‹. Diese Effekte halten allerdings nicht lange an, da der erhöhte Blutzuckerspiegel schnell wieder abgebaut wird. Bei stärkehaltigen Nahrungsmitteln wird der Zucker dagegen, durch den Verdauungsprozeß verzögert, gleichmäßiger ans Blut abgegeben.

Hare Krshna. Nach einer altindischen Legende soll der Priester Vishvamitra das Zuckerrohr geschaffen haben, um eine Götterspeise für das dem Raja Trischanku geweihte irdische Paradies zu liefern. Dem wohlgenährten Raja Vischvamitra dienten Zuckerrohr, Honig, das Reisgericht *Laja, Mireja* (ein alkoholisches Getränk aus Melasse und Wasser), Wein, köstliche Liköre sowie »vielerlei Speisen, in Haufen gleich Bergen, zum Saugen, zum Lecken, zum Kauen und zum Trinken« als Nahrung. Das alles sind stark hormon-anregende Speisen. In der *Atharvaveda* sagt der Jüngling zu seiner Geliebten: »Ich habe dich mit rankendem Zuckerrohr bekränzt, damit du mir nicht ungeneigt wärest.« Hier wurde der Zucker offenbar als Aphrodisiakum eingesetzt.
»Nach der *Bhagavad Gita* gehört das Süße, das *sakkara*, zusammen mit Fleisch, Fisch und Bier zu den aufreizenden, erregenden, ›rajasischen‹ Nahrungsmitteln, »von denen der Gaumen nie genug bekommt, bis der Magen überladen ist.« Ein Übermaß an rajasischer Nahrung soll Erregung und Un-

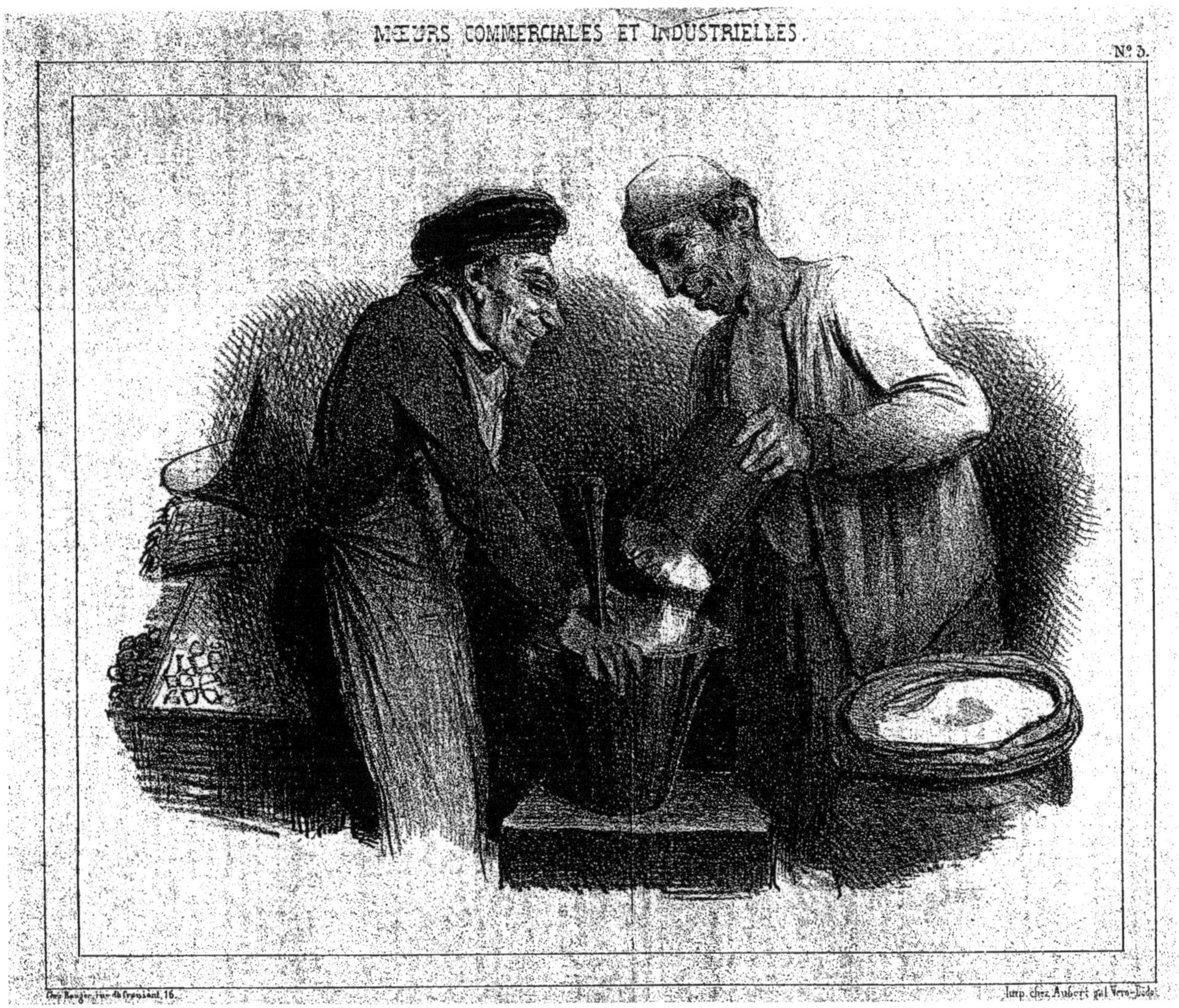

UNBEKANNTER KÜNSTLER: Mœurs Commerciales Et Industrielles (Kommerzielle und industrielle Sitten).

»Sieh da! Stampfzucker! Komm nur, Bäckergeselle, es ist ja keine Fälschung; wenn man Gips dazuschüttet, kann man sagen, das vermauert den Schlund, aber Mehl, das ist nahrhaft!« *Lithographie, um 1840.* Die Karikatur bezieht sich auf die Verfälschung des Zuckers mit Ballast-Substanzen.

rast auslösen und zu Sorgen, Kummer, Leiden und Krankheit führen. Demgegenüber ist die ›sattvische‹, reizlose Kost beruhigend. Sie führt zu Verinnerlichung, Reinheit und seelischem Gleichgewicht, aus dem Kraft und Gesundheit wachsen und das die allumfassende Liebe in dieser Welt bewirkt. Sattvische Kost dämpft die sexuellen Spannungen und verhindert die sexuelle Frühreife der Jugend. Der orthodoxe Hindu meidet deshalb aus innerer Überzeugung auch den raffinierten Zucker. In den offenherzigen Liebeshymnen, die dabei gesungen wurden, erklang das Lob der weiblichen Reize und ihrer betörenden Wirkung. Die Innana-Priesterin steigerte diese Wirkung noch durch den süßen Rauschtrank. Im Liebeshymnus der Königin Dabbatum (etwa 1885 v.u.Z.) heißt es: »Wisse, o du mein Gott, daß süß schmeckt der Schenkin Rauschtrank. Süß wie ihr Rauschtrank ist auch ihr Schoß, wie ein Rauschtrank so süß! Süß wie ihr Wort ist auch ihr Schoß, wie ihr Rauschtrank so süß . . .« (ZIEGLER)
Im mitteleuropäischen Kulturkreis der Neuzeit ist Zucker ein elementarer Bestandteil der sozialen Interaktion. Der gut-bürgerliche ›Kaffee mit Kuchen‹ enthält nicht nur Zucker, sondern auch Lebensfreude, Wohlergehen und gemeinsames, sinnliches Genießen und Erleben. In vielen Familien gehört dies zum alltäglichen Ritual und gibt den konsumierenden Teilnehmern die Möglichkeit, Abstand und Loslösung von ihrem täglichen Einerlei zu nehmen und sich durch die süßen Freuden das Dasein zu verfeinern. Dieser Aspekt darf bei der Betrachtung von Zucker nicht vergessen werden.
Süßes funktioniert als Frustfraß nicht nur bei privaten Problemen, sondern auch in sozial oder wirtschaftlich unruhigen Zeiten. So war es einigen Chefs der US-amerikanischen Zuckerbranche eventuell schon peinlich, daß sie zweifelsohne zu den Gewinnern von 9/11 gehörten.

Was ist ›Süß‹?

›Süß‹ ist ein Geschmack, und, in NeuDeutsch: ein geiler Geschmack. Wir Europäer schmecken ›süß‹, ›sauer‹, ›salzig‹ und ›bitter‹. Asiaten schmecken zusätzlich ›umani‹ (Glutamat-Geschmack). Unsere Geschmacksnerven identifizieren ›süß‹ schneller als die anderen Geschmäcker.
Süßgeschmack ist eine orale Chemosensitivität und für die meisten von uns ein herausragendes hedonistisches Erlebnis. Der Zuckergenuß bietet mehr als nur ein paar weiße, auf der Zunge zergehende Kristalle. Oft wird er von Einzeltätern genossen, wie das Heroin. Doch oft geschieht dies in einer Gruppe, bei Couchpotatoes, der Familie, dem Freundeskreis – in einemgeradezu morphogenetisch-süßem Umfeld.

Wie süß darf's denn sein?

Wir haben eine Präferenz für Süßigkeiten, die einen Zuckergehalt von 9-10% aufweisen. Bei über 20%igem Zuckeranteil wird Süßes auch von Kindern als nicht mehr angenehm empfunden. Das hat etwas mit der Lösungsgeschwindigkeit des Zuckers im Mund zu tun. Die optimale Freude stellt sich bei einer Dosis von ca. 1 g Zucker pro Minute ein. Ein hoher Fettanteil verzögert die Lösungsgeschwindigkeit. Diese Lösungsgeschwindigkeit setzt sich aus mehreren Faktoren zusammen:

1. Speichelfluß;
2. der Art des Verzehrs – trinken, lutschen, kauen;
3. übrigen Bestandteilen;
4. geschmacklichen oder aromatischen Komponenten, die den Speichelfluß anregen.

Ein Phänomen: der süße Geschmack hält nur so lange angenehm an, solange man die süße Substanz nicht verschluckt. Daher auch das Faible für Lutscher und Kaugummi etc. – andere Lebensmittel breiten wir nicht so genüßlich in unserem Mund aus. Der Magen mag u.U. eine negative Rückmeldung auf eine süße Ladung melden. Und bevor der sich meldet, schieben wir doch lieber noch etwas Süßes in den Mund, um diese Rückmeldung mit Zucker zu überziehen. »You're my Lollipop ...«. Und: die Süßigkeiten der Kindheit & Jugend bleiben ein Leben lang die geschmacklichen Favoriten, ergab eine Umfrage von BAGOFSWEETS.COM

Sweet Sex im Volksmund

»Ein Stück Zucker, am Körper mit Schweiß getränkt, ist ein für Mann und Weib unwiderstehlicher Liebeszauber.« (LIPPMANN)
ERNEST BORNEMAN hat den ›obszönen Wortschatz‹ der Deutschen gesammelt (SEX IM VOLKSMUND, rororo 1971).

Hier Auszüge: ZUCKER: süß, anziehend; z.B. *sie ist einfach Zucker; sie ist der reine Zucker* – JEMANDEM ZUCKER IN DEN ARSCH BLASEN: sich bei jemandem einschmeicheln; unter Homosexuellen: jemanden durch Schmeichelei zur Pedication bewegen – ZUCKERGUß fürs Gemüt: Schmeichelei zum Zweck der Verführung – ZUCKERLECKEN: Arschlecken (Homosexuellensprache) – ZUCKERLÖFFEL: süße Beine – ZUCKERMUND: süße Lippen – ZUCKERPUPPE: süßes Mädchen – ZUCKERSTEIN: Penis

Das Zuckerfest

Im arabischen Kulturraum werden zwei auf den Islam zurückgehende große Feste gefeiert, die für uns vor allem in der türkischen Community bemerkbar werden:
1. das Zuckerfest = *Seker Bayrami* (bei den Arabern *Id el fitr* genannt). 2. das Opferfest = *Kurban Bayrami*.
Vor dem Zuckerfest liegt der Ramazan/Ramadan. Im Islam kennt man den Mondkalender – umgerechnet auf den Sonnenkalender verschiebt sich das Jahr jährlich um etwa 10 Tage zurück. Der 9. Monat des Mondjahres bestimmt mit dem Erscheinen des Neumondes die Fastenzeit.
Einen Monat lang verzichten die gläubigen Menschen tagtäglich von Anbruch der Morgendämmerung bis Sonnenuntergang auf jede Nahrungsaufnahme, auf Flüssigkeitszufuhr, Geschlechtsverkehr und Genußmittel, wie z.B. Zigaretten. Ausgenommen von dieser Vorschrift sind Schwangere, Kinder und Kranke – und Menschen, die geschwächt den ›Unterschied zwischen einem weißen und einem schwarzen Faden‹ nicht mehr feststellen können. Am Abend wird gemeinsam gebetet und gegessen.

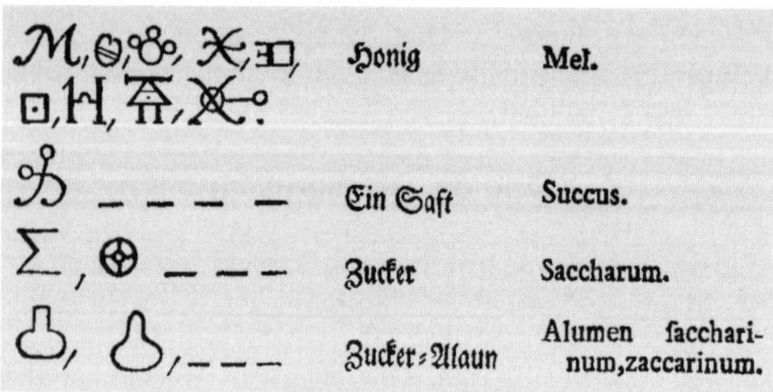
Honig
Mel.
Ein Saft
Succus.
Zucker
Saccharum.
Zucker-Alaun
Alumen sacchari-num,zaccarinum.

Alte Symbole für Zucker.

Wenn diese – gerade in unseren Breitenkreisen oft sehr anstrengende – Fastenzeit vorbei ist, wird gefeiert. Während des *Seker Bayrami* wird viel Süßes gegessen, vor allem natürlich Bonbons. Man schenkt den Kindern Süßigkeiten, kauft neue Kleider und schwelgt daheim mit der ganzen Familie in lukullischen Genüssen. Die türkischen Frauen bereiten z.B. Baklava vor, das ist eine Süßspeise, die mit ganz viel aufgelöstem Zucker übergossen wird. An jeder Tür erhält man Bonbons. Zu Feiertagen sind türkische Familien noch freundlicher, weil sie ihre Freude mit allen anderen teilen wollen. Das Fest dauert drei Tage.

Süße oder bittere Medizin: der Apotheker war's

Mit 'nem kleinen Löffel Zucker
Nimmst du jede Medizin
angenehm und sehr bequem
Lied aus WALT DISNEY'S MARY POPPINS

Zucker gab es bei uns anfangs nur in der Apotheke. Pur, oder als geschmackliches Hilfsmittel, um so manche bittre Pille zu versüßen. Das hielten schon die Apotheker der arabischen Weltmacht im 9. Jahrhundert so.
Vom medizinischen Einsatz des Stoffes zeugt sein lateinischer Name: *Saccharum officinarum.* Der Namensanhänger weist auf eine medizinische Nutzung hin.
Zucker fand schon in grauer Vorzeit bei der Wundversorgung und zur Förderung der Heilung, insbesondere in komplizierten Fällen, Verwendung. Alten Schriften läßt sich entnehmen, daß bereits lange vor unserer Zeitrechnung im alten Ägypten die Verletzungen von Soldaten nach zahlreichen kriegerischen Auseinandersetzungen von den Feldärzten durch Auftragen von Zuckerlösungen und Honig behandelt wurden. Gebräuchlich waren Mischungen aus Honig und Fett oder Harz. Diese frühen ›Medikamente‹ dienten nicht nur der Erstbehandlung, sondern auch der weiteren Versorgung bei schweren, schlecht heilenden Verletzungen und nicht zuletzt bei ›Schreck, Ärger und Zorn‹.

»Honig und Zucker ist der Apotheker fürnehmste Ware, da er zu allen Latwergen [musartige Arzneiform], Konfekten, Konserven, Einbeitzungen, Einmachungen, Sirup und anderen köstlichen Getränken und was sonst solcher köstlicher apothekischer Bereitung fürnehmlich gebraucht wird«, schrieb RYFF in seinem CONFECTBUCH ODDER HAUß APOTHECK im 15. Jahrhundert, kurz bevor der Physiker PORTA in Neapel herausfand: »Zucker bewahrt Wunden vor Fäulnis, sodaß selbst die schlimmsten durch ihn geheilt werden können [...] wodurch er wohltuend wirkt und das Leben verlängert.« Dieser Meinung schloß sich 200 Jahre später der berühmte Mediziner HUFELAND in seiner Schrift DIE KUNST, DAS MENSCHLICHE LEBEN ZU VERLÄNGERN an.

In der EIGENTLICHEN BESCHREIBUNG ALLER STÄND AUF ERDEN heißt es um 1530 vom Apotheker, der in seinem Laden von verschiedenen Standgefäßen und Zuckerhüten umgeben abgebildet ist:

»Ich hab in meiner Apotecken
Viel Matery, die lieblich schmecken;
Zucker mit Würzen ich konfizier',
Mach auch Purgatzen und Klystier,
Und zu stärken den Kranken und Schwachen
Kann ich mancherlei Labung machen.«

»Vom fünfzehnten Jahrhundert an begannen auch deutsche Apotheken Zucker und Zuckerwaren zu führen. Die gelehrten Ärzte und Botaniker stritten sich noch immer darüber, ob es der richtige Zucker, Tabaschir, Himmelstau oder Manna gewesen sei, das die Alten gekannt hätten. In dem schönen, 1545 in Basel gedruckten botanischen Werk von LEONHART FUCHSIUS, das dem Mäzen Anton Fugger in Augsburg gewidmet war, fehlt sogar die Beschreibung des Zuckerrohrs, *Saccharum officinale*, dafür ist das *Milium Indicum Sarracenicum vel Sorge* als ›Zuckerrohr‹ abgebildet. Dieser Irrtum trifft wahrscheinlich auch für das vermeintliche Zuckerrohr zu, das TABERNAEMONTANUS (ca. 1515–1590) in seinem Kräuterbuch von 1588 ›im Lustgarten des Herren Adamen Kecken, Apothekern zu Frankfurt am Main‹ gesehen haben wollte.« (ZIEGLER) TABERNAEMONTANUS schätzte den Zucker recht vielseitig ein: »Schöner weißer Madeira- und Canarizucker, mäßig gebraucht, reinigt das Geblüt, stärkt Geist und Leib, besonders Brust, Lunge und Kehle, ist aber schädlich für hitzige und gallsüchtige Leute, denn er verwandelt sich leicht in Galle, auch macht er die Zähne schwarz und fäulig. Als Pulver ist er gut für die Augen, sein Rauch vertreibt den Schnupfen, als Mehl aufgestreut heilt er die Wunden. Mit Milch und Alaun dient er zum Weinklären. Zuckerwasser allein nebst Zimmt, Gra-

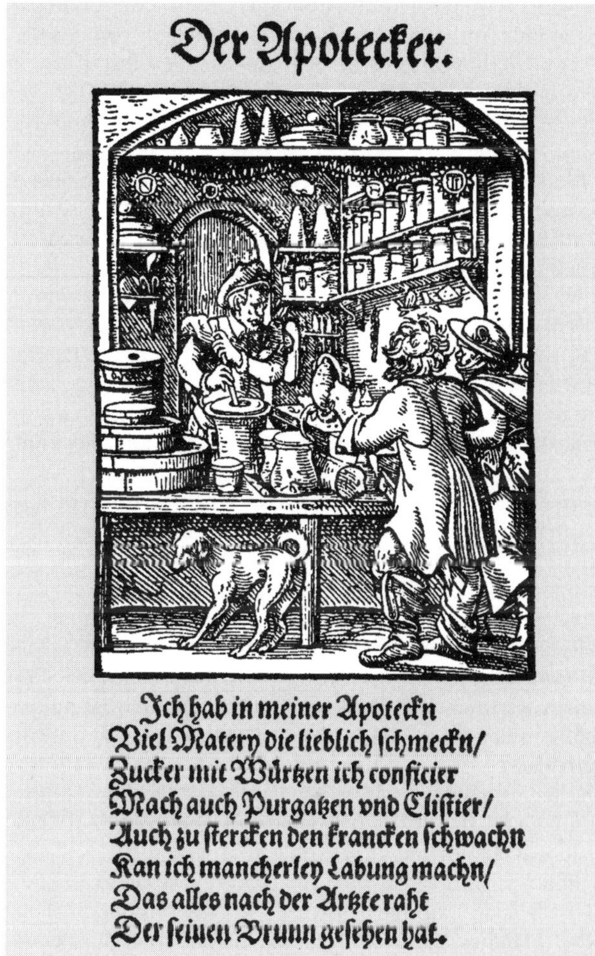

Der Apotheker stand in der Rangliste bürgerlicher Berufe gleich nach dem Arzt; Zuckerhüte im Regal weisen auf seinen Zuckerhandel hin. *Holzschnitt von Jost Ammann, mit einem Reim von Hans Sachs, 1568.*

naten- oder Quittensaft ist gut für Husten und Fieber. Zuckerwein mit Zimmt stärkt alte Leute und besonders ein Zuckersirup mit Rosenwasser, den Arnaldus Villanovus empfiehlt. Alle diese Kräfte hat in erhöhtem Grade der Zuckerkandig.« Einige Mediziner empfahlen Zucker gegen Pest und Schwindsucht, andere gegen Verstopfungen, Blähungen, Koliken und Erkältungen. Schon 1405 erging in Wien eine Warnung betreffs der Fälschungen von Zucker, die weit verbreitet gewesen sein müssen, da selbst in einem ›Fastnachtsspiel‹ ein Bauer den Apotheker beschuldigt, »er gibt weißen Hundedreck hin für Zucker«; 1450 führen die Apotheker daselbst neben Rosen- und Veilchenzucker auch »Sirup aus Zucker gemacht« (*canfectus e zuccaro*); zeitgleich bedroht das NÜRNBERGER WANDELBUCH die Verfälschung des Zuckers durch Weizen- oder Reismehl mit einer Strafe von 20 rheinischen fl.

Zuweilen erleichterten sich die Apotheker ihre schweren Lasten durch Verabfolgung nicht ganz einwandfreier Waren, z.B. mit Mehl versetzten Zuckers, worüber es zu Bestrafungen wegen Fälschung kam, wie 1594 in Hamburg; auch die Bereitung der Würzweine in zu großem Maßstabe wurde beanstandet, und 1557 bildete es den Gegenstand einer Posse, daß dem Hildesheimer Apotheker die ›zwei Kübel Claret‹, die er gleich auf einmal geläutert hatte, unversehens von einem Esel ausgetrunken wurden. Vielerlei Ärgernisse entstanden durch die Beziehungen zu den Ärzten, die beschuldigt wurden, die teuren zuckerhaltigen Sirupe und dergleichen im gemeinsamen Interesse zu verschreiben, ja selbst zu vertreiben, wie denn noch 1593 in des Herzogs HEINRICH JULIUS VON BRAUNSCHWEIG Schauspiel ›Von einem Wirt‹ ein Diener meint, Zucker und Gewürz am raschesten beim Arzt oder ›bei ein Doktors Frau‹ auftreiben zu können.

Die unangenehmsten Zwistigkeiten brachten aber die fortgesetzten ›advokatischen Kneife und Querelen‹ mit Drogisten, Krämern und Zuckermachern wegen offener oder heimlicher Verletzung der ›privilegierten apothekarischen Gerechtsame‹; umsonst suchten seit 1529 Nürnberg, Bamberg, Hamburg und viele andere Städte stets aufs neue, durch gesetzliche Maßregeln Ordnung zu schaffen; ihre Durchsetzung erwies sich immer wieder als unmöglich, und erst die allmähliche gänzliche Veränderung der Zeitverhältnisse schuf auch in dieser Hinsicht Wandlung. (LIPPMANN)

Schon PARACELSUS (der mit der richtigen Dosis) hatte den ausgedehnten Gebrauch von Zuckersäften durch Ärzte mit kritischen Augen betrachtet: »In ihren Mixturen verbinden sie das Gute mit dem Schlechten, sie kombinieren Zucker mit Galle … und ihre Freunde, die Apotheker, rühren üble Gebräue an und erweisen sich in ihrer Arbeit als Schwachsinnige, indem sie Heilmittel mit Zucker und Honig vermengen.«

»Wie seine Feinde und Tadler, so hatte der Zucker aber auch seine Verteidiger und Lobredner. COGAN erhebt ihn 1612 in ›The haven of health‹, BARTOLETTI rühmt 1619 seinen ›wunderbaren Einfluß bei Magen- und Verdauungsschwäche‹, QUERCETANUS (1626) preist ihn als wohltätig, nützlich und ›unentbehrlich zur Ausübung der so überaus schönen und hochedlen Künste des Einmachens, Konservierens und Kochens, [...] über deren große Einflüsse auf die Gesundheit man des Redens kein Ende fände‹. Mehrere Forscher bezeichneten ihn ›als eines der unübertrefflichsten Mittel zur Erhaltung und Kräftigung der menschlichen Natur.« (LIPPMANN)

Anderen gingen schon damals diese süßen Lobpreisungen des Zuckers als Allheilmittel zu weit. 1692 klagte ZWINGERIUS, ein Kräuterbuch-Autor: »Ansonsten wird der Zucker nunmehr in der ganzen Welt in den Küchen zur Versüßung allerhand Speisen trefflich mißbraucht,« und beklagte sich, »daß in den Apotheken bald nichts mehr ohne Zucker zubereitet sei, zumal auch die heutige Welt verschleckt und delikat« sei.

In Frankreich erteilte Louis XIII. den Apothekern zur selben Zeit das alleinige Recht zum Verkauf von Zucker und Sirup. Louis XIV verfügte, daß Zucker auch von Gewürzhändlern verkauft werden dürfe.

Ärzte im viktorianischen England entdeckten im Zucker milde antibakterielle Qualitäten. So verwundert es nicht, daß während des 1. Weltkrieges sowohl in russischen wie auch in deutschen Feldlazaretts Zucker auf offene Wunden gestreut wurde. Dabei bedient man sich entweder der althergebrachten Methoden – ›Einstreuen‹ von entsprechend zerkleinertem Zucker in die Wunde und Abdecken mit Gaze – oder man verwendet ›Zucker-Pasten‹ unterschiedlicher Konsistenz. Die Anwendungsbereiche sind die Be-

Delicat und Leckerhaffter Narr

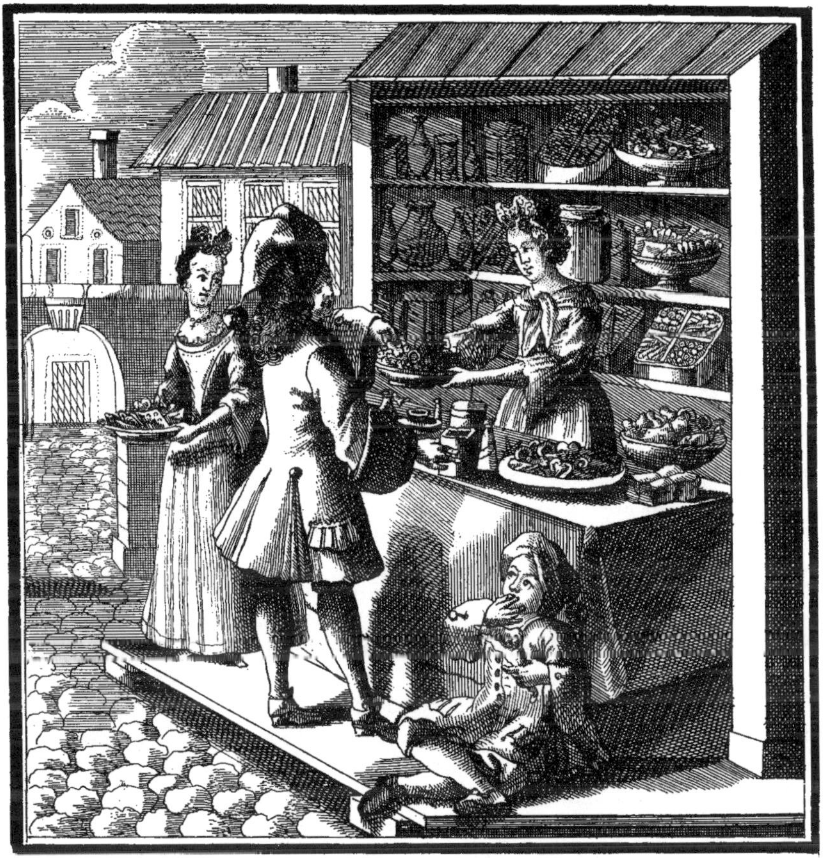

Die Zucker Narrn seind beflissen,
Zu kauffen manche leker bissen
Doch seind noch viel mehr auß zulachen
Die sich solch Schlekwerk selber bachen
Weil sie noch andern geben können,
Die heimlich sie doch Narren nennen.

Aus der Apotheke auf den freien Markt.

handlung insbesondere schlecht heilender, eiternder Wunden und Geschwüre an der Körperoberfläche, sowie Entzündungen im Brustraum (beispielsweise nach Operationen) und bei Druckwunden.
Die Heilerfolge sind eindrucksvoll: Neben der raschen und sichtbaren Verbesserung der Wundheilung erübrigen sich häufig weitere Medikamente und ärztliche Maßnahmen. Die Wirkung des Zuckers bei der Erstversorgung von Verletzungen und bei der Förderung der Heilung ist vergleichsweise einfach zu erklären: Zucker entfaltet eine hohe osmotische Wirkung. (ZUCKERMUSEUM) Wie Honig ist Zucker eine phantastische Wundheilsubstanz. DR. RICHARD A. KNUTSON, ein Chirurg am DELTA MEDICAL CENTER in Greenville, Mississippi, hat dreitausend Patienten mit Verbrennungen, Magengeschwüren, Platzwunden, Schußwunden, offenen Brüchen und nach Amputationen mit »einer nahezu vollkommenen Erfolgsrate« mit Zucker behandelt. In vielen Fällen wirkte Zucker, wo Antibiotika versagten, sagt er, und war besonders erfolgreich bei Verbrennungen. Anfangs habe er befürchtet, daß Zucker das Bakterienwachstum fördere, aber genau das Gegenteil sei der Fall gewesen: Zucker (Honig) habe Infektionen schnell unterdrückt. Zucker wird in der modernen Medizin allgemein zur Beschleunigung von Wundheilungen verwendet – in Großbritannien, Israel, Deutschland und vor allem in Argentinien. Ein Team in Buenos Aires unter der Leitung von Dr. Leon Herzsage setzte für die Wunden von 120 Patienten Zucker ein, nachdem die herkömmliche Behandlung fehlgeschlagen war. Die Erfolgsrate lag bei 69 Prozent.
Zuckerautor WILLIAM DUFTY berichtet: »Ich habe eine Umfrage durchgeführt. Jede junge zuckersüchtige Frau, mit der ich geredet habe, vertraute mir dasselbe an: Sie kenne keine normale Menstruation – und habe sie nie gekannt. Ihre Perioden sind geprägt von Schmerzen, Krämpfen oder zumindest extremen Unannehmlichkeiten. Kein Wunder, daß man in TV-Commercials Mütter sieht, die ihren Töchtern für die ›speziellen Tage weiblicher Unannehmlichkeiten‹ die Wunder moderner Schmerztabletten unterjubeln … Haben Sie Sommersprossen? Falls dem so ist, stehen die Chancen nicht schlecht, daß Sie ein großer Zuckerschlecker sind. Wenn sie mit dem Zuckergenuß aufhören, werden Sie nach einem Jahr eine große Veränderung im Sonnenverhalten Ihrer Haut bemerken …« Dufty behauptet, daß man bei zuckerloser Ernährung kaum Gefahr läuft, einen Sonnenbrand zu bekommen. Sollte Zuckergenuß in Verbindung mit Sonnenbestrahlung quasi karamelisierend auf die Haut wirken? Werden wir die Wahrheit je erfahren, da sich kaum noch jemand wg. Ozon-Horrors nackt unter die Sonne traut?
In der Alternativmedizin wird Zucker – besonders als Raffinade, also fast reine Saccharose – für eine Beeinflussung des körpereigenen Säure-Basen-Haushalts in Richtung eines geringeren pH-Werts, einer Übersäuerung, verantwortlich gemacht. Er gilt in der Naturheilkunde als mitverantwortlich für verschiedene Erkrankungen wie Rheuma, Migräne, Schlaganfall und Herzinfarkt, teilweise auch für Krebs. Als Indiz für eine Übersäuerung des Körpers gilt dabei der pH-Wert des Urins. Rückschlüsse vom Säuregehalt des Urins auf den des Körpers sind allerdings ernährungsmedizinisch nicht anerkannt, ebenso konnten Zusammenhänge zwischen Säure-Basen-Status und den genannten Krankheiten bisher nicht belegt werden.

Die bitteren Pillen – modern gesüßt

Pillen sind häufig bitter, aber schon lange bemerkt der Konsument dies erst sehr spät, da die bittere Medizin meist durch eine Zuckermasse überzogen wird. Und damit die Wirkstoffe sich im Magen umgehend freisetzen können, enthält die Pille einen ›Zersetzer‹. Sobald die Magensäfte die Zuckerschicht befeuchten, quillt die Stärke, die Tablette bricht auf und setzt ihre Inhaltsstoffe frei. Oftmals ist der zuckerige Überzug das Komplizierte an so einer Tablette. Aber da hilft die moderne Technik.
Die Fachzeitschrift SÜSSWAREN verkündete 2004, daß der Firma Acosystem GmbH im niedersächsischen Delligsen ein Durchbruch gelungen sei. Interessenten konnten sich vor Ort »von den Laboranlagen für den Versuchs- und Kleinchargenbereich bis 20 kg und den Produktionsanlagenbereich bis 500 kg überzeugen, die sich durch ihre neuartige, speziell für den Coatingbereich entwickelte Prozesssteuerung auszeichnen. [...] Neben den neuartigen Sprühsystemen für Suspension, Zucker, Schokolade und Pulver wurde ein neuartiges Schokoladensprühsystem vorgestellt.« Das ließen sich die Delegierten aus vielen Ländern nicht entgehen. Egal was drin ist: Hauptsache, ›das Coating‹ schmeckt süß.

Zucker als Droge

»Eines Tages kam der Drogendealer auf den Schulhof. Er grüßt freundlich den Direktor. Der muß doch was tun, denkst du. Und er tut was. Er grüßt den Drogendealer freundlich zurück. Ein Polizist kommt vorbei. Jetzt passiert was, denkst du. Und? Der grüßt den Dealer ebenso freundlich. Der Polizist nimmt seine Droge, wie auch der Direktor. Richtig, es geht um einen Süßwarenhändler, der den Automaten in der Schule auffüllt.« COLORADIO DRESDEN, Alternativer Medienpreisträger 2002 für die Sendung: DIE DROGE ZUCKER

Und wie immer, wenn ich Zuckerrohr sehe, kamen Wut, Bitterkeit und Entsetzen hoch!: Ein Kontinent, der der Europäer, der der Weißen, der des Fortschritts, der des Heils, war auf den Geschmack gekommen und wollte Süßes nicht mehr missen, verfiel der Teufelsdroge Zucker. PETER PAUL ZAHL

Der Historiker FLAVIUS IOSEPHUS gebraucht schon um 80 u.Z. den Begriff *sakcharon*, der später irrtümlich als eine der ersten Zucker-Erwähnungen interpretiert wurde. Gemeint war nämlich nicht Zucker, sondern *sakrona* und damit das psychoaktive Bilsenkraut.

DSCHABIR berichtet in dem etwa im Jahr 750 verfaßten BUCHE DER GIFTE von Mixdrogen aus Rosen, Mohn, Mohnkapseln nebst Zucker. Letzterer galt als Gegengift bei Vergiftungen durch Alraune. Arabische Pharmakologen sorgten für die Verbreitung von Zucker als Medizin, die sowohl äußerlich wie auch oral verabreicht werden konnte. Man konnte diese Wundermedizin in die Haut einreiben, in Augen träufeln, auf offene Wunden streuen wie auch gegen Fieber, Durchfall und Husten anwenden.

LEONHARD RAUWOLF, ein deutscher Botaniker, bereiste im 16. Jahrhundert die Länder der Sultane. (Unter anderem entdeckte er die psychoaktive Pflanze *Rauwolfia serpentina,* als Aphrodisiakum unter dem Namen *Yohimbe* bekannt.) Dieser nordische Rauwolf beobachtete seine Umwelt durch die Augen eines militärischen Strategen: »Die Türken und Mooren schneiden sich ein Stück nach dem andern vom Zuckerrohr ab und essen es überall in der Öffentlichkeit, ohne sich zu schämen … auf diese Art werden sie zu hemmungslosen Schlemmern und verlieren als Kämpfer die Unerschrockenheit, die ihnen vormals zugeschrieben wurde.« RAUWOLF beurteilte die Zuckersucht unter den Truppen des Sultans wie zeitgenössische Beobachter die Heroin- und Marihuanasucht der amerikanischen GIs in Vietnam: als demoralisierend.

»Höchstwahrscheinlich entging der Zucker einer religiös begründeten Kritik, wie Tee, Kaffee, Rum und Tabak sie erfuhren, einfach deshalb, weil sein Verzehr weder Erröten noch Stottern, weder Benommenheit noch Euphorie, weder Veränderungen in der Stimmlage noch eine lallende Sprache, weder merklich gesteigerte körperliche Aktivität noch irgendwelche anderen Stimmungen zur Folge hat, wie sie mit der Aufnahme von Koffein, Alkohol oder Nikotin verbunden sein können. […] Alle vier Produkte stammen aus den Tropen, allesamt waren sie im dritten Viertel des 17. Jahrhunderts für England neu, allesamt enthalten sie Stimulantien und können als Drogen klassifiziert werden (gemeinsam mit Tabak und Rum, auch wenn sie in ihren Auswirkungen und in der Suchterzeugung klar differieren). Sie begannen als Konkurrenten, die um britische Geschmacksvorlieben buhlten, so daß die Präsenz des einen das Schicksal des anderen bis zu einem gewissen Grad beeinflußt haben dürfte. Alle drei Getränke sind bitter.« (MINTZ)

Seine Rolle als Allheilmittel konnte der Zucker nur spielen, so lange er teuer war. Bis zum Ende des 18. Jahrhunderts wurde er gegen Fieber, Durchfall und Gallenkoliken ebenso eingesetzt wie zur Reinigung von Magen, Darm, Blut & Galle. Nur Zahnkranke wurden vor entsprechenden Therapien geschont.

Als englische Unternehmer herausfanden, daß Opium nun doch nicht das umsatzfördernde Mittel für Arbeiter in den neuen Fabriken sei, wurde für sie der gezuckerte Tee als Seelentröster für die Arbeitermassen eingeführt. Vormals geschätztes Gesöff bei Hof, wurde es nun dem Pöbel als erster Pausen-Snack untergejubelt, um ihm den tristen Alltag zu versüßen. Es waren der heiße Tee im Verein mit dem Zucker, die eine Sättigung vorgaukelten. »Nun, die einstigen Luxusgüter für Oberschichten, aus denen der britische Kapitalismus Bedarfsartikel für die Arbeiterklasse machte, sind tatsächlich Substanzen von besonderer Art. In Gestalt von Alkohol oder Tabak ermöglichen sie es, von der Realität vorübergehend Abstand zu nehmen, zudem töten sie quä-

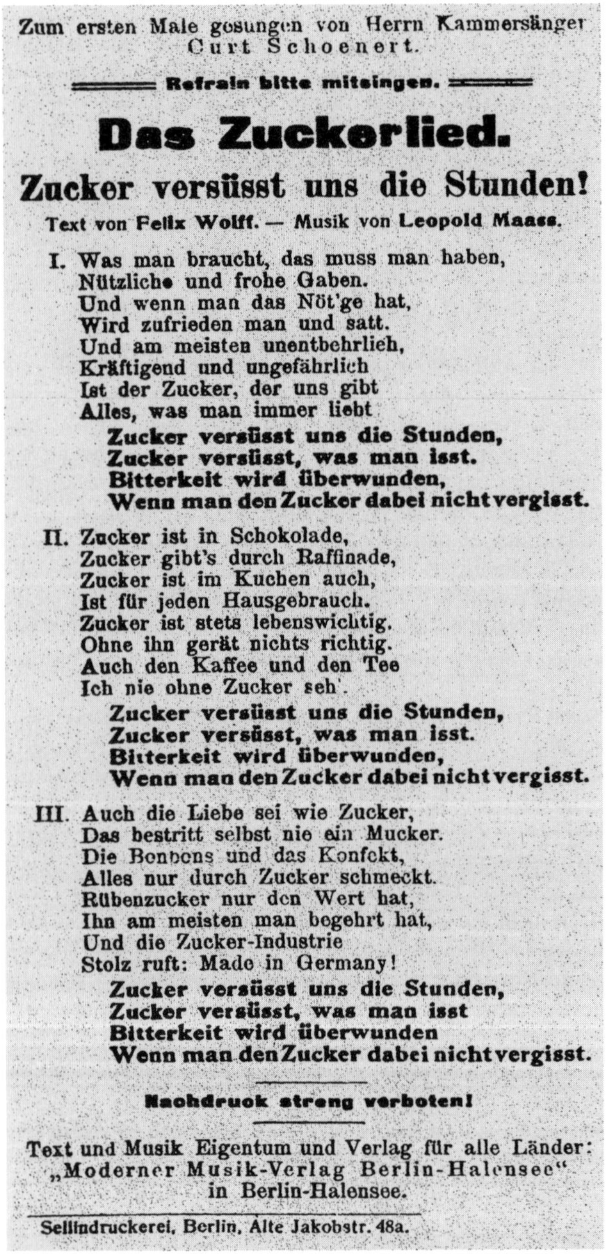

Zum ersten Male gesungen von Herrn Kammersänger Curt Schoenert.

Refrain bitte mitsingen.

Das Zuckerlied.

Zucker versüsst uns die Stunden!

Text von Felix Wolff. — Musik von Leopold Maass.

I. Was man braucht, das muss man haben,
Nützliche und frohe Gaben.
Und wenn man das Nöt'ge hat,
Wird zufrieden man und satt.
Und am meisten unentbehrlich,
Kräftigend und ungefährlich
Ist der Zucker, der uns gibt
Alles, was man immer liebt
Zucker versüsst uns die Stunden,
Zucker versüsst, was man isst.
Bitterkeit wird überwunden,
Wenn man den Zucker dabei nicht vergisst.

II. Zucker ist in Schokolade,
Zucker gibt's durch Raffinade,
Zucker ist im Kuchen auch,
Ist für jeden Hausgebrauch.
Zucker ist stets lebenswichtig.
Ohne ihn gerät nichts richtig.
Auch den Kaffee und den Tee
Ich nie ohne Zucker seh'.
Zucker versüsst uns die Stunden,
Zucker versüsst, was man isst.
Bitterkeit wird überwunden,
Wenn man den Zucker dabei nicht vergisst.

III. Auch die Liebe sei wie Zucker,
Das bestritt selbst nie ein Mucker.
Die Bonbons und das Konfekt,
Alles nur durch Zucker schmeckt.
Rübenzucker nur den Wert hat,
Ihn am meisten man begehrt hat,
Und die Zucker-Industrie
Stolz ruft: Made in Germany!
Zucker versüsst uns die Stunden,
Zucker versüsst, was man isst
Bitterkeit wird überwunden
Wenn man den Zucker dabei nicht vergisst.

Nachdruck streng verboten!

Text und Musik Eigentum und Verlag für alle Länder: „Moderner Musik-Verlag Berlin-Halensee" in Berlin-Halensee.

Sellindruckerei, Berlin, Alte Jakobstr. 48a.

lende Hungergefühle ab. Als Kaffee, Kakao oder Tee regen sie zu größerer Leistung an, ohne Nahrung zu liefern. In Form von Zucker liefern sie nicht nur Kalorien, sondern steigern, kombiniert mit diesen anderen Substanzen, auch deren Attraktivität. Es gab keine Verschwörung mit dem Ziel, die Ernährung der britischen Arbeiterklasse zu destruieren, die einzelnen Arbeiter zu Süchtigen zu machen oder ihre Zähne zu ruinieren. Aber der ständig steigende Konsum von Zucker war ein Artefakt, ein Kunstprodukt von Kämpfen innerhalb der Klassen um den Profit – von Kämpfen, die ihre Auflösung in einem Weltmarkt für Suchtnahrungsmittel fanden, als der Industriekapitalismus, seine protektionistischen Verluste verhütend, einen Massenmarkt schuf, der die einst bei gleichen Konsumwünschen zu Sündern und Tagedieben erklärten proletarischen Konsumenten befriedigen sollte. Unter diesem Blickwinkel betrachtet war der Zucker eine geradezu ideale Substanz.« (MINTZ)
Erstaunlich, wie viele Engländer noch heute, und das nicht nur um Five o'Clock, auf diese fast-Placebo-Nahrung hereinfallen – auch wenn im Zuge der Vereuropäisierung der Kaffeekonsum zumindest in den Städten erheblich zugenommen hat und dort inzwischen mehr starbuckige Läden zu finden sind als klassische Tea-Rooms. Die ›kleine Mahlzeit zwischendurch‹ gibt's inzwischen als zusätzlichen Süß-Riegel, und sie wird häufiger konsumiert als die traditionelle Hauptmahlzeit.

»Seit Anfang der 90er Jahre gibt das BUNDESMINISTERIUM FÜR GESUNDHEIT Millionensummen für die Kampagne »Keine Macht den Drogen« aus. Abgesehen davon, daß sich die Münchener Werbeagentur Abold an dieser Kampagne einen Wolf verdient, ist diese Schnapsidee von Helmut Kohl und seinen DFB-Kumpels nichts als ein gigantisches Täuschungsmanöver. Das Geld des Steuerzahlers wird nicht nur zum Fenster rausgeschmissen, sondern diese Kampagne will in erster Linie suggerieren, daß Dope, Heroin und Speed die größten Feinde der Volksgesundheit sind. Hintergrund ist jedoch: für die illegalen Drogen kassiert der Finanzminister keine Steuern. Für Zucker, Tabak und Alkohol jedoch fließen Milliarden in seine Kassen. Folglich ist die gesamte Kampagne so aufgebaut, daß niemand auf die Idee kommt, sogenannte legale Genußmittel wären ebenfalls Drogen und gefährlich.« (KALKBRENNER)

Sich einen Zuckerzahn ausschlagen – Zur Sucht

Aber der Bedarf war geweckt, die Sucht nach der Teufelsdroge Zucker wollte gestillt, der ungeheure Gewinn, den sie wie alle harten Drogen, mit sich bringt, erst einmal gemacht werden. Der Moloch Zucker ... PETER PAUL ZAHL

Zucker ist ein schwarzer Schandfleck auf dem Speisezettel der zivilisierten Völker. DR. KIEFFER

...weshalb manche Wissenschaftler Zucker sogar als Suchtmittel einstufen

Konsumiert man raffinierten Zucker in größeren Mengen, muß der Magen weniger arbeiten. Während der Zucker schnell abgefertigt ist, machen sich die Enzyme an das restliche Verdauungsgut, Pflanzenfasern etc., verwandeln diese erst in Stärke, dann in Zucker. Je mehr Industriezucker, um so weniger Enzyme müssen produziert werden. Mit der Zeit führt eine solche Ernährung dazu, daß der Magen Probleme mit der Verdauung bekommt, der Konsument Pflanzenfasern etc. für ›schwer verdaulich‹ hält. Für die Industrie kein Problem: viele Fast-Food-Läden & Hersteller industriell gefertigter, abgepackter (& eventuell tiefgefrorener) NeoNahrung passen ihre Produkte den schwachen Mägen ihrer Kunden an.
Größerer Zuckerkonsum verführt meist zu einer Mangelernährung, was die Ballaststoffe, Vitamine und Mineralien betrifft. Der Blutzuckerspiegel spielt je nach Zuckerkonsum mit Mangel und Überfluß YoYo. Heißhunger auf Süßes, bei den Kiffern auch ›Munchies‹ genannt, setzt ein. In den Unterlagen zum Biologieunterricht (SUNDAG, 2000) heißt es dazu: »Diese Symptome ähneln verblüffend denen des Drogenkonsums, weshalb manche Wissenschaftler Zucker sogar als Suchtmittel einstufen«.
»Wenn es stimmt, daß ›der menschliche Körper physiologisch nicht den geringsten Bedarf an Zucker‹ hat (Yudkin, Kieffer und andere), wie konnte Zucker zu einem derart allmächtigen Bedürfnis im Alltag werden? Amerikanische, britische und französische Ethnologen haben im Rahmen ihrer Forschungstätigkeit versucht, dieser Geschmacksperversion nachzugehen. Sie alle kommen zu dem Schluß, daß dieses Bedürfnis angelernt ist. Bei Völkern, die traditionell keinen Zucker direkt zu sich nahmen, löste er binnen kürzester Zeit Süchtigkeit aus. Der jamaikanische Arzt G. FORSTER ist daher der Überzeugung, daß die Indianer in Westindien – soweit sie durch die Kolonisatoren nicht direkt umgebracht wurden – von deren Zucker vergiftet wurden. ›Ihr Organismus besaß wohl überhaupt keine Toleranz gegenüber diesem neuen Produkt. Aber sie müssen es bald lieben gelernt haben, und nach zwei Generationen war der Untergang programmiert…‹ Wenn Zucker auch nicht die einzige Ursache war, so trug er doch – bei der Produktion wie beim Genuß – zum Untergang von Völkern bei.
Hinter dem Zucker muß eine besondere Macht stehen, die verhinderte, daß er mit Alkohol und Tabak auf eine Ebene gestellt wurde. [...] Alle drei können als Drogen gelten. Alle drei machen süchtig. Die Zuckerlobby aber hat es verstanden, die juristisch-medizinische Festlegung von Sucht-Kriterien so zu steuern, daß Zucker, nach den stark psychiatrisch bestimmten Kriterien, nicht direkt erfaßt wird. Er erfüllt aber drei Sucht-Kriterien:

- Er bewirkt, daß Menschen immer mehr und mehr davon wollen und benötigen.
- Sein Konsum verschafft ein gewisses Lustgefühl und ist somit auch ein Frustrationsersatz.
- Er scheint heute insgesamt physisch notwendig geworden zu sein, und ein plötzlicher Entzug wäre kaum noch möglich.« (IMFELD 83)

»Begriffe wie ›Zuckergewöhnung‹, ›Zuckergier‹ und ›Zuckersucht‹ sind unter Ernährungswissenschaftlern längst zum Synonym für eine der schwerwiegendsten Ernährungsstörungen mit fatalen Auswirkungen auf die Gesundheit geworden. Zucker ist das wohl traurigste und gefährlichste Produkt unserer Zivilisationskost, denn kein anderes Nahrungsmittel in der Geschichte hat die Ernährungsgewohnheiten der Menschheit so drastisch zum Negativen verändert.« (BINDER) Ob nun Zucker medizinisch zu den Suchtmitteln gehört, lohnt sich nicht zu debattieren; sicher ist, daß heute eine Abhängigkeit vom Süßkonsum besteht und

daß die Werbung permanent die Trommel rührt. In einem Anti-Zucker-Buch fand ich die reizvolle Aufforderung, grundsätzlich nichts zu essen, für das geworben wird.
Im Gehirn gibt es ein System für natürliche Abhängigkeiten. Vielleicht dient dieses System dazu, die Menschen von Nahrung abhängig zu machen, die zum Leben benötigt wird. An der renommierten Princeton-University gehen die Wissenschaftler von einer gewagten These aus. Wenn dieses natürliche System im Gehirn existiert, sagen sie, dann kann auch der natürliche Stoff Zucker eine Sucht auslösen und abhängig machen. Tierversuche mit Ratten liefern erste Erkenntnisse. Den Tieren wurde solange jeden Tag Zucker in zunehmender Dosis verabreicht, bis sie in der ersten Stufe der Abhängkeit waren und immer mehr davon brauchten. Nahm man den Ratten den Zucker weg, zeigten sie in einer zweiten Stufe Entzugserscheinungen. Fütterte man Zucker daraufhin wieder zu, nahmen sie eine Unmenge davon zu sich. Die Kriterien, nach denen die Forscher das Verhalten der Ratten beurteilten, waren dieselben, nach denen Morphiumsucht beurteilt wird. Morphium kann den Appetit stark lindern, erzeugt ein gutes Gefühl und lindert Schmerzen. Zucker kann das alles auch. Noch sind die Forschungen nicht abgeschlossen und einige Wissenschaftler stehen diesen Tierversuchen skeptisch gegenüber.

»In den vergangenen 50 Jahren gab es oft Zucker-Sucht-Alarm. Wie häufig hat uns die US-Zulassungsbehörde für Lebensmittel und Medikamente, die FOOD AND DRUG ADMINISTRATION (FDA), vor Zucker gewarnt? Soweit ich feststellen konnte, niemals. Ganz im Gegenteil. Wenn ein Regierungsbeamter einmal in die Verlegenheit kommt, etwas über die Verträglichkeit von Zucker zu sagen, ist seine Botschaft meist ein ›OK!‹. Heroin wurde anfangs als ein nichtsüchtigmachendes Ersatzmittel für Morphium eingeführt. Es dauerte nicht lange, bis man feststellte, daß dieses synthetische Ersatzmittel genauso abhängig machte wie die natürlichen Narkotika vorher. Heute schwärmt man von den synthetischen Süßmitteln als harmlose Ersatzstoffe für Zucker. Mir erscheinen sie aber eher als das kleinere von zwei Übeln.« (BUKO)

Der Mensch entwickelt weder eine Sucht nach weißem Mehl, Fett oder Spinat, wohl aber nach Süßem. Kein anderes Nahrungsmittel erzeugt das ständige Verlangen, immer mehr davon zu verdrücken.

»Wie bei jeder Sucht spielen auch hier Teufelskreise eine unheilvolle Rolle. Ein starker Anstieg des Blutzuckerspiegels mobilisiert Insulin, das wiederum den Blutzuckerspiegel reaktiv abfallen läßt, oft sogar unter den Ausgangswert. Als Folge wird durch Zucker die Lust auf Süßes noch gesteigert. Dieser Teufelskreis macht sich besonders bei Fettsüchtigen bemerkbar. Bei ihnen ist ein Effekt vermindert, der nach einer starken Insulinstimulierung eine Eßbremse im Gehirn einschaltet. Er kommt dadurch zustande, daß die Muskeln auf Insulin unempfindlich geworden sind und bestimmte Aminosäuren, die mit Hilfe des Insulins in die Muskelzellen eingeschleust werden, nicht mehr so gut aufnehmen können. Dadurch gelangen diese Aminosäuren vermehrt ins Gehirn und lösen dort die erwähnte Veränderung aus.« (ZIEGLER)

Man muß nicht die Volkstümler bemühen, um Rückendeckung für die Behauptung zu gewinnen, Zucker mache süchtig. »Im Jahr 2002 publizierten Forscher in dem Journal OBESITY RESEARCH ihre Forschungsergebnisse. Diese besagen, daß Zucker fast die selben Auswirkungen wie Suchtdrogen verursache. Prof. Bart Hoebel von der Universität in Princeton sagt, daß Zucker die Produktion natürlicher Opiate im Gehirn triggere: ›Wir gehen davon aus, daß dies ein Schlüssel zum Suchtprozeß bedeutet. Das Gehirn wird von seinen selbsterzeugten Opiaten genauso abhängig wie von Morphium oder Heroin. Diese Drogen haben eine größere Wirkung, aber im Grunde spielt sich der selbe Prozess ab.« (O'CONNELL) Oder glauben wir einfach dem Drogenfachmann GÜNTER AMENDT, der da sagt: »Wenn es so etwas wie eine Einstiegsdroge gibt, ist es Zucker in seinen vielfältigen Verarbeitungsformen. Die Ernährungsgewohnheiten von Kindern in den Schulpausen, der Trend zum zuckersüßen Pausensnack ist nach Auffassung von Ernährungswissenschaftlern alarmierend. Dazu kommen noch die einschlägigen Süßgetränke. Vorreiter dieser Entwicklung sind die USA, die – wie es der ›Zufall‹ will – auch der größte Drogenverbraucher-Markt der Welt sind.«
Designerfood und die kaum mehr überschaubaren Angebote an Energy Drinks & Alcopops sind nur der Anfang. Dro-

gen können der Nahrung beigemischt werden, mit oder ohne Wissen der Konsumenten – etwa zur Trieb- und Aggressionssteuerung bei Soldaten oder zur Stimulation eines allgemeinen Glücksgefühls. Dabei, das zeigt der massive Einsatz des Suchtmittels Zucker im Fastfood, verschwimmt der Unterschied zwischen Sucht- und Lebensmitteln. »Zucker ist ein Suchtmittel. Sein Entzug kann Übelkeit, Schwindel, Ohrensausen und Zuckergier hervorrufen.« (MARTINEZ/HOLMES)

Hippie-Weisheiten?

In den frühen 70ern gehörten die Hippies zu den Vorreitern einer gesunden Ernährung. Dabei war einigen von ihnen ein gewisser Fanatismus nicht abzusprechen, wie folgender Auszug aus der Underground-Zeitschrift PÄNG Nr. 7 zeigt. Chefredakteur Raymond Martin warnte seinerzeit:
»Die wohl weitverbreitetste und in ihrer Wirkungsweise gefährlichste Droge ist der meist in der Form von weißen Kristallen gehandelte und benütze Zucker. [...] Nicht allein die Tatsache, daß dieser Stoff psychische Abhängigkeit produziert, sondern die von dem amerikanischen Forscher Dr. Roberts nachgewiesenen Störungen im Organismus der Zuckerabhängigen bringen mich dazu, euch von dem Gebrauch dieses Giftes in jeder Form abzuraten. [...] Zucker regt die Insulinbildung im menschlichen Körper an. Das Insulin wiederum verringert den Blutzuckergehalt. Die Folge: Müdigkeit, Bewußtseinsstörungen und kurze tranceähnliche Erscheinungen. In diesem Zustand kommt es bei Autofahrern sehr häufig zu Unfällen, für die es keine plausible Erklärung gibt. [...] Wer unbedingt dem momentanen Zuckerflash zuliebe Bewußtseinsstörungen und nach längerem Nutzen auch Suchterscheinungen in Kauf nehmen will, soll dies ruhig tun. Es kann einem aber niemand übel nehmen, wenn man einem Zuckersüchtigen nicht sein volles Vertrauen entgegenbringen kann, da dieser, wie der japanische Ernährungswissenschaftler Oshawa schreibt, ein gestörtes Verhältnis zur Realität hat. Wenn man bedenkt, daß täglich 60 Mill. Bundesbürger ihr Urteilsvermögen und ihren klaren Blick mit Zucker verschleiern und sich diese Gesellschaft in ständiger Trance befindet, ist es gar nicht mehr so schwer verständlich, warum die sich so blöd benehmen.«

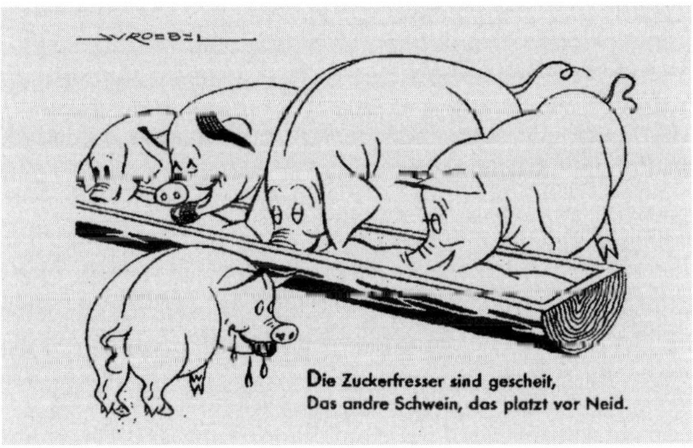

Die Zuckerfresser sind gescheit,
Das andre Schwein, das platzt vor Neid.

Saccharinschmuggel

9/11 1913. Ein Leichenzug näherte sich aus der Schweiz – dem Sitz der Internationalen Süßstoffindustrie – der Deutschen Grenze. »Schon wieder einer«, kam der diensthabende Grenzer ins Grübeln – und handelte. Er ließ den Sarg öffnen, fand dort einige Zentner Saccharin und noch mehr davon im Gepäck der zahlreichen Trauergäste. So berichtete damals die NEUE ZÜRICHER ZEITUNG über ein flächendeckendes Phänomen: den Saccharin-Schmuggel.
1878 vom deutschen Zuckertechniker Fahlberg entdeckt, entwickelte sich der Stoff um die Jahrhundertwende zu einem billigen Zuckerersatz. Aus Gesundheitsgründen wurde er von mehreren europäischen Staaten verboten, sein Konsum kriminalisiert. Nur bestimmte Patienten bezogen zu jener Zeit Saccharin legal in der Apotheke. Die Schweizer durften, vor allem in Basel, saccharinen – und waren von Ländern umgeben, die das Saccharin zur Schwarzmarktdroge verdammt hatten.
Noch 1902 lag der Verbrauch dieses ›Zuckers für arme Leute‹ in Deutschland bei 200 t, rund 10% des damaligen Zuckerkonsums. Der neue Stoff war rund 550 mal süßer als Zucker. Doch angesichts einer globalen Zuckerabsatzkrise debattierte im selben Jahr der Reichstag ganztägig und beschloß auf Antrag der Vereinigung 295 deutscher Zuckerfabriken ein Saccharinverbot. Im Westen konnte man sich

Zucker noch leisten, aber im Osten galt er als Luxusgut. So begann der Schmuggel. In Zahlen: der deutsche Zoll beschlagnahmte 1908 ganze 1440 kg Saccharin, 1913 schon über 5000 kg. Innerhalb von drei Jahren schnellte die Zahl der gebusteten Süßstoff-Dealer von 100 auf fast 1000 – wobei die Dunkelziffer ein ewiges Geheimnis bleiben wird. Ein Kilo kostete in der Schweiz 8 bis 10 Franken; in Österreich konnte es für 50 bis 60 Franken weiterverkauft werden. 1912 schätzte die Polizei, daß allein in Zürich 1000 Menschen vom Saccharin-Schmuggel lebten.
Saccharin wurde flüssig in Champagnerflaschen geschmuggelt, oder als Pulver in Autoreifen und in LKW-Böden versteckt. Besonders clevere Dealer vermengten den Stoff mit Wachs und verkauften ihre ›Kerzen‹ in einem speziellen Devotionaliengeschäft in Wien – dort tauchte man sie in Natronlauge und schied so das Saccharin wieder aus. Natürlich kam es auch zu tragischen Fällen: ein Schmuggler aus Bregenz wurde erwischt, verurteilt und ertränkte sich im Bodensee. Noch vor dem 1. Weltkrieg erschien im Argus-Verlag der Sittenroman GOSSAU, DER SACCHARIN-SCHMUGGLER von einem Eduard Redelsperger-Gerig.
»Der Saccharin-Schmuggler trug ohne Zweifel Züge eines Sozialbanditen, des Rebellen-Typus, den Eric Hobsbawm so treffend beschrieben hat: ›Als Märtyrer verehrt, verschaffte er der lokalen Gesellschaft jenen stillen Genuß, den ihr der Staat, aus Rücksicht auf die Zuckersteuer und auf die Zuckerindustrie, vorenthielt‹.«

Von seiten außerdeutscher Zuckerindustrien, besonders von der polnischen, wurde dagegen über starken Süßstoffschmuggel aus Deutschland geklagt. Die polnische Zuckerindustrie verfügte über genaue Unterlagen über die Organisationen des Schmuggels und die dabei beteiligten Personen. Sie schätzte die Menge des durch geschmuggeltes Saccharin verdrängten Zuckers auf etwa 12% des polnischen Zuckerverbrauchs. Dieser Schmuggel schädigte auch die deutschen Interessen, da die in Polen anhäufenden Zuckervorräte das internationale Zuckerabkommen gefährdeten. Der Saccharinschmuggel in die Tschechoslowakei war 1931 durch entsprechende Maßnahmen der deutschen Regierung zunächst unterbunden worden. Teilweise wurde dieser Schmuggel für die ost- und südosteuropäischen Staaten alsbald wieder aufgenommen. Die Frage hatte aber auch Bedeutung für Deutschland, und zwar durch die Tatsache des Rückschmuggels. Es kamen besonders aus den östlichen Grenzgebieten Bayerns, Schlesiens und Ostpreußens Klagen des Zuckerhandels über weitgehende Verdrängung des Zuckers durch Süßstoff, wobei es sich vielfach um Rückschmuggelware handelte, deren Vertrieb durch die Art der Süßstoffbesteuerung begünstigt wurde.
Erst als sich während des 2. Weltkriegs der deutsche Zucker verknappte, wurde die Produktion und Vermarktung von Saccharin – wie schon kurzzeitig 1916 – in Deutschland freigegeben.
Einen Boom erlebt Saccharin in China, wo der Anteil schon fast die Hälfte des vergleichbaren Zuckerverbrauches erreicht hat.

Zucker & psychoaktive Drogen

»Ohne Zucker gibt es keinen Alkohol, keinen Wein, keinen Sekt, kein Bier. Beim Gärungsvorgang bildet die Hefe den Alkohol nur aus ›Zucker‹. Genauer: über die ›Zymo-Hexosen‹, d. h. in der Hauptsache D-Glukose und D-Fruktose. Nur über diese ›Frontleitstellen‹ führt der Weg zum Bioalkohol. Was auch immer als Rohstoff dienen mag, ohne Zucker keine Gärung. Stärke oder Cellulose müssen abgebaut werden durch Verzuckerung. Selbst Saccharose wird nicht als solche vergoren, auch wenn das kaum zum Ausdruck kommt. Die Hefe zerlegt nämlich sofort die Saccharose-Moleküle enzymatisch in ihre Bausteine Glukose und Fruktose.« (ZUCKERMUSEUM)

Bis heute gilt: ohne industriellen Zucker kein industrieller Alkohol. Cheap thrills.
Zucker verbindet ein enges Verhältnis mit anderen Drogen: Tabak wird darin gesoßt, zum Kaffee & Tee nimmt man ihn, Heroin wird auch Brown Sugar genannt. Trepanist IMMO JALASS klärt uns über die Wichtigkeit der Zuckeraufnahme beim Genuß psychoaktiver Substanzen auf:

»Warnung: Wenn man [bei einem psychedelischen Trip] keinen Zucker nimmt, dann kann die Wirkung des Adrenalins das Herz überbeanspruchen, und wenn das Adrenalin aufgebraucht ist, kann Egoverlust eintreten. Durch Aufnahme von genügend Zucker wird die Erfahrung positiver gestaltet.«

Ein anderer Psychonautiker berichtet: »Um gut über die Runden zu kommen, habe ich mir zur Gewohnheit gemacht, eine Cola zu trinken, wenn der Trip anfängt ›verwirrend‹ zu werden (der Punkt ist mit etwas Erfahrung gut zu erkennen; ansonsten boykottiere ich Cola aber). Ich habe immer ein paar Müsliriegel dabei. Um ansprechbar und leistungsfähig zu bleiben (feiern & abtanzen) ist das sehr wichtig. Ziemlich schlechte Erfahrungen habe ich mit reinem Wasser-Trinken gemacht. Das führt dazu, daß man irgendwann ›einfriert‹ und völlig platt nur darauf wartet, daß es aufhört. Der Effekt von Zucker ist an diesem Punkt sehr deutlich – ruft einen sofort ins Leben zurück.«

Wissenschaftlich untermauert wird diese Aussage durch den Neurowissenschaftler KENT BERRIDGE von der Uni of Michigan in Ann Arbor. Im NEW SCIENTIST (13.11.2004) wird berichet, daß Berridge Ratten ein natürliches Cannabinoid, Anandamid, verabreichte. Die Folge: diese Ratten entwickelten im Unterschied zu ihren ›unbekifften‹ Kollegen, einen deutlichen Heißhunger auf Süßes. Der Forscher folgert daraus, daß nicht nur der Cannabinoid-Genuß an sich ein freudvoller sei, sondern die Sinne des Konsumenten – und sei es eine Ratte – für weitere angenehme Erfahrungen sensibilisiert. Und so die Welt zu einem grundsätzlich angenehmeren Platz macht. Das könnte den jedem Kiffer bekannten Freßfilm, den Appetit auf Süßigkeiten nach dem Inhalieren von THC erklären.

Widersprüchlich sind die Aussagen über psychoaktive Frösche. Da es gibt z.B. einen Frosch, dessen Drüsenausscheidungen am Rücken von Psychonauten für einen Trip geleck werden. Wiederholt wird in der Literatur erwähnt, daß es sich hierbei um einen Frosch handele, der sich vorwiegend in Zuckerrohrfeldern aufhalte.
Im Jahr 1935 wurde in Queensland, Australien, der *Bufo marinus* eingeführt, um eine das Zuckerrohr gefährdende Käferart zu eliminieren. Von den Käfern redet heute niemand mehr, die inzwischen Milliarden von Nachkommen

Neue australische Droge aus Krötenschleim

Cairns (Reuter). Die von Warzen bedeckte Zuckerrohrkröte, die als eines der häßlichsten Tiere gilt, erfreut sich in Australien seit kurzem großer Beliebtheit. Durch Kochen der Tiere werde aus der Haut ein Schleim gewonnen, der Halluzinationen wie die Droge LSD hervorrufe, erklärte Polizeichef Churchill gestern in Cairns, im Bundesstaat Queensland. Die schleimige Krötenhaut enthalte aber auch den Giftstoff Bufotenin, der Menschen töten könne.

Rob Endean, Zoologe der Universität von Queensland, sagte dazu: „Auf den Philippinen und den Fidschi-Inseln sind Menschen gestorben, die diese Kröten gegessen haben. Und hier sterben andauernd Hunde, Katzen und Schlangen." Es sei sehr gefährlich und dumm, diese Tiere zu essen.

Die Regierung von Queensland hat den Krötenschleim in die Liste der unter dem Drogenmißbrauchs-Gesetz als illegal klassifizierten Stoffe aufgenommen.

des Frosches haben sich jedoch zur Bedrohung der natürlichen Umwelt entwickelt. Sie können ein Gift versprühen, das nicht nur Dingos, Schlangen und selbst Krokodile töten kann, sondern richtig dosiert bei Menschen visionär wirkt [siehe nebenstehende Zeitungsmeldung]. Nun wollen die Behörden einen gentechnisch hochgerüsteten Virus gegen diese Frösche freisetzen ...

Hanf & Rüben – im BetäubungsMittelGesetz

In der Anlage I des Betäubungsmittelgesetzes vom Juli 2001 findet sich unter ›Cannabis‹ der Hinweis, daß der Anbau desselben, also von Hanfpflanzen, in Deutschland verboten ist – außer: »wenn sie als Schutzstreifen bei der Rübenzüchtung gepflanzt und vor der Blüte vernichtet werden«.

Arvid Leyh
DER ZUCKERGUSS DES DENKENS

Das Gehirn macht nur fünf Prozent vom Gewicht des Menschen aus, aber es verbraucht ein Fünftel der Energie. Diese Energie stammt fast ausschließlich aus Zucker, denn das Gehirn kann als einziges Organ keine Fettsäuren verbrennen. Mit dieser Tatsache gewappnet, trinkt auch mein ganzheitlicher Arzt ab und an gern eine Cola.
Ein ausgeprägter Hang zum Zucker ist dem weiblichen Geschlecht angeboren, aber er kann vom männlichen – wie jede andere Sucht auch – erlernt werden. Der Erwerb funktioniert sogar vorgeburtlich: durch Streß der Mutter während der Schwangerschaft wird die Entwicklung bestimmter Nervenbahnen im fötalen Gehirn behindert. Dies führt beim männlichen Gehirn zum verspäteten Ausstoß von Testosteron, und damit zu einer latent weiblicheren Ausprägung des Gehirns. Im Tierversuch schlägt sich dieser Aspekt in einem verstärkten Drang zum Zucker nieder.

Biologisch heißt Zucker Glukose und gilt als universeller Brennstoff unserer Körperzellen. Die Anlieferung erfolgt durch das Blut. Mit zunehmendem Alter kann sich allerdings die Glukosetoleranz vermindern, und so sind die Zellen nicht mehr fähig, Glukose zu importieren und zu verarbeiten. Die Zuckeraufnahme nimmt ab, dessen Konzentration im Blut dagegen zu.
Ein hoher Blutzuckerspiegel geht oft mit verminderter Gedächtnisleistung einher, mit eine der wichtigsten Funktionen des Gehirns. Um diesen Zusammenhang genauer zu erforschen, wurden in New York 30 Versuchspersonen per Magnetresonanzspektroskopie durchleuchtet. Parallel wurden in psychologischen Tests die kognitiven Leistungen überprüft.
Je niedriger die Glukosetoleranz der Versuchspersonen war, um so schlechter waren erwartungsgemäß ihre Ergebnisse. Viel überraschender war eine damit verbundene Verkleinerung des Hippocampus, einer wichtigen Struktur des limbischen Systems, die durch die Taxifahrer von London bekannt wurde: Bei ihnen war er durch ständiges Training im räumlichen Denken stark vergrössert. Der Hippocampus ist jedoch auch für Emotionen und andere Lernleistungen zuständig, man nennt ihn daher auch das Tor zum Gedächtnis. Der Glukosebedarf des Hippocampus steigt entsprechend seiner Beanspruchung. Und genau hier vermuten die Forscher die Erklärung, indem durch die geringe Glukoseaufnahmefähigkeit der Gehirnzellen der Hippocampus unter Vollast regelrecht verhungert.
Umgekehrt steckt in diesem Zusammenhang möglicherweise eine neue Form der Diagnose: werden die Forschungsergebnisse weiter bestätigt, ließe sich über die Beobachtung des Blutzuckerspiegels nicht nur die Leistung des Hippocampus beobachten, über eine Verbesserung der Glukosetoleranz ließe sich auch eine Verschlechterung des Gedächtnisses verhindern.

Nicht nur zum Abrufen von Erinnerungen braucht es Glukose, auch das Lernen von neuen Informationen wird durch Zucker unterstützt. Bei Lerntests mit Mäusen verbesserte die Injektion von Glukose zwar nicht die direkte Lernleistung, wohl aber das Ausmaß der Erinnerung am nächsten Tag.
Zwei Eckpunkte gilt es bei der Selbstmedikation zu beachten: Fruchtzucker (Fruktose) erwies sich als weniger effektiv, es mußte schon Glukose sein. Und die beste Zeit für den Glukoseschub war zwei Stunden vor dem Lernen, weniger oder mehr Distanz zwischen Einnahme und Lernen war nicht sehr effektiv.
Die Wissenschaftler vermuten, daß durch den gestiegenen Glukosespiegel weitere Chemikalien freigesetzt werden, darunter besonders die Klasse der Fibroblasten-Wachstumsfaktoren (FBF). Diese kommen in der Zerebrospinalflüssigkeit rund um unser Gehirn in einer besonderen Variante vor, die dem Hypothalamus die Botschaft übermittelt, man sei jetzt allgemein gesättigt. Zudem reichert sie sich am Hippocampus an, womit sich der Kreis von Lernen und Glukose wieder schließt.
Zucker scheint ähnlich wie Nikotin im Gehirn durchaus sinnvolle Dinge zu tun. Der Rest des Körpers dagegen mag beide nur in geringen Dosen: Sobald sich Glukose in den Hirnzellen anreichert, wird in den B-Zellen der Bauchspeicheldrüse vermehrt Insulin ausgeschüttet, was prinzipiell eine gute Sache ist – Insulin ermöglicht dem Körper, Gluko-

se aufzunehmen und zu verbrennen. Daneben kann bei gesteigertem Zuckerkonsum aber auch das gesamte Hormonsystem in einen Zustand der ständigen Überreizung fallen. Hier werden verschiedene Zusammenhänge zu vermehrten Ängsten, Migräne oder auch Verhaltensstörungen vermutet. Es mag noch radikalere Züge annehmen: so war in einer großen englischen Tageszeitung unter dem Titel ›Sugar´s Bitter Harvest‹ zu lesen, daß die Rückfallquote und sogar die Aufenthaltsdauer jugendlicher Straftäter nach einer ›entzuckerten‹ Ernährungsumstellung deutlich gesenkt werden.

Doch auch Zuckerentzug hat eine weitere Seite: uns Menschen fehlt im Gegensatz zu allen anderen Säugetieren ein besonderes Gen, das für die Produktion eines ganz bestimmten Zuckers zuständig ist. Dieses Gen fiel aus unserem Genpool, unmittelbar bevor unsere Gehirne deutlich größer wurden. Die Forscher vermuten tatsächlich, es habe die Expansion vorher verhindert ...

Materialisierte schwarze Magie – aber lecker

Ohne Zucker wäre es besser um unsere Gesundheit bestellt.
Prof. Claus Leitzmann, Ernährungswissenschaftler an der Uni Gießen

»Für die Gelehrten und Ärzte des 17. und 18. Jahrhunderts war der Zucker Gegenstand fast unaufhörlicher Streitigkeiten verschiedener Art. Bis an ihr Lebensende von Vorurteilen erfüllt, verharrten PORTA (1539-1615), der den Zucker, »weil er gelb ist«, für einen Erzeuger von Galle ansieht, und VAN HELMONT (1578-1644), dem er als schädlich für die Verdauung gilt, »da er doch mit Kalkwasser und Tonerde gereinigt wird«, und der sich Gedanken darüber macht, »ob es nicht in Gottes Willen eingreift, bittere und giftige Arzneien [durch Zucker] zu maskieren [...] und mit ihnen krankhafte Zufälle aufzuhalten?« BOYLE (1622 – 1691) und KUNCKEL (1630-1703) erklärten den Zucker für schädlich, der erstere, weil er entdeckt hatte, daß alle süßen mehligen Stoffe der geistigen Gärung fähig seien, der letztere, weil er wahrnahm, daß ein Zusatz von Zucker den Eintritt der Gärungen begünstige. Beide folgerten hieraus, daß er solche auch bei der Verdauung errege und hierdurch vielerlei Magenkrankheiten verursache. TAVERNIER sagt 1634: »Wer 30 Jahre lang Zucker ißt, vergiftet sich mit völliger Sicherheit«, und GARENZIERES 1647: »Zucker ist kein Nährstoff, sondern ein Gift, und nichts Besseres könnte man tun, als ihn nach Indien zurückschicken, wodurch allein die Lungenschwindsucht, die sein unmäßiger Genuß uns gebracht hat, unterdrückt werden könnte«; nach WILLIS bewirkt der Zucker Zersetzungen und bösartige Wucherungen, nach PAULI erhitzt er den Körper und ist dadurch den ohnehin schon heißen Lungen schädlich, nach RAY ruft er Fäulnis hervor, indem er die den menschlichen Leib erhaltenden und konservierenden »bitteren Prinzipien« neutralisiert, und nach LEMERY (1697) greift er die Mundschleimhaut an und verdirbt die Zähne.« (LIPPMANN)

In den frühen 60er Jahren, lange bevor bei uns ein neues Ernährungsbewußtsein verankert wurde, schrieb der japanische Heiler SAKURAZAWA: »In der westlichen Medizin und Wissenschaft fangen jetzt erst die ersten Alarmglocken wegen des fantastisch ansteigenden Zuckerverbrauchs zu läuten an, vor allem in den USA. Doch diese Forschung und ihre Warnungen kommen, so zumindest befürchte ich, um viele Jahrzehnte zu spät. Ich bin der Überzeugung, daß die westliche Medizin eines Tages zugeben wird, was im Orient seit Jahren bekannt ist: Zucker ist ohne Frage der Mörder Nr. 1 in der Geschichte der Menschheit – todbringender als Opium oder radioaktiver Niederschlag. Zucker ist das größte Übel moderner Zivilisation, das den Fernen Osten und Afrika überschwemmt [...] Menschen, die ihren Babys Süßkram andrehen, werden sich eines Tages zu ihrem Horror mit Fragen auseinandersetzen müssen, auf die sie keine Antworten haben.«

Heute wirbt die Industrie für ihre Produkte mit Sprüchen wie ›Ohne Zucker wär das Leben halb so süß‹. Ihr Stoff hat im Volksmund mannigfaltige alternative Bezeichnungen gefunden: Kalorienbombe, Vitaminräuber, Zahnkiller, Krankmacher, Schadstoff, süße Droge, Nahrungsgift, Zerstörer

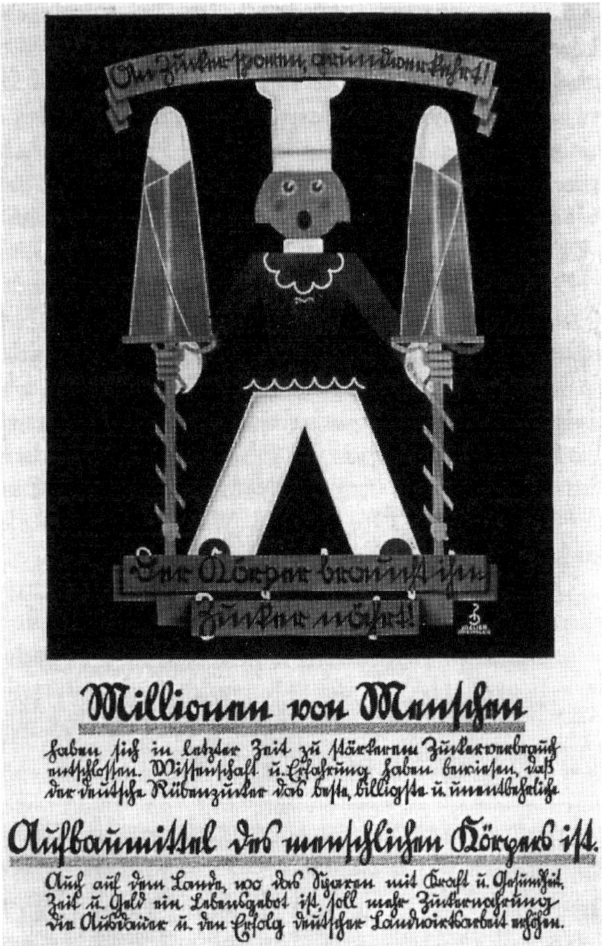
Der Körper braucht ihn
Zucker nährt!
Millionen von Menschen
haben sich in letzter Zeit zu stärkerem Zuckerverbrauch entschlossen. Wissenschaft u. Erfahrung haben bewiesen, daß der deutsche Rübenzucker das beste, billigste u. unentbehrliche
Aufbaumittel des menschlichen Körpers ist.
Auch auf dem Lande, wo das Sparen mit Kraft u. Gesundheit, Zeit u. Geld ein Lebensgebot ist, soll mehr Zuckernahrung die Ausdauer u. den Erfolg deutscher Landwirtarbeit erhöhen.

des Lebens u.a.m. »Diese saubere, süße und harmlos aussehende Substanz ist eher eine Droge als ein Nahrungsmittel, ein Genußmittel, das süchtig machen und unsere Gesundheit ruinieren kann. Ein Zuviel davon hat zwei Hauptwirkungen: Es macht dick und es macht krank.« (BINDER) Als ein Verbraucherverband 1985 eine Broschüre mit dem Titel SCHADSTOFF ZUCKER herausbrachte, klagte die WIRTSCHAFTLICHE VEREINIGUNG ZUCKER E.V. Das Hanseatische Oberlandesgericht wies diese Klage jedoch mit dem Hinweis: »...in Zucker steckt ein nicht zu vernachlässigendes Gefährdungspotential« zurück. Man darf Zucker also als ›Schadstoff‹ bezeichnen.

NANCY APPLETON, Autorin des Buches LICK THE SUGAR HABIT, hat die medizinische Fachliteratur durchforstet und viele Hinweise auf krankmachende Zuckerfolgen gefunden. Hier ein anregender Auszug (mehr unter www.nancyappleton.com), auch wenn Hinweise auf die Häufigkeit von Beschwerden fehlen:

Zucker kann ...
... das Immunsystem schädigen
... den Mineralhaushalt des Körpers durcheinanderbringen
... in Kindern Hyperaktivität, Angst und Konzentrationsschwierigkeiten verursachen
... die Abwehr gegen bakterielle Infektionen schwächen
... zu Brust- und Prostatakrebs führen
... zu einem Chromdefizit sowie Kupferdefizit führen
... den Kalzium- und Magnesiumhaushalt schwächen
... das Sehvermögen schädigen
... den Dopamin- und Serotoninspiegel ansteigen lassen [nicht unbedingt krankmachend, fördert hauptsächlich Wohlbefinden und Realitätssinn; d.Hg.]
... zur Übersäurung des Verdauungstraktes führen
... frühzeitiges Altern verursachen
... Alkoholismus fördern
... Karies herbeiführen
... zur Fettleibigkeit beitragen
... Arthritis und Asthma fördern
... Hefe-Infektionen fördern
... Gallensteine unterstützen
... Herzerkrankungen fördern
... den Blinddarm reizen
... Multiple Sklerose fördern
... Hämorrhoiden fördern
... Krampfadern verursachen
... den Speichel übersäuern
... den Vitamin-E-Gehalt im Blut mindern
... Nahrungsallergien verursachen
... die DNS-Struktur verändern
... zur Faltenbildung der Haut beitragen
... die Leber strapazieren und vergrößern
... die Nieren schädigen

... den Magen in Mitleidenschaft ziehen
... zu Verdauungsstörungen beitragen
... Migräne verursachen
... bei Kindern zu Lernschwierigkeiten führen
... Depressionen auslösen
... zur Alzheimer Erkrankung beitragen
... die Ausgewogenheit der Hormone durcheinanderwirbeln
... Streß verursachen und freie Radikale freisetzen
... die Verdauung verlangsamen
... bei Fettleibigen den Appetit anheben
... die Anfälligkeit für Polio steigern
... epileptische Anfälle auslösen

Wer nicht nascht, wird schnell zum Extremisten gestempelt – Zuckerabstinenzler

Der Zürcher Arzt MAXIMILIAN BIRCHER, der Erfinder des BIRCHERMÜSLIS, begann bereits in den dreißiger Jahren Ausschau nach zuckerunberührten Ländern und Gegenden zu halten. Er studierte einzelne Himalayavölker, die keinen Zucker kannten und bei denen es weder Krebs noch Karies gab. Besonders populär waren die Studien über die Hunzas auf der Karakorum-Hochebene.

Als bestes Untersuchungsbeispiel gilt jedoch die südatlantische Insel *Tristan da Cunha*. Schon früh haben Forscher festgestellt, daß bis ins hohe Alter hinein die Gebisse der dortigen Bevölkerung voll und ganz gesund sind. »Die alimentären Voraussetzungen zur Ausbildung der Zivilisationskrankheit Zahnkaries waren einfach nicht gegeben«, heißt es in einem Bericht. Noch um 1930 lebten die Menschen von Fischfang und der Aufzucht von Schafen und Kühen. Seevögel lieferten Eier. In Gärten hielten sie Rüben, Kohl, Kartoffeln und Zwiebeln. Es gab kein Brot. Zucker und Weißmehl waren Luxusgüter, die sich damals nur eine Handvoll Regierungsbeamte leisten konnten. 1932 führten britische Zahnärzte auf der Insel eine gründliche Untersuchung durch. Lediglich 1,8 % der Bevölkerung hatten kariöse Zähne. Die nächste Untersuchung erfolgte 1952. Zwischenzeitlich hatten sich die Eßgewohnheiten drastisch verändert. Pro Person wurden nun im Jahr 30 kg Zucker und 45 kg Weißmehl konsumiert. Die Folge: 50% der Zähne waren kariös. 1961 war der Zuckerkonsum gar schon auf 50 kg pro Person angestiegen. Nur noch 2 % der Bevölkerung waren kariesfrei. 1982 hieß es schlicht, einfach und traurig: »Heute haben sich auf Tristan sowohl die Ernährung als auch die Inzidenz von Zahnkaries vollständig dem westlichen ›Vorbild‹ angeglichen.« (IMFELD, 1983)

In den 60er Jahren ließ der Gesundheitsapostel SCHNITZER mit Einverständnis der Eltern Zucker in der Schule verbieten. In seiner *Aktion Münchsweiler* gingen die Bewohner auf Vollkornbrot über und deckten den Süßigkeitsbedarf mit Früchten. Bis 1967 konnte die Aktion systematisch durchgeführt werden. Das Ergebnis nach fünf Jahren:

– keine Karies bei der Altersgruppe 1 bis 3 Jahre,
– 86,5 % kariesfrei bei den 3- bis 6jährigen,
– 31 % Karies-Rückgang bei der Altersgruppe 6 bis 10,
– 36,5 % Rückgang bei den 10- bis 14jährigen.

Um die Versuche weiterzuführen, hätte es öffentlicher Hilfe bedurft. Statt Hilfe bekam es der Forscher mit den Gerichten zu tun. Er wurde als Spinner, Fanatiker, Rückständiger, Industriefeind etc. hingestellt. Ein Gericht nannte die *Aktion Mönchsweiler* gar ›unerlaubt angewandte Wissenschaft‹. Ein anderes Gericht hingegen sprach ihn der unwissenschaftlichen Quacksalberei und damit der Schädigung des guten Rufes des Ärztestandes schuldig.

Macht Zucker etwa auch kriminell? Untersuchungen aus den USA lassen diesen Schluß zu. Der Zuckerverbrauch straffällig gewordener Jugendlicher liegt über dem von nicht straffällig gewordenen. »Die amerikanische Bewährungshelferin Barbara Reed überredete etwa 1000 Schützlinge zu einer zuckerarmen oder zuckerfreien Ernährungsweise. Bei ähnlichen Versuchen in Jugendstrafanstalten verringerten sich die Fälle von ›antisozialem Benehmen‹ um fast die Hälfte. Interessant in diesem Zusammenhang ist, daß auch Drogen wie Haschisch und Opium den Blutzuckerspiegel herabsetzen und so das Verlangen nach Süßigkeiten steigern.« (BINDER) In der grichtsmedizinischen Literatur finden sich seit ungefähr 80 Jahren signifikante Hinweise auf Fälle, die unter dem Einfluß von Hyperglykämie, dem übersteigerten Zuckerkonsum, geschahen – oft begleitet von einem Gedächtnisschwund.

Es gibt kein sorgenlos süßes Leben im realpolitisch Sauren – Beispiele zuckeriger Umweltschäden

Im östlichen Mittelmeerraum wurden recht früh flächenentblößend Wälder abgeholzt: anfangs für den Schiffsbau, doch später vor allem wegen der Zuckergewinnung. Schon um 1500 waren die Wälder abgeholzt, die Böden ausgelaugt, das Grundwasser reichte nicht mehr aus, die landwirtschaftlichen Erträge gingen dramatisch zurück. Also verschiffte man das Problem in Form von Zuckerrohrsprößlingen gen Westen. Hier wie dort unterliegt der Zuckeranbau wie eh und je den selben Gesetzmäßigkeiten.

Wo das Zuckerrohr wächst, heißt es »Umwelt adé«

- Zucker zerstört immer mehr Land und bildet so einen weiteren Antrieb für Eroberung und Kolonialismus.
- Zucker beansprucht das beste Land.
- Für die lokale Bevölkerung bleibt immer weniger Boden zur Nahrungsmittelproduktion.
- Selbst wenn die Kolonialisten weiter- und abzogen, hinterließen sie ausgelaugte Böden und abgeholzte Flächen, wo sich das Grundwasser gesenkt hatte.
- Zuckerrohr [& Zuckerindustrie] hinterließ überall nach einer bestimmten Zeit notwendigerweise Unterentwicklung, Verarmung und Verelendung.« (IMFELD 1983)

Heute werden Regenwälder in Südamerika abgeholzt, weil die Jugend der Welt Hamburger essen oder deren Väter ihre Büros mit Edelholz ausstatten wollen. Die Wälder der Karibik fielen den monokulturellen, kolonialen Plantagen zum Opfer. Weideflächen fürs Hamburger-Vieh müssen ebenso geschaffen werden wie Land für Zuckerrohranbau – durch das Abholzen und Abfackeln ehrwürdiger Regenwälder. Zuckerrohr braucht viele Nährstoffe und laugt(e) so im Laufe der Generationen die Böden der Karibikinseln aus. Immer neue Plantagenflächen mußten dem Wald abgetrotzt werden. Das ging nur durch Einsatz von Sklaven. Al Imfeld bringt es auf den Punkt: »Mehr Zuckerrohrfelder, mehr Land urbar machen, mehr Mühlen, mehr Holz, mehr Sklaven.«

»Ab 1645 wurde die britische Besitzung Barbados nahezu vollständig auf die Monokultur von Zuckerrohr umgestellt. Als Folge waren bis 1650 die größten Teile des natürlichen Waldbestandes im Inselinnern abgeholzt, und während der Holzeinschlag zu Beginn der Besiedlung noch dem Bau von Häusern diente, ging es ab 1660 vor allem darum, neue Zuckerrohrfelder anzulegen und den riesigen Bedarf an Brennmaterial für die Zuckerküchen zu decken. Nur wenige Jahre später waren auch die letzten Waldreserven auf Barbados gelichtet, und das dominierende Landschaftselement wurden die Zuckerrohrfelder. Der durch veränderte Eßgewohnheiten stetig wachsende Zuckerbedarf in Europa förderte auf den karibischen Inseln die Anlage immer neuer Zuckerrohrplantagen. Nach Barbados wurden die nördlichen Inseln über dem Winde, St. Kitts, St. Croix, Nevis und Montserrat, für die Zuckerproduktion abgeholzt. Aus den tropischen ›Paradiesinseln‹ wurden ›Zuckerinseln‹. Der ›König Zucker‹ regierte nicht nur in den europäischen Handelskontoren, sondern beherrschte auch die afrikanischen Sklavenmärkte und die karibische Inselwelt. Ende des 17. Jahrhunderts war die waldreiche Vegetation der kleinen Antilleninseln ›… mit Bäumen so hoch als würden sie in den Himmel ragen‹ (SELECTED LETTERS OF COLUMBUS 1870:6) zu einer waldlosen Landschaft geworden. Wegen des hohen Bedarfs an Brennholz bei der Zuckerherstellung wurden die noch umliegenden, unbesiedelten Inseln als Rohstoffreservoirs genutzt und ihre Wälder abgeholzt. Sogar auf Jamaica, wo seit der Eroberung durch die Briten 1655 zunehmend Zuckerrohr angebaut wurde, war bereits 1689 in den südlichen Gebieten der ersten Zuckerplantagen das Holz knapp geworden. In Barbados wurde mit der kostspieligen Einfuhr von Kohle aus England begonnen, um die Zuckerküchen auf der Insel noch weiter betreiben zu können.« (HAMB. MUSEUM)

Der heimische Rübenbauer verweist angesichts dieser tragischen Rohrgeschichten auf die von ihm praktizierte bodenschonende Fruchtfolge. Aber auch die Rübenverarbeitung trug lange Zeit zur Umweltverschmutzung bei. Ja, sie war gar Gegenstand des ersten deutschen Romans über Umweltprobleme. 1884 erschien PFISTERERS MÜHLE von WILHELM RAABE. Dieser nimmt in seinem Buch Abschied von der Ansicht der Alten Zeit ob der objektiven Notwendigkeit der Industrialisierung. Das war damals so aufsehenerregend wie heute die These gegen die Notwendigkeit des Wachstums der Wirtschaft. Raabes Freund, der Naturwissenschaftler HEINRICH BECKURTS mußte seinerzeit ein Wassergutachten im Streit von zwei Mühlen mit einer Zuckerfabrik erstellen. Es ging um die Wasserverschmutzung des Mühlbaches durch die Zuckerfabrik. Durch diesen Fall wurde die Abwasserbiologie zur Wissenschaft und zeitgleich Gegenstand des ersten deutschen Umweltromanes. Über Raabe hieß es später von E.-A. Roloff, daß ihn eigene Naturbeobachtungen und das Aktenstudium »in den Stand gesetzt haben, eine geradezu klassiche Schilderung eines durch Zuckerfabrikabwässer verunreinigten Bachlauf zu geben, wie sie besser auch der abwasserbiologische Fachmann nicht geben könnte.«

Raabe blieb auch nach dem Roman am Thema. 1891 schrieb er seiner Tochter, daß sie sich glücklich schätzen könne, nicht in Braunschweig zu leben. »Der reine Schweinestall! Wir waschen uns nicht mehr, wir putzen nicht mehr die Zähne, selbst durch das gekochte Essen schmeckt man das durch zwölf Zuckerfabriken versaute Okerwasser«. Sogar eine Bürgerinitiative kämpfte schon seinerzeit für besseres Wasser. Zu Raabes Erkenntnissen gehörte, daß in Zuckerfabrikabwässern gleichzeitig zwei mikrobielle Abbauvorgänge nebeneinander geschehen: der Abbau von Kohlehydraten und der Abbau der stickstoffhaltigen Eiweißverbindungen. Seitdem wird hierzulande – im Unterschied zu Regionen wie Florida – bis in die Gegenwart an einer Verbesserung der Methoden in getrennten Wasserkreisläufen gearbeitet.

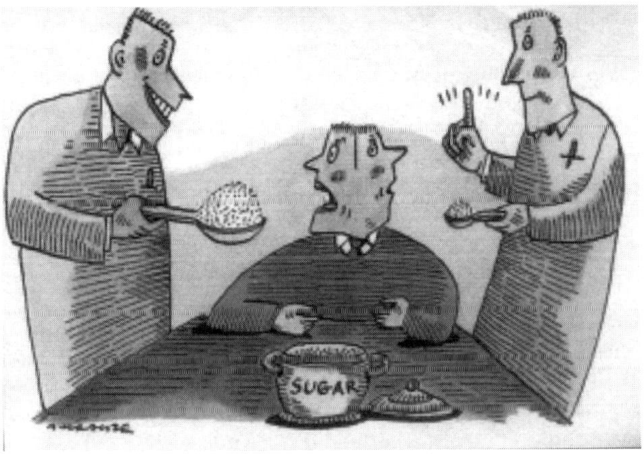

Auf Spurensuche: Versteckter Zucker

»Zwischen 50 und 60 Prozent aller industriell hergestellten Lebensmittel sind zuckerhaltig, auch wenn sie gar nicht süß schmecken. Gezuckert werden sogar Fisch- oder Fleischkonserven – der Süßstoff bleicht die Filets und versiegelt Brathähnchen gegen Geschmacksverluste.« DER SPIEGEL, 10/86

Mit zunehmendem Alter der Konsumenten werden die Zuckerverstecke immer gewitzter, so daß man ihnen kaum entkommen kann. Zwei Drittel des von uns konsumierten Zuckers finden sich in Nahrungsmitteln aller Couleur, vor allem in tiefgefrorenen und gefastfoodeten, verarbeitet wieder.

Daß in Ketchup, Senf und einem Großteil der Milchprodukte, eine nicht geringe Menge industrieller Zucker versteckt und verarbeitet ist, ist nicht immer leicht zu erkennen, jedoch inzwischen den meisten Verbrauchern bekannt und bewußt – auch wenn die auf Verpackungen deklarierten E-Kürzel kaum jemand geläufig sind. Schwieriger für den Großteil der Verbraucher zu erkennen, sind hingegen unter anderem folgende Produkte: Tütensuppen sowie sämtliche Saucen- und Tütenprodukte, Mayonnaise, Feinkost-Salate, Dosenmais, Remouladensauce, Wurstprodukte, Malzbier, ein Großteil der Fruchtsäfte und Eistees, nahezu sämtliche Fertigprodukte, Dosenfisch, und und und... Die Liste, die man für ungezuckerte Produkte aufstellen kann, scheint um Einiges kürzer. Wobei der Hinweis ›zuckerfrei‹ oder ›zuckerarm‹ keinen Verlust an süßem Geschmack bedeuten muß, ja nur selten bedeutet. Stattdessen sind die als solche deklarierten Diät-Lebensmittel meist mit Süßstoffen angereichert. Sie können, müssen aber nicht zwangsläufig gesunder sein. Da gerät der Konsument vom Regen in die Traufe.

Beispiel Ketchup: »Im Jahre 1876 kam HENRY J. HEINZ eine neue Geschäftsidee. Zuvor hatte er mit ›gepickelten‹, also marinierten Lebensmitteln gehandelt. Die Konkurrenten waren die Chinesen, vor allem mit ihrem gepickelten Fisch: *ke tsiap*. In den USA marinierten die Hausfrauen traditionell ihren Eigenbedarf. Aber was war schon ›traditionell‹? Erst wenige Jahre zuvor hatte man entdeckt, daß man dieses giftige Nachtschattengewächs, die Tomate, essen konnte. Mr. Heinz kam die geschäftsschwangere Idee, Tomaten und Zucker zu mixen. Und heraus kam **Ketchup** – bis heute eine der am weitesten verbreiteten Zuckerformen, vor allem in den USA.« (TULEJA)

»Der Zucker hat [...] die Modernisierung des Konsums beeinflußt. Der hohe Zuckergehalt vieler vorgefertigter und haltbar gemachter Nahrungsmittel und Speisen, die gar *nicht süß schmecken* (wie mit Mehl paniertes Fleisch, Geflügel und gebackener, gebratener oder frittierter Fisch), ist eine wichtige Ursache für den Anstieg des Sucroseverbrauchs und beweist zugleich die erstaunliche Vielseitigkeit von Sucrose. Zucker, verwendet in Backwaren, die auf das Treibmittel Hefe verzichten, so erfahren wir, ›macht deren Struktur, Körnigkeit und Krume feiner, sanfter und weißer… Dieser Zartmachereffekt von Zucker ist seit langem bekannt.‹ Sucrose macht außerdem alkoholfreie Getränke ›körperreicher‹ – ›weil eine schwere Flüssigkeit den Gaumen mehr delektiert als Wasser!‹ Zucker verhindert, daß Brot trocken, d. h. altbacken wird – ›Regalbeständigkeit‹ ist wichtig in einer Gesellschaft, die ihre Supermärkte vierundzwanzig Stunden am Tag der ›Bequemlichkeit‹ wegen geöffnet sehen will –, Zucker mildert die Säure von Ketchup und eignet sich als Medium für Hefe. In all diesen Verwendungsarten ist seine Süße weitgehend irrelevant; tatsächlich hätten viele Nahrungsmittelhersteller nur zu gerne eine Chemikalie, die alle Eigenschaften der Sucrose aufwiese, ausgenommen ihre Kalorien und, in einigen Fällen, sogar ihre Süße. Soweit sind wir seit dem 17. Jahrhundert gekommen.« (MINTZ)

»Donald Smith, seineszeichens Präsident der Firma BURGER KING, verriet in einem Interview, warum die **Fritten** seiner Firma so gut aussähen. Diese werden, kurz bevor sie für den Versand an die einzelnen Filialen verpackt werden, mit einem Zuckerspray angereichert. Dieser Zucker karamelisiert im heißen Friteusenfett und sorgt für genau den goldenen Farbton, den der Konsument so liebt. Smith geht auch davon aus, daß seine Kollegen von MCDONALDS genauso verfahren.« (POUNDSTONE)

›Fettarm‹ – das ist so eines der täuschenden Label der Nahrungsmittelindustrie. ›Fettarm‹ gaukelt dem Konsumenten vor, etwas für sein Gewicht zu tun. Was jedoch bedeutet ›Fettarmut‹ diesbezüglich in Nahrungsmitteln, wenn diese ›zum Ausgleich‹ einen gewaltigen Zuckergehalt aufweisen? So hat ÖKO-TEST in Fruchtjoghurts zwischen 12 und 16% Zuckergehalt ermittelt. Auf dem Becher steht dann ›Wenig Kalorien im fettarmen Joghurt‹.
In England ist die Firma KELLOGG'S schon lange im Visier der Verbraucherorganisationen. Deren ›FROSTIES‹-Frühstücksmüslis enthalten 38% Zucker. 2004 hat die Firma ›nachgegeben‹ und drängt den Konsumenten nun ›Kellogg's Reduced Sugar Frosties‹ als Alternative auf. Diese haben ›nur noch‹ einen Zuckeranteil von 25%. Die Firma erklärte, eine weitere Absenkung des Zuckergehaltes würde die Speise ungenießbar machen. Natürlich bleiben die Original-Zucker-Cereals im Angebot, die ›Coco Pops‹ der Firma enthalten nach wie vor 37% Zucker. Diese Kellogg's-Leckereien stehen selbst in der Dominikanischen Republik in den Supermärkten. (Sehr empfehlenswert: T.C. BOYLES Buch THE ROAD TO WELLVILLE über die Kellogg's-Dynastie, Erfinder der Cornflakes & ein Proto-Naturkostfanatiker!)

Glücklicherweise sind **Fruchtsäfte** bei uns heute deklariert. Leicht kann man erkennen, wo es sich um gefärbtes Zuckerwasser mit einem Schuß Fruchtimitat handelt oder ob man es mit 100%igem Saft zu tun hat. Die SCHWEIZER GESELLSCHAFT FÜR KONSUMENTENSCHUTZ glaubt, daß ein natürlich belassener 100%iger Fruchtsaft, also einer, der noch natürliche Vitamine, Mineralstoffe, Aminosäuren und Bioflavonoide enthält, nicht unbedingt teurer sein muß als das Kunstprodukt Softdrink. Aber Kinder stehen auf Zuckerwasser, und die Werbung tut ihren Rest dazu. Selbst in harmlos ausschauenden Fruchtsaftgetränken lauern Zucker-Gefahren für die Zähne – vor allem, wenn Kids diese Getränke genüßlich mit dem Strohhalm konsumieren. Und der Zahnschmelz, der dem Zucker widersteht, wird zusätz-

lich von der in vielen ›Weich‹-Getränken enthaltenen Zitronensäure attackiert.
Alkohol aus der Tüte – das könnte in Zukunft der Renner auf jeder Party sein. Denn neuerdings sind alkoholische Mixgetränke in Pulverform auf dem Markt. Experten warnen vor den Gefahren dieser Mode-Drinks, die denen von Alcopops in der Flasche entsprechen: Durch den süßen Geschmack nehmen junge Menschen den hohen Alkoholgehalt kaum wahr. Wird der Inhalt der Tüte z.B. in 250 Milliliter kaltes Wasser gerührt, ergibt dies ein Getränk mit einem Alkoholgehalt von 4,8 Prozent. Der Absatz der herkömmlichen Alcopops ist auf Grund der zum 1. August 2004 eingeführten Sondersteuer und des Flaschenpfands stark gesunken. Da die Steuer nur für flüssige alkoholische Mixgetränke gilt, kann sie mit der Pulverform umgangen werden. Nach einer Befragung der BUNDESZENTRALE FÜR GESUNDHEITLICHE AUFKLÄRUNG (BZGA) trinken mehr als ein Drittel der 14- bis 17-Jährigen ein- bis mehrmals im Monat, 12 Prozent sogar mindestens einmal pro Woche, das Kultgetränk. (AID)
Es gibt sehr viele zuckerhaltige Produkte (Säfte, Süßwaren, Milcherzeugnisse), auf denen bei uns inzwischen recht genaue Nährwertangaben zu finden sind. 1 Liter Apfelsaft ohne Zuckerzusatz zum Beispiel enthält laut Etikett rund 120 g Zucker. Allerdings handelt es sich dabei um Fruchtzucker (Fruktose). Trotzdem sollte man den Saft verdünnt als Schorle trinken. Im Buchhandel und bei Verbraucherverbänden gibt es nützliche Nährwerttabellen und Nachschlagefibeln.
Selbst die **›energiespendenden‹ Getränke** für Sportler führen selbige manchmal kohlehydratmäßig in die Irre. Im sportlichen Härtetest braucht der Körper Kohlehydrate. Daher werden diesen Getränken meist schnellverdauliche Energiespender wie z.B. Traubenzucker zugesetzt. Experten empfehlen 100 g pro Liter. ÖKO-TEST fand heraus, daß einige Hersteller schummeln und das Dreifache zusetzen. So eine Überdosierung verlangsamt die Aufnahme des Wassergehaltes und läßt den Sportler abschlaffen. Und mit Zuckeraustauschstoffen, diesen ›emergetischen Nullen‹, so die Ernährungswissenschaftler, kann sich niemand dopen. In den USA ist quasi alles, was man trinkt, mit Zucker versetzt: Kaffee, Soft-Drinks, Milch, Bier, Tee, Säfte, Wein und Schnäpse. Auch bei uns sind in Likören – innerhalb der gesetzlichen Vorschriften – mindestens 100 g Zucker pro Liter versteckt.
Von Kinder-Schokolade bis zum energiepushenden Sweets-Riegel, Zucker ermöglicht den Snack zwischendrin und unterminiert so erfolgreich die traditionellen Eßgewohnheiten. ›No Drugs, no Future‹ stellt GÜNTER AMENDT fest. Und: **Der (versteckte) Zucker und der auf ihm basierende süße Geschmack waren Schrittmacher, die dem heutigen ›fast food‹ und der außerhäuslichen Industrialisierung der Ernährung den Weg gebahnt hat.**

»Der Zucker trug dazu bei, die arbeitende Bevölkerung in den Produktionsverhältnissen, in der Zeitökonomie und Arbeitsdisziplin der kapitalistischen Industrialisierung einzurichten und beförderte dann als Schrittmacher die Industrialisierung der Ernährung und der Lebensweise selbst.« (MEDICK)

»Die Tatsache, daß Gesellschaften, die ihren Pro-Kopf-Konsum von Zucker schnell und kräftig steigern, zugleich vom häuslichen zum außerhäuslichen Konsum übergehen, zeigt an, daß die Bürger dieser Gesellschaften genötigt sind, mehr Mahlzeiten außer Haus und mehr vorgefertigte Speisen innerhalb des Hauses einzunehmen. ... Die Mißverteilung von Nahrungsmitteln in armen Familien könnte **eine Art von gesellschaftlich legitimierter Bevölkerungskontrolle** sein, da sie den Kindern Eiweiß sozusagen systematisch vorenthält. Es gibt triftige, aber nicht öffentlich ausgesprochene Argumente gegen die Verwendung von knappen Mitteln auf die Ernährung von Säuglingen und Kindern. Vereinfacht ausgedrückt, der Tod von Kindern im Vorschulalter infolge schlechter bzw. falscher Ernährung ist de facto die gebräuchlichste Methode der Bevölkerungskontrolle. Es ist schmerzlich zu sehen, wie umstandslos Sucrose sich in ein solches System der ›Bevölkerungskontrolle‹ einfügen ließ. Das Bestreben der Reagan-Administration, im Rahmen von staatlich finanzierten Schulspeisungsprogrammen sucrosereichen Ketchup als ›Gemüse‹ zu definieren, ist ein weiterer Beleg dafür.« (MINTZ)

Das US-Gesundheitssystem ist ein Krankmacher. Um überhaupt arbeiten zu können, haben sich Hunderte von Kliniken alternative Einnahmequellen gesichert: in die Krankenhäuser integrierte Fast-Food-Restaurants. So hält man sich die Kundschaft krank. Das meinen nun auch Kliniken in Cleveland. Sie haben 2004 PIZZA HUT rausgeworfen und wollen auch MCDONALD'S vertreiben. »Fast Food in Krankenhäusern sendet die falschen Signale an unsere Patienten«, befand ein Klinikssprecher. Laut dem Deutschen Ärzteblatt beobachten andere Kliniken diese Entwicklung mit großem Interesse. »Der amerikanische Ärzteverband rechnet damit, daß über kurz oder lang mehr Klinikleitungen Konsequenzen daraus ziehen werden, daß bereits zwei von drei amerikanischen Patienten übergewichtig sind«.

Wir haben es tatsächlich mit einem ätzenden Ergebnis der kapitalistischen Globalisierung zu tun – auch wenn ihre Ähnlichkeit mit einer Infektionskrankheit nur selten erkannt wird. Ein Symptom der Krankheit ist die weltweite Ausbreitung von Supermärkten. In Brasilien stieg der Umsatzanteil von Supermärkten im Nahrungsmitteleinzelhandel in den 1990er Jahren von 30 auf 75 Prozent. In China nahm die Zahl der Supermärkte in den letzten sechs Jahren von Null auf 6.000 zu. MexikanerInnen geben ein Drittel ihres gesamten Haushaltsbudgets in einer einzigen, in den USA beheimateten Supermarktkette aus – bei WAL-MART. Am einträglichsten für diese Handelsketten ist der Verkauf von Fertigspeisen und verarbeiteten Nahrungsmitteln, die unweigerlich Zucker als kombiniertes Konservierungs- und Lockmittel enthalten. Diese ›Convenience‹-Produkte sind zusammen für einen größeren Teil des Zuckerverbrauchs ihrer KonsumentInnen verantwortlich als der weiße Zucker, den wir bewußt als solchen konsumieren. Damit will ich nicht alle Supermärkte der Welt zu Zuckerdepots erklären – es soll ja auch welche geben, die Süßes aus dem Umfeld einiger ihrer Kassen verbannt haben – noch ihre krebsartige, globale Ausbreitung allein auf diesen Stoff zurückführen. Aber ein Supermarkt ohne Süßes ist auch kaum vorstellbar, oder?

Oona Leganovic hat auf ihren Fotos auf den Seiten 6 und 7 einige versteckte Zucker sichtbar gemacht.

Zucker 'n' Zähne – Schmelz laß nach

Mitunter sitzt die ganze Seele
in eines Zahnes dunkler Höhle
Wilhelm Busch

Ich bekomme die Schuld, so sprach der Käse,
aber der Zucker hat die Zähne verdorben.
VolksMund

Zahnarzts Traum: In einer perfekten Welt würden sich alle Menschen im eigenen Interesse und zum Wohle ihrer Zähne optimal an folgende Regeln halten:

1. **Zuckerkonsum nur zu Mahlzeiten.**
2. **Vor und nach dem Genuß von Zuckerigem umgehende Zahnhygiene.**
3. **Keine gesüßten Zwischenmahlzeiten.**

Der kariesauslösende Mechanismus ist einfach: Zucker und andere Kohlenhydrate werden durch Bakterien im Mund zu organischen Säuren vergärt, welche den Zahnschmelz und anschließend das Zahnbein demineralisieren und auflösen. **Die Bakterienart, die für Karies verantwortlich ist, heißt *streptococcus mutans*, und kann sich nur durch Zucker entwickeln.** Dazu ein Fachmann, der Präventivzahnmediziner Thomas Marthaler: »Zahnverfall ist immer eine Folge übermäßigen Zuckerkonsums. Er entsteht nicht durch Kalzium, Phosphat- oder Vitaminmangel.«
Der menschliche Mund weist im Normalfall einen neutralen pH-Wert von 7 auf. Zahnschmelz löst sich bei einem pH-Wert von 5,7 auf, das unter dem Schmelz sitzende Dentin bei einem Wert von ca. 6,5. Bei jedem Abfall unter den Neutralwert kommt es zu einem Herauslösen von Schmelzkristallen, einer sogenannten Demineralisation. Diese kann sich bei kleinen Attacken remineralisieren.
Dentinkaries kann sich bilden, lange bevor man mit dem bloßen Auge eine Schädigung des Zahnschmelzes entdecken kann. Der pH-Wert vom wesentlich poröseren Dentin liegt über dem des Schmelzes. Die Dentinkaries ist immer bakteriell infiziert, sie ist ebenso immer größer als auf einem Röntgenbild erkennbar. Im Gegensatz zur Schmelzkaries ist

die Dentinkaries nicht reversibel. Zahnlöcher können gefüllt werden, aber Zahnlöcher sind nur der sichtbare Ausdruck von Karies. Diese läßt sich nur durch eine dauerhafte Beseitigung des kariogenen Milieus heilen. Zahnärztliche Prophylaxe bedeutet vorrangig eine Plaquekontrolle, d.h. die regelmäßige Entfernung des Mutterbodens des STREPTOCOCCUS MUTANS.

Durch zuckerfreie Ernährung läßt sich Karies fast vollständig vermeiden. Patienten, die aufgrund einer angeborenen Stoffwechselstörung (Fruktose-Intoleranz) Zucker meiden müssen, weisen ein ganz oder fast kariesfreies Gebiß vor, sie essen jedoch stärkereiche Lebensmittel wie Kartoffeln, Brot oder Nudeln. Eine ähnliche Statistik gibt es von vielen Inuit-Völkern. Sie leben fast vollständig ohne Einfach-Zucker-Zufuhr und weisen dementsprechend geringste Karieswerte auf.

Nix da! – protestiert da die Zucker-Industrie: Von Zucker gehen keine Zähne kaputt! Karies entstehe nur, wenn man sich nach dem Zuckergenuß die Zähne nicht putze. Da drängen sich Fragen auf: Warum liefert die Zuckerindustrie nicht gleich Zahnbürsten beim Verkauf ihrer süßen Zahnbomben mit?

In alten Zeiten war für viele Menschen Jahrhunderte lang der Zahnbrecher zuständig für ›Zahnheilkunde‹. Seine publikumswirksamen öffentlichen ›Vorstellungen‹ auf den Marktplätzen der Orte, die an seinem Weg lagen, sind auf vielen Bildern festgehalten. Des Bürgers Folter. Für diesen Beruf mußte man sich nicht besonders qualifizieren, der Besitz einer Zange reichte oftmals zum Zahnheiljob. So berichtete Alt-Bundespräsident Heinrich Lübke, daß er in seiner Jugend wiederholt den Hufschmied im Nachbarort besuchen mußte, wenn es Probleme mit den Zähnen gab. Vierhundert Jahre zuvor galten Zahnbrecher oft als Quacksalber. Davon zeugen Zitate von

- Hans Sachs: »da fing erst der zanbrecher an: kommt herbey, herbey, herbey! Ich habe gute Artzeney, für den faul und das zipperlein!«
- Jan M. Moscherosch: »Ich glaube nicht, dasz der teuffel so unverschampt seyn kan, als ein Zahnbrecher:«
- William Shakespeare: »Habt ihr kein Scham noch Schande, daß ihr so spät in der Nacht wie beim Zahnbrecher schreit!«

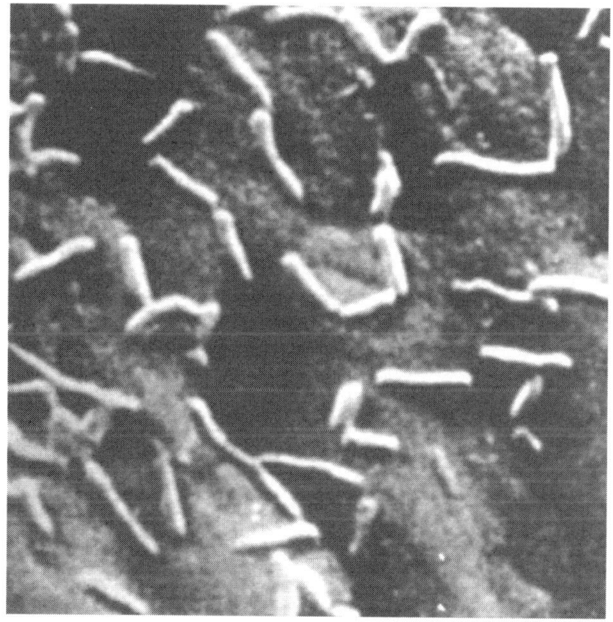

Mikrobenbiotop Zahnschmelz.

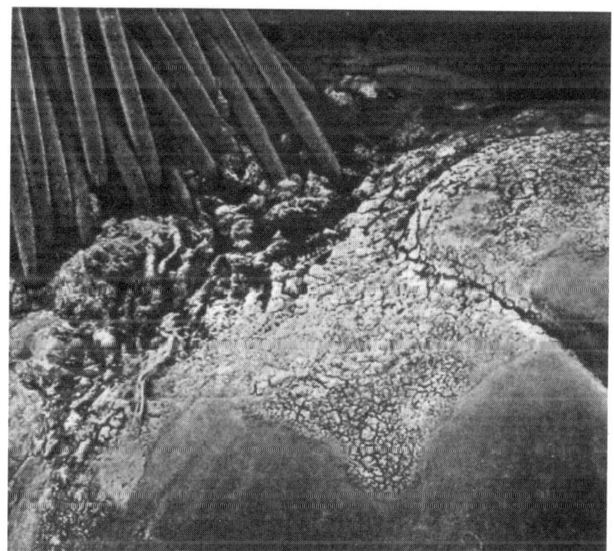

Die Bürste beim Tanz für den sauberen Zahn.

Im Jahr 1715, im ersten europäischen Zuckerrausch, pries ein Mr. Slare Zucker als Zahnputzmittel. Als Doktor hätten er und seine Patienten großen Erfolg damit gehabt. Vielleicht war er ja ein Zyniker und wollte nur seinen Umsatz steigern. Heute scheint es in der Zahnpasta-Lobby noch ähnliche Zyniker zu geben – wie anders ist der hohe Saccharingehalt vieler Pasten und vor allem die süßen Zahnpasten für Kinder zu erklären? Selbst wenn kein Zucker, sondern Süßstoff darin versteckt ist: wie soll man Kindern ernsthaft Warnungen vor Zucker vermitteln, wenn sie Süße in der Zahnpasta finden?

HUFELAND warnte früh: »Man kaue keinen Zucker und vermeide auch Zuckergebackenes, was mit viel zähen leimichten Teilen vermischt ist«. Die Idee der Zahnbürste wurde schon in ZEDLERS UNIVERSAL-LEXIKON von 1749 erwähnt: »diejenigen tun wohl und recht, die, wenn sie Zucker gegessen haben, den Mund und die Zähne mit frischem Wasser abwaschen«. Das Lexikonwissen gehörte aber noch nicht zu den Habseligkeiten des Bürgers.

Die Engländer entwickelten sich vor den Kontinentaleuropäern zu Süßen Zähnen (›sweet tooth‹). So beschrieb ein Besucher Königin Elisabeth I (1558-1603): »Sie ist 65 Jahre alt, ihr Gesicht etwas runzelig, kleine, angenehme schwarze Augen [...] und ihre Zähne schwarz (ein Defekt, den viele Engländer wohl wegen ihres großen Zuckergenusses erleiden).« Schon von Elisabeths Großvater, Henry VII hieß es »er hatte dünne weiße Haare, ein bleiches Gesicht und nur ein paar schwärzliche Zähne.« Da waren die japanischen Samurai zu jener Zeit schon weiter: eine Untersuchung der Zähne von mehreren Hundert Samurai aus der Tokugawa-Zeit (1603 – 1867) ergab, daß diese in einem ungleich besseren Zustand waren als die Zähne ihrer zeitgenössischen Mitbürger. Der Grund: die Samurai benutzten mit großem Erfolg mit Stoff umwickelte Stöckchen zur Zahnsäuberung.

Zur Zeit Goethes publizierte ein Krankfurter Arzt ›bewährte Rezepte‹, um die Zähne ›beyderley Geschlechts gesund und schön zu erhalten«. Leider sind keine Leidensberichte seiner Patienten überliefert. Hier zwei seiner Tips:

- Das zu häufige Reinigen, Putzen und Abreiben gereicht den Zähnen und dem Zahnfleisch zu größerem Schaden; das Zahnfleisch wird losgerieben; die Zähne werden ihres Schmelzes beraubt; und dann werden sie so empfindlich, das Hitze und Kälte, Essen und Trinken Schmerzen verursachen.

- Wenn die von hohlen und cariösen Zähnen entstehenden Zahnschmerzen durch keine Arznei zu heben sind, so muß man sie mit einem glühenden Eisen ausbrennen lassen. Das tödtet den Nerven geschwind, gewiß, auf immer, und schadet den nahen Teilen nicht.

Was spielt sich zwischen Zucker & Zähnen eigentlich noch ab, daß es uns später zum Zahnarzt treibt?
Zuckerkonsum läßt nicht nur Karies entstehen, sondern führt auch zu einer Entmineralisierung von Zähnen und Knochen, da zu seiner Verarbeitung im Stoffwechsel Kalzium benötigt wird.
Der Zahnverfall beginnt damit, daß sich weißliches Material (Plaques) auf den Zähnen ablagert (Nahrungsmittel- und Speichelrückstände sowie Bakterien). Die Bakterien ›essen‹ am liebsten Kohlenhydrate und vor allem Zucker. Ungünstigerweise entstehen dabei als Stoffwechselprodukte organische Säuren, die den Zahn angreifen. Hinzu kommt, daß die Mundbakterien aus Zucker sogenannte Polysaccharide produzieren, den zähklebrigen Grundstoff des Zahnbelags, der bewirkt, daß sich die Bakterien gemeinerweise genau da festsetzen, wo die Säure am schädlichsten ist – am Zahn. Den Rest kennen die meisten von uns nur allzuschmerzlich.
»Da es naturgegeben ist, daß wir Zähne haben und der Mund mit Billionen von Bakterien besiedelt ist, können wir offensichtlich nur zwei Faktoren *aktiv* beeinflussen: die *Aufnahme von Zucker* und den Kontakt der Zähne mit Zucker und Bakterienplaque, also: *weniger Süßigkeiten und häufiges Zähneputzen.*« (GRIEFHAMMER)

Mehr Details: »Seit etwa 30 Jahren wissen Zahnmediziner, daß Saccharose – Rohr- oder Rübenzucker – mikroskopisch kleine Zahnkiller ernährt. *Streptococcus mutans* und andere Bakterien unserer natürlichen Mundflora siedeln sich auf jedem noch so sauber gebürsteten Zahn innerhalb weniger Stunden erneut an und überziehen ihn mit einer Schicht, welche bewirkt, daß der Speichel nicht mehr zum Zahn vordringen kann. Folge: Das Speichel-Puffersystem bricht zusammen, Milch-, Essig-, Ameisen- und Propionsäure entfalten nun ungehindert ihre ›karzinogene Potenz‹. Sie lösen Mineralien aus dem Zahnschmelz und höhlen den Zahn allmählich aus. Je länger zuckerhaltige, klebrige Nahrungsreste an den Zähnen haften, desto verheerender die Zahn-Vernichtung.

Bei allen Spekulationen über die destruktiven Details: Die Auswirkungen von Zuckerkonsum auf die ›Zahnfäule‹ sind unbestritten. Amerikanische Statistiker haben errechnet, daß Karies in der Bevölkerung zunimmt, sobald der Pro-Kopf-Verbrauch von Zucker 40 Gramm am Tag überschreitet. Bis zu einem Tageskonsum von 130 Gramm gilt nach ihren Erkenntnissen der einfache Zusammenhang: Je mehr Zucker, desto mehr Löcher in den Zähnen. [...] Nach Schätzungen verschlingt die Behandlung der ›kostspieligsten der ernährungsbedingten Krankheiten‹ mehr als 16 Milliarden Mark pro Jahr. Das sind – grob gerechnet – 40 Prozent aller Aufwendungen für die Behandlung der Folgen von Sünden beim Essen und Trinken.« (GEO-GESUNDHEIT)

Bei all diesen Infos biegen sich meine Zahnstummel vor Lachen, wenn ich z. B. die Worte des Präsidenten der Deutschen Gesellschaft für Ernährung e. V., Prof. Dr. Hans Joachim Bielig, auf meiner Zunge genüßlich zergehen lasse: »Zucker ist das Salz des Lebens. Kein Wissenschaftler der Lebensmittelbereiche kann ihn aus der Ernährung wegdenken oder fortwünschen wollen [...] es muß festgestellt werden, daß die bisher durchgeführten Untersuchungen nicht den Schluß zulassen, daß Zucker (Saccharose) eine gesundheitsschädliche Wirkung hat.« (TU BERLIN)

Auch die Zahnärzte wollen sich offensichtlich ihr täglich Brot nicht so einfach verderben lassen, wie man am Schluß der nächsten Meldung erkennen kann. Eine klebrige Koalition ist das.

»*Fatale Verbindungen.* – 1976 wurde IME gegründet. Hinter dem Namen INFORMATIONSKREIS MUNDHYGIENE UND ERNÄHRUNGSVERHALTEN stecken nicht Zahnmediziner, sondern die Zucker- und zuckerverarbeitende Industrie und das Agrarindustrie-Marketing. Durch geschickte Kontakte zu Universitäten und Zahnärzteverbänden konnte IME erreichen, daß die Vorbeugung vor Karies in Broschüren und Zahnarztpraxen auf Zähne putzen und Fluortabletten reduziert wurde. Das ist kein Zufall: Denn in der internationalen ARBEITSGEMEINSCHAFT FÜR FLUORFORSCHUNG UND KARIESPROPHYLAXE (ORCA), die seit 1953 existiert, sind Zucker-, Getränke- und Fluorindustrie vereint.

Noch verwunderlicher sind Connections zwischen Zahnärzten und Zuckerindustrie: so legt die Hessische Zahnärzteschaft für die Altersvorsorge ihrer Mitglieder ihr Kapital in Immobilien an – und vermietet ihr bedeutendstes Objekt ausgerechnet dem Zuckerriesen ›Ferrero‹.« (MARTINEZ/HOLMES)

Niemand wird der IME unterstellen, die Zahnkultur der Republik attackieren zu wollen, aber es ist eine heikle Gratwanderung zwischen der Maximierung des Umsatzes & der Pflege der Volksgesundheit. Zu den pflegenden Maßnahmen gehört u.a. die Einführung der Comicfiguren ›Dent rangers‹ im Jahr 2001 für Grundschulkinder, außerdem nutzt der IME nun das Internet als Medium zum Übermitteln seiner Botschaften (www.dentrangers.de). Mehr zum IME: www.ime-info.de Der IME ist nach eigenen Aussagen stolz darauf, daß es »in seiner 25-jährigen Tätigkeit gelungen sei, die Fronten zwischen Zucker und Zucker verarbeitender Industrie einerseits und Zahnärzten sowie ihren Standesvertretungen andererseits zu entschärfen.«

Für Zahnärzte, die ja im gesellschaftlichen Optimalfall an ihrer eigenen Arbeitslosigkeit arbeiten, steht selbstredend die private **Prophylaxe** im Vordergrund und das bedeutet: putzen, putzen, putzen! Etwas steuert das körpereigene System zur Abwehr von Zuckerattacken auf die Zähne selber bei: Der Speichel ist durch die in ihm enthaltenen Kalzium- und Phosphat Ionen in der Lage, angegriffene Stellen auf dem Zahnschmelz wieder zu remineralisieren. Doch nur in Grenzen, denn bei mangelhafter Zahnreinigung und zu häufigen mikrobiellen Säureattacken überwiegt die Demineralisierung. Die Schmelzoberfläche wird brüchig und schließlich entsteht das bekannte Kariesloch.

Verhindern läßt sich diese schmerzhafte Perforierung der Zähne durch eine angemessene Zahnreinigung, wie wir alle

– zumindest theoretisch – wissen. Schon beim Säugling können die entsprechenden Mundhygienemaßnahmen mit einem Wattestäbchen durchgeführt werden, beim Kleinkind mit einer Kinderzahnbürste und der Vermittlung der Notwendigkeit dieser Übung. Zahnprophylaxe ist eine Übung fürs Leben, selbst später bei der Reinigung der Prothesen.

Im Zentrum des Problems steht die Plaque. Diese Zahnbeläge müssen regelmäßig vom Zahnarzt entfernt werden – sei es mit Ultraschall oder Handinstrumenten. Lange Zeit wurde die Reinigung der Zwischenräume vernachlässigt ... Besonders kritisch müssen bei der Bildung der Plaque gerade kleine Mengen ›zwischendurch‹ genossener zuckerhaltiger Süßwaren gesehen werden, wie z.B. Hart- und Weichkaramellen, Gelatinezuckerwaren und Schokolade, die zwischen den Mahlzeiten verzehrt werden. So besteht weit weniger ein Zusammenhang des Kariesaufkommens mit der täglich verzehrten Gesamtmenge von Zuckerarten, als vielmehr mit der Aufnahmefrequenz zuckerhaltiger Nahrungsmittel. Aber auch Kartoffelchips schädigen ungeputzte Zähne, da sie viel Stärke enthalten und sich gerne an bzw. zwischen den Zähnen festsetzen. Dort bleiben sie meist lang genug, damit die Bakterien Zeit haben, diese Stärke in zahnschädigende Säuren umzuwandeln. Nicht zu unterschätzen auch die Wirkung der Zitronensäure in ›Saurem‹ & Brause. Eine Studie von Schülern ergab 1981, daß diese im Schnitt nur 17% der angesagten Zahnpastamenge verbrauchten, die eine korrekte Kariesprophylaxe erfordern würde. Bei Zahnbürsten wurden lediglich 8,5% der ›Sollzahl‹ erfüllt. Eine Arbeitsgruppe untersuchte die Gebisse von 14.000 Menschen – nur bei 0,15% fanden sie ein naturgesundes.

Einige Zahnexperten gehen allemal noch weiter und behaupten, das Zähneputzen nach dem Zuckergenuß würde allemal wenig bedeuten, da sei der Schaden schon angerichtet. Aubrey Sheiham von der Dental-Abteilung des University College in London dazu: »Einer der großen Mythen: daß Zähneputzen den Zahnverfall aufhalten könne.« Nach nur drei Minuten nach dem Genuß hätten die Süßigkeiten schon den Schaden am Zahnschmelz angerichtet, da müsse man schon ein Sprinter sein, um rechtzeitig ins Badezimmer zu kommen. Es sei besser, die Zähne vor dem Genuß zu reinigen, so daß sich keine Ablagerungen auf den Zähnen befänden, in denen sich die Bakterien tummeln können. Und: »Menschen, die Zuckeriges essen, nehmen Zahnschäden billigend in Kauf. Ohne Zucker gäbe es keine Zahnärzte.« (O'CONNELL) Diese Aussage ist nicht mehr ganz zeitgemäß, denn heute bilden Karies und ihre Folgen nur noch rund 20% des zahnärztlichen Behandlungsspektrums. Anderseits schädigen die neumodischen sauren Bonbons (bzw. Fruchtgummis, Brausen), bzw. die Zitronensäure in ihnen, die Zähne der Kids noch stärker als Zucker. Und dieser Effekt kann durch Zähneputzen gar noch verschlimmbessert werden.

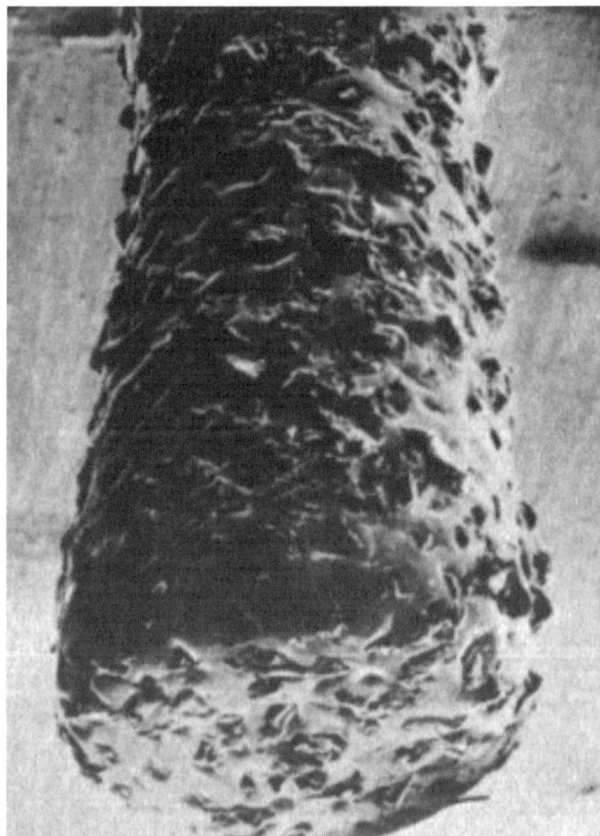

Freund oder Feind? Der Zahnarztbohrer.

Diabetes

Ein Gramm Zucker mehr im Urin
und der Freigeist geht zur Messe.
(Anatole France)

Wer heute ›Blutzucker‹ sagt, meint nicht das Blut der geschundenen Sklaven, er meint den ›honigartigen Durchfluß‹, *DIABETES MELLITUS* (im Volksmund oft ›Diabetis‹) der ›honigsüßen Harnruhr‹. Vorreiter waren christliche Mönche des ausgehenden Mittelalters. Untersuchungen ergaben, daß diese der Völlerei ergebenen Vorbeter überdurchschnittlich oft an Diabetes starben. Bei dieser Krankheit kann der Körper den Zucker nicht aus dem Blut in Muskel- und andere Zellen schaffen. Für den Transport sorgt normalerweise Insulin, ein Hormon, das in den Insel-Zellen der Bauchspeicheldrüse produziert wird. *Diabetes mellitus* ist zu einer der global meistverbreiteten Zivilisationskrankheiten geworden. Diabetes ist keine neue Krankheit, selbst Tiere in freier Wildbahn können sie bekommen. Doch der Trend geht nach oben: die Statistiken der Weltgesundheitsorganisation WHO nannten für das Jahr 1995 weltweit 135 Millionen diagnostizierte Diabetiker. Schätzungen gehen davon aus, daß in diesen Statistiken nur die Hälfte, möglicherweise sogar nur ein Viertel der tatsächlichen Krankheitsfälle erfaßt sind. Bis zum Jahr 2025 schätzt die WHO weltweit über 300 Millionen Erkrankte. In Deutschland sind rund 6 Millionen Menschen als Diabetiker diagnostiziert. Vor allem steigt heute die sogenannte Alters-Diabetes bei Jugendlichen.
Viele Diabetiker müssen sich täglich selber Insulin fixen. Zwar schmerzen jene Einstiche nicht sonderlich, da die Kanülen inzwischen extrem dünn sind, aber die Aufmerksamkeit die diese Erkrankung fordert, geht vielen heftig auf die Nerven. Alle paar Stunden müssen sie ihren Blutzuckerspiegel checken und entsprechend handeln – ihr ganzes Restleben lang.

Die Behandlungskosten allein in Deutschland: 16 Milliarden Euro. Hiervon sind 9,45 Milliarden Euro direkte Krankheitskosten, getragen von den Versicherten der gesetzlichen Krankenkassen in Deutschland. Die Kosten steigen mit zunehmenden Krankheitsschäden rapide an. So wurden für einen ›einfachen Diabetes-Patienten‹ jährliche Kosten von 1.723 € errechnet. Diese jährlichen Kosten steigen bei einem ›komplizierten‹ Patienten mit Gefäßschäden auf 5.642 € an. Um die Situation in den Griff zu bekommen, werden Milliardenbeträge in gentechnologische Forschungen für neue Medikamente gegen die Krankheit investiert.

Anders als der Name vermuten lassen könnte, wird die Zuckerkrankheit nicht ursächlich durch Zuckerkonsum verursacht. Sie beruht nach heutigem Wissensstand entweder auf einer Autoimmunreaktion, die die Bauchspeicheldrüse schädigt (Typ 1) oder auf einer genetischen Disposition zur Insulinresistenz (Typ 2), die besonders durch Übergewicht und Bewegungsmangel zum Tragen kommen kann, und deren Folge eine Zuckerunverträglichkeit ist. Typ 2 wird volkstümlich die ›Altersdiabetis‹ genannt.
Der menschliche Körper benötigt den Energielieferanten Kohlenhydrat nicht nur zu Essenszeiten, jede Minute wird eine Handlung und sei es ›nur‹ eine geistige oder das schlichte Atmen ausgeführt und für all dies ist Energie

In Mexiko

Während die Menschen ganzer Landstriche in Mexiko noch mit Unterernährung kämpfen, hat sich in den Städten eine neue Kultur entwickelt: die Übergewichtigen und Zuckerkranken sind in den letzten Jahren zur größten Herausforderung des Gesundheitssystems des Landes geworden. Waren 1988 33% der Frauen des Landes übergewichtig, stieg ihr Anteil 1999 schon auf 59%, bei den Männern auf 55%. Auf beiden Seiten der US-mexikanischen Grenze beträgt der Anteil schwergewichtiger Männer hispaniolischer Herkunft gar 74%. Lag Diabetes 1968 noch auf Platz 35 der todbringenden Krankheiten, so hat sie sich heute bis auf den 1. Platz vorgearbeitet und Mexiko ist inzwischen auch das Land mit dem höchsten Diabetesvorkommen auf der Erde. Die Mischung einer Diät aus Tiefkühlbohnen, Tortillas, viel Fleisch und Softdrinks, wie z.B. über 100 Liter Cola pro Jahr & Person, und einer verschmutzten Umwelt, in der niemand mehr zu Fuß gehen will, führen das Land nach Aussage von Fachleuten an den Rand einer Epidemie. (THE ECONOMIST, 18.12.2004) nötig. Genaue Regulationssysteme und Hormone bilden im Körper ein komplexes Gefüge von gegenseitig abhängigen Organen und Drüsen, die den Zuckerstoffwechsel regulieren. Ohne diese Kontrolle würde der Zuckerspiegel nach jedem Essen hoch und bei geringer Essensaufnahme schwach sein. Deswegen wird der Überschuß an Zucker, der nach dem Essen nicht direkt benötigt wird, in der Leber als Glykogen gespeichert, auch hierfür wird Insulin benötigt. Um den Zucker aus der Leber wieder zurückzuverwandeln bedarf es den Gegenspieler des Insulins, das Glucagon. Ist die Rückverwandlung streßbedingt (zum Beispiel mittlere körperliche Anstrengung oder seelische Aufregung) wird zusätzlich Adrenalin freigesetzt.

- Der Typ-1-Diabetiker muß Insulin spritzen, da die Zellen seiner Bauchspeicheldrüsen kein Insulin mehr produziert.
- Der Zyp-2-Diabetiker kann noch eigenes Insulin produzieren, er nimmt Tabletten, die seine Insulinproduktion anregt.

Insulin? Der Arzt SVEN-PETER MORITZ klärt auf: »Die Arbeiten des jungen kanadischen Arztes FREDERICK BANTING und seiner Kollegen CHARLES BEST und JAMES COLLIP führten dazu, daß im Sommer 1921 das erste Insulin isoliert und an Hunden erfolgreich ausprobiert wurde. Collip war es auch, der am 23. Januar 1922 zum ersten Mal einem Menschen Insulin spritzte. Der 14-jährige Leonard Thompson aus Toronto sollte damit bis zum Februar des darauffolgenden Jahres überleben. Man feierte die erste erfolgreiche Behandlung eines Diabetesfalles, und die beteiligten Wissenschaftler wurden noch im gleichen Jahr mit dem Nobelpreis in Physiologie und Medizin belohnt. Seit dieser Zeit gilt die Krankheit *Diabetes mellitus* als heilbar. In der Folge hatte jeder Diabetiker, der mit tierischem Insulin behandelt wurde, einen jährlichen Bedarf von bis zu hundert Bauchspeicheldrüsen von Schweinen.« Insulin ist ein Masthormon. Im Jahr 1982 wurde Insulin in den USA als erstes gentechnisch produziertes Medikament zugelassen. So konnte man den mengenmäßig nicht mehr aufzubringenden Bedarf an Tierorganen umgehen. Seit Ende der 90er Jahre wird Insulin auch in Deutschland gentechnologisch produziert, zumal die Gewinnspanne erheblich höher liegt, als beim tierischen Insulin. Dieses gibt es allemal nur noch für wenige, denn die ostdeutsche BERLIN-CHEMIE AG, bislang größter Versorger im Lande, stellte die Herstellung von Tierinsulin für menschliche Patienten Anfang 2005 ein: »Wirtschaftlich rentierte sich die Produktion von tierischem Insulin für uns schon lange nicht mehr.« Wäre das zu DDR-Zeiten ein Argument gewesen?

Zurück zur Aufnahme des Zuckers in die Blutbahn. Die schnelle Aufnahme des einfachen Zuckers wird begünstigt durch einen Mangel des chromhaltigen Glukosetoleranzfaktors, der dem raffinierten Zucker entzogen ist. Der Organismus benötigt diesen Chromfaktor (ähnlich einem Vitamin in kleinen Mengen) als sogenannten Glukosetoleranzfaktor zur Verhinderung eines starken Insulinausschusses und somit letztlich als Vorbeugung vor der Zuckerkrankheit Diabetes. Eine Studie von DR. GEORGE CAMPBELL, der die Eß- und Lebensgewohnheiten der Zuckerrohrschneider

In Afrika

»Bei den auf dem Lande lebenden, schwer arbeitenden Zulus gab es früher weder Übergewicht noch Diabetes (Zuckerkrankheit), Arteriosklerose und Herzinfarkt. Die Kost war sehr eiweiß- und fettarm und bestand fast ausschließlich aus Gemüsen und Früchten. Etwa 90 Prozent der Gesamtkalorien wurden durch Kohlenhydrate geliefert. Diabetes wurde bei den Eingeborenen früher ›die Königskrankheit’ genannt, weil sie nur bei jenem König aufgetreten war, der ständig von vier kräftigen Männern auf einer Ochsenhaut herumgetragen werden mußte, weil er vor lauter Übergewicht kaum selber gehen konnte.
Die Zulus, die in die Stadt abwanderten, glichen ihre Emährung bis zu einem gewissen Grad den westlichen Gewohnheiten an. Sie nahmen durchschnittlich etwa 360 Kalorien pro Tag weniger zu sich, der Anteil der Kohlenhydrate an den Gesamtkalorien fiel auf 80 Prozent. Trotzdem gab es bei diesen Zulus, ebenso wie bei den zuvor eingewanderten Indern, eine wahre Diabetes-Explosion. Wie mir Campbell schrieb, stieg das mittlere Geburtsgewicht, auch übergewichtige ›big babies’ wurden jetzt geboren.
Bei diesen urbanisierten Zulus hatte sich hauptsächlich ein Ernährungsfaktor geändert: anstelle der traditionellen, vorwiegend aus Stärke bestehenden Kohlenhydrate aßen sie viel mehr Zucker und Feinmehlprodukte. Der Anteil des Zuckers an den Gesamtkalorien war von 1 auf 16 Prozent gestiegen.« (ZIEGLER)

Südafrikas in dieser Hinsicht untersuchte, hat gezeigt, daß diese, obwohl sie täglich viel Zuckerrohr kauen, kein Diabetes haben, während die Stadtbewohner bei 2-3 Prozent Diabetes liegen. Zuckerrohr enthält in seiner ursprünglichen Form sehr wohl hohe Mengen an Chrom und diese gehen erst durch die künstliche Raffinade verloren. So erklärt sich auch der gesündere Wirkmechanismus anderer Einfachzucker-Produkte wie beispielsweise Rosinen, Honig oder Früchten, in denen Einfach-Zucker-Moleküle vorhanden sind. Wie in vielen anderen Lebensmitteln auch, die in geringen Mengen Einfach-Zucker enthalten, ergeben diese eine süße Qualität für den Verbraucher, die als eine von fünf Geschmacksrichtungen elementar für die menschliche Ernährung ist.

Bei allen Beschreibungen der Symptome finden wir die Polyurie, das häufige Urinieren. Dieses Symptom steht dafür, daß der Körper über die Nieren vermehrt Harn ausscheidet. Die Nieren mit ihrer Reinigungsfunktion müssen vermehrt Flüssigkeit abgeben, wenn bestimmte Stoffe aus dem Körper entfernt werden sollen. Die so gelösten Stoffe werden nämlich mit dem Wasser ausgeschieden. Aus der Sicht des Körpers gibt es hierfür drei gute Gründe:

- Der betreffende Stoff ist für den Körper nicht geeignet – also ein Gift – und wird daher auf dem schnellsten Wege ausgeschieden.
- Der Körper ist aufgrund eines fehlenden Erkennungssystems nicht in der Lage, einen eigentlich wichtigen Stoff aufzunehmen oder zu halten.
- Das fehlende Insulin steht mit dem fehlenden Erkennungssystem in Zusammenhang.

Was tun?

Was kann man gegen ein Ausbrechen der Diabetes unternehmen? Hier einige Möglichkeiten.

1. Falls übergewichtig: abnehmen. Das Normalgewicht verbessert den Zuckerstoffwechsel.
2. Mehr Bewegung, damit das Insulin besser wirken kann. (*Ein* Diabetiker wurde zum Marathonläufer – um kein Insulin nehmen zu müssen. Es klappte.)
3. Auf die richtige, ballaststoffreiche Ernährung achten, vor allem bei Kohlehydraten, Fett (mehr pflanzliches, weniger tierisches) und Alkohol.

Bittermelone oder Balsambirne

- Momordica charantia

Die Balsambirne wird in so gut wie allen tropischen Ländern angebaut, Exporteur BERT MARCO SCHULDES erklärt, was diese Frucht bewirken kann: Zubereitung als Tee: etwa 3 Gramm der getrockneten Früchte mit 0,5 Liter kochendem Wasser übergießen und 6 Minuten ziehen lassen. Über den Tag verteilt zu oder nach den Mahlzeiten trinken. Der Tee schmeckt bitter, aber man gewöhnt sich daran.

Inhaltsstoffe: Die Bittermelone enthält unter anderem eine Gruppe von Saponinen, die unter dem Namen Charantin zusammengefaßt werden, insulin-ähnliche Peptide sowohl Alkaloide. Diese Wirkstoffkombination regt die Produktion von Beta-Zellen im Pankreas an und senkt nachweislich die Zuckerkonzentration in Blut und Harn.

Anwendungsgebiete: Diabetes vom Typ II. Die regelmäßige tägliche Einnahme von etwa 3 Gramm getrockneter Balsambirne als Nahrungsergänzung in Form eines Tees führt bei über 80% der Betroffenen zu einer Senkung des Blutzuckerspiegels. Dies ermöglicht es, die Diabetes-Medikamente nach Absprache mit dem Arzt zu reduzieren, in einzelnen Fällen sogar ganz auf diese Medikamente zu verzichten.

Nachdem der Marktanteil von Bittermelonen Zubereitungen mittlerweile 27 Prozent des Umsatzes erreicht hat, der mit chemischen oralen Antidiabetika gemacht wird, hat der Gesundheitsminister überraschend – und gegen den Widerstand von Bevölkerung und Presse – Bittermelonen aus der Liste der 10 bewährtesten Heilpflanzen heruntergestuft, obwohl eine Reihe von wissenschaftlichen Untersuchungen ihre Effektivität bestätigen

Das mag für manchen einfach klingen, ist aber in der Praxis für viele kaum umsetzbar: Eine Studie, die im Sommer 2004 im JOURNAL OF THE AMERICAN MEDICAL ASSOCIATION veröffentlicht wurde, sieht ein Problem in den Soft-Drinks. Obschon die Konsumenten schon sehr bald mit Kalorien abgefüllt seien, stelle sich aber kein Appetitverlust ein. Die Ernährungswissenschaftlerin Caroline Apovian befürchtet, daß der menschliche Organismus noch nicht gelernt hat, mit dieser Art der Kalorienaufnahme umzugehen. Jemand, der pro Tag eine Dose dieser kommerziellen Süßwassern trinkt, mag im Jahr 15 Pfund zunehmen. Die Studie besagte, daß der Konsum von zuckerigen Soft-Drinks in der Zeit von 1977–1997 bei Erwachsenen in den USA um 61% zugenommen habe. Dabei ist nicht klar, ob auch gesüßte Diätgetränke in dieser Rechnung enthalten sind. Täglicher Genuß erhöht die Diabetes-Anfälligkeit. Fast im Wochentakt werden Fortschritte und neue Therapien wie Heilansätze bekannt:

- Einer Mutter wurden Teile der Bauchspeicheldrüse entnommen & bei der Tochter mit Erfolg eingesetzt.
- Man experimentiert mit Insulinimplantaten, die das regelmäßige Spritzen erübrigen würden.

Doch auch die beste – für die meisten Menschen der Erde allemal auf viele Jahre unerschwingliche – neue Heilmethode kann nicht darüber hinwegtäuschen, daß die Zunahme der Diabetes ein globales Problem darstellt.

Andere Zucker-Krankheiten

›Menschen in Zuckerprovinz werden kleiner und dümmer!‹

Stellvertretend für das globale Zuckerleid hier ein Bericht der AFP aus Rio de Janeiro: ›Menschen in Zuckerprovinz werden kleiner und dümmer!‹ – Die Bevölkerung des ›Zuckerstaates‹ Pernambuco im Nordosten Brasiliens leidet aufgrund der völligen Ausrichtung der Landwirtschaft auf die Monokultur Zucker und der damit verbundenen Ernährungsmängel an Proteinen, Mineralien und Vitamin B an fortschreitenden körperlichen und geistigen Degenerationserscheinungen.

Wie der brasilianische Ernährungswissenschaftler NELSON CHAVES erläuterte, verzeichnet die Bevölkerung Pernambucos sowohl einen Rückgang der Durchschnittsgröße als auch des Intelligenzquotienten, der bei Vorschulkindern bereits gefährlich in die Nähe der Debilität gerückt sei. Nach einer Umfrage in drei nordöstlichen Städten Pernambucos schaffen nur 8,7 Prozent aller Kinder die Grundschule, berichtete Chaves.

Die Durchschnittsgröße der Bevölkerung gleicht sich mit rund 1,50 Meter bei den Frauen und 1,61 bis 1,63 bei den Männern allmählich an die afrikanischer Pygmäenvölker an. Babys leiden schon bei der Geburt an starkem Untergewicht, und eine Durchschnittsmutter aus den Zuckeranbaugebieten kann ihr Kind höchstens mit einem Viertel der Milch einer ›normalen‹ Mutter stillen.
Hauptgrund für diese beängstigenden Degenerationserscheinungen ist laut Professor Chaves die übertriebene Konzentration auf die Monokultur Zuckerrohr und die damit verbundene Zerstörung der für den Menschen unerläßlichen Nahrungsmittelstruktur. In den Flüssen Pernambucos gibt es wegen der Raffinerieabfälle kaum mehr Fische, und die Gemüse- und Obstgärten der Landarbeiter fallen der ständigen Ausweitung der Zuckerrohrplantagen zum Opfer. Folge ist eine weitere Verteuerung der inzwischen für die Arbeiter ohnehin untragbaren Obst- und Gemüsepreise …«
(BUKO)

Tabak & Zucker

*»Tabak ist männlich, der Zucker ist weiblich. […]
Von ihrem Ursprung her waren Zucker und Tabak gleichermaßen heidnisch und sind es aufgrund ihrer Sinnlichkeit auch heute noch. […] Die Wirtschaft des Zuckers war von Anbeginn an dirigistisch, die des Tabaks spontan.
Der Zucker war sachkundige, alchimistische Manipulation, der Tabak volkstümliche Tradition.«
(ORTIZ)*

Die meisten Lebensmittel sind heute bei uns mit einer Deklaration ihrer Inhaltsstoffe versehen. Auf Tabakpackungen liest man inzwischen Hinweise auf Teer und Nikotin, Tod & Teufel. Aber nach wie vor wird vieles verschwiegen. So dokumentierte die MEDICAL WORLD NEWS 1973, daß im Durchschnitt den Zigarettentabaken 5 %, den Zigarren bis 20 % und dem Pfeifentabak bis zu 40 % Zucker, meist in Form von Melasse, untergejubelt wird. So ist es nicht nur der Tabakgeruch, der Nichtpfeifenrauchern so stinkt; der abgefackelte Zucker verbreitet diesen penetranten Geruch. Das BBC-TV berichtete schon 1972, daß der Zuckergehalt wahrscheinlich eine Hauptquelle für Lungenkrebs sei. Die Statistiken des Lungenkrebs-Vorkommens in Gebieten mit gesüßtem und ungesüßtem Tabak wiesen gravierende Ergebnisse auf. Die Krebsgefahr wurde nikotinschwachen Zigaretten zugeschrieben, so sie mit Zucker und Chemikalien ›gesoßt‹ wurden.

»Was die Verwendung von Zucker und Sirup zu anderen technischen Zwecken betrifft so wurde die Herstellung von Alkohol durch Vergärung von Melasse und sonstigen Fabrikationsabfällen sowie das Einquellen (sog. Saucieren) von Tabak in Zuckerlösung, auf das schon Angeluas Sala (vor 1650) hinweist, namentlich in Holland eifrig betrieben.« (LIPPMANN)

Der britische Tabakexperte Dr. Passey kam bei seinen Untersuchungen zu folgenden Ergebnissen: »Die Männer in England und Wales sind auf der Welt am anfälligsten für Lungenkrebs. Britische Zigaretten haben den höchsten Zuckergehalt auf der Welt, süße 17%. Die Franzosen rauchen zwar ca. 70% mehr Zigaretten, ihr Lungenkrebs-Vorkommen beträgt aber nur zwei Drittel der Vorkommen in England. Französische Zigaretten haben einen Zuckeranteil von 2%. In Rußland, China, Formosa und anderen Ländern, in denen der Tabak noch nach alter Sitte luftgetrocknet wird und man ohne jeglichen Zuckerzusatz arbeitet, kann man bislang keinen Zusammenhang zwischen dem Rauchen und Lungenkrebs finden.« Das wird sich dort geändert haben, seit der ganze Globus zum Marlboro Country mutiert ist und zunehmend gesoßte Virginia-Tabake konsumiert werden. Die Tabakindustrie geht mit der Zeit. Als Coca-Cola® seine Süße von Zucker auf HFCS-Maissirup umstellte, zog (laut WALL STREET JOURNAL vom 23.7.1980) die Zigarettenindustrie mit.
Im Mai 2005 zog Ministerin Künast endlich Konsequenzen. Nun muß die Tabakindustrie anzeigen, mit welchen krebs- und suchterregenden Zusatzstoffen sie ihren Tabak ›anreichert‹. Es besteht nach Frau Künast der Verdacht, daß diese Stoffe den Jugendlichen das Rauchen erst schmackhaft machen, »weil die Zigaretten süßlicher schmecken. Das ist wie bei den Alcopops: Jugendlichen würde harter Stoff niemals schmecken – sie finden das Zeug nur genießbar, weil es pappsüß ist.«

Coca-Cola®

»Sie trinken ihren eigenen Tod«
Graham Greene, Die Stunde der Komödianten

Vor der Erfindung des Coca-Cola® trank man in den USA mit Coca versetzten Wein, dem man eine gewisse Heilwirkung nachsagte. »Ursprünglich war Coca-Cola® dazu geschaffen, die selbe Heilwirkung auszuüben wie die Weine mit Coca, jedoch in einem nicht alkoholischen, nicht berauschenden Sirup. Es sollte ein Getränk sein, das den Sklaven des ›Alkohol-Trunkes‹ die Freiheit schenken sollte. In der Tat war es die vom Süden der USA ausgehende Abstinenzlerbewegung, die Coca-Cola® den Boden bereitete. Der Süden hatte während der Zeit des Wiederaufbaus mit schweren Trunksuchtproblemen zu kämpfen. ... Die rot und weiß bemalten Pferdewagen, die Coca-Cola® zu den Arbeitern der Baumwollspinnereien und zu den Negerarbeiterkolonnen brachte, wurden ›Dope Wagons‹ genannt. [...] Für die militante evangelische Kirche bedeutete der Kampf gegen die Trunksucht die letzte Bastion, um ihren ganzen Lebensstil vor der üblen Flut der Einflüsse aus dem Norden zu retten, zu der da gehörten: der Papst, der Teufel, der Jazz und natürlich alle Arten der Trunkenheit. Die Anti-Alkohol-Bewegung stellte den Versuch dar, der ›Rumsklaverei‹ ein Ende zu setzen. Über allem schwebte die bedrohliche Gestalt des Negers. [...] Prominente Mitglieder des KuKlux-Klan vertraten die Ansicht, daß es, selbst auf die Gefahr hin, daß die armen Schwarzen vor Durst umkamen menschenfreundlicher sei, deren Genuß anregender Getränke auf das Schlürfen des faden Zuckerwassers zu beschränken.« (GRAFF)

Die rot-weiße Werbung

Die Rolle des braunen Trunks im **3. Reich** habe ich an anderer Stellen dokumentiert (PIEPER, 2002); möchte jedoch daran erinnern, daß es sich bei diesem SüßNaß um das erste Getränk handelte, für das flächendeckend geworben wurde und der Hersteller, anläßlich der Olympischen Spiele 1936 in Berlin, das Sponsorentum im Sport erfand. Zu Kriegsanfang mußte die deutsche Cola mit Süßstoffen versetzt werden, ab 1941 wurde Coca-Cola® jedoch von der Zuckerrationierung freigestellt und bis 1942 klappte der Sirup-Nachschub aus den USA.

Werbung arbeitet meist mit Bildern, deshalb sind erfolgreiche Marken Wort-Bild-Zeichen. Jeder kennt den Schriftzug, ebenso wie das ›Feeling‹, das uns durch ungezählte Werbespots und Print-Kampagnen eingebleut wurde. ›Things go better with Coke‹ – ›**Eiskalt**‹. »Ein anderes, eher harmloses Beispiel, ist der **Weihnachtsmann.** Wieso trägt er dieses rote Mäntelchen, dessen Ränder weiß abgesetzt sind? Wieso trägt er diese Stiefel und das bekannte rot-weiße Zipfelmützchen? Weil ihn ein amerikanischer Grafiker vor vielen Jahrzehnten so für Coca-Cola® gezeichnet hat. Und weil Coca-Cola® dieses Image mit Milliardenaufwand und jahrzehntelang konsequent penetriert hat. Ein Meilenstein in der Geschichte des Marketings in den Hausfarben von Coca-Cola®: rot-weiß.« (KALKBRENNER)

Was erfährt der Verbraucher über die Zusammensetzung von Coca-Cola®, wenn er das Etikett liest? ›Zutaten: Wasser, Zucker, Kohlensäure, Farbstoff 150d, Säuerungsmittel, Phosphatsäure, Aroma, Koffein‹. Die Angabe ›1 Liter Coca-Cola® enthält: 2.410 Kilojoule, 110 Gramm Zucker und 0 Gramm Fett‹ wird man vergeblich suchen. Eine Firmensprecherin erklärte dazu, daß man sich an die rechtlichen Bestimmungen halte. Warum jedoch auf einer Flasche Coca-Cola® *light* sehr wohl Angaben über Kalorien, Zucker- und Fettgehalt zu finden sind, begründet die Firmensprecherin mit den besonderen Produkteigenschaften, die man ausloben möchte.

Zwei deutsche Wissenschaftler haben vor Jahren versucht, das Geheimnis der berühmten Formel zu lüften, in dem sie das Getränk exakt analysierten. Die Forschungen des Lebensmittelchemikers Udo Pollmer und der Biologin Susanne Wermuth erbrachten folgende Ergebnisse: In 10 Liter traditioneller Coca-Cola® befanden sich 8,8 Liter Wasser, 1070 Gramm Zucker und 90 Gramm Kohlendioxid als Hauptbestandteile. So ist es durchaus verständlich, wenn die gängigsten Angaben von 99% Wasser und Zucker als Coca-Cola®-Inhaltsstoffe sprechen (www.geschwister-scholl.de).

Heute ahnen wir, daß weder Cola noch Koka der schädliche Bestandteil dieses Getränkes sind, sondern der schnöde Zucker. 1904 verschwand offiziell das Kokain, doch nicht das Koka, aus dem Getränk. Stimmt es wirklich, daß Coca-Cola® der größte Einzel-Abnehmer der wohl am Rande der Legalität operierenden Koka-Industrie ist und jährlich tonnenweise Blätter dieser Pflanze verarbeitet? Diese dienen doch ›nur noch‹ der Aromatisierung des Getränkes, was um so erstaunlicher und fragwürdiger erscheint, wenn man sich vor Augen führt, daß Süßstoff-Gigant Coca-Cola® ein ›Meister‹ im Erfinden effizienter Austauschstoffe ist.

1978 gründete Coca-Cola® das INTERNATIONAL LIFE SCIENCES INSTITUTE (ILSI), dem sich beinahe alle großen Nahrungsmittelkonzerne anschlossen. Irgendwie schaffte es das Institut, bei der WHO und der FAO akkreditiert zu werden. ILSI konnte daher VertreterInnen zu den Vorbereitungstreffen für die erste Internationale Ernährungskonferenz 1992 schicken, darunter hochrangige Manager von Mars und Coca-Cola®, die zu den bedeutendsten industriellen Zuckerverbrauchern der Welt gehören.

Die global unterschiedlichen Cola-Süßen

Mir ist es nicht gelungen, eine Auflistung der in den unterschiedlichen Ländern vorgenommenen Süßung von Cola zu ergattern. Denn Coca-Cola® wird in aller Welt anders gesüßt. Noch 1977 hatte Coca-Cola® seinen Konsumenten 1 Mio. t Zucker im Jahr verabreicht. Am 28. 1. 1980 verkündete Coca-Cola®, daß es die Süßung ihrer Softdrinks von Zucker auf Maissirup, den HFCS (high fructose corn sirup) umstellen wird. Das war die größte Revolution auf dem Zuckermarkt seit der Rübe. Den Hersteller kostet die Neusüße nur etwa ein Drittel des Zuckerpreises und die Verarbeitung scheint auch einfacher.

VANDANA SHIVA berichtet aus **Indien**, wo Coca-Cola® zwischen 1977 und 1993 sogar verboten war: »Schließlich weiß man von Soft-Drinks, daß es sich bei einigen um eine giftige Brühe handelt, die gesundheitsschädlich ist [...] und viel Wasser verbraucht: die Produktion von 1 l Coca-Cola® erfordert 9 Liter sauberes Grundwasser. Soft-Drinks haben, verglichen mit unseren traditionellen Getränken wie Nimbu

Pani, Lassi, Panna oder Sattu keinen Nährwert. Durch ihre aggressiven Medienkampagnen haben die Soft-Drink-Giganten jedoch die indische Jugend dazu gebracht, die traditionellen Getränke trotz ihres Nährwertes als etwas Minderwertiges anzusehen und sich dafür zu schämen. [...] Wenn nun die Softdrinks in Indien mit Maissirup gesüßt werden, nimmt man den Armen Mais, ihre Hauptnahrungsquelle weg. Schon jetzt werden 30% der indischen Maisernte nicht zur Ernährung des Menschen genutzt. Der Einfluß von Cola auf die indische Nahrungskette ist groß.«

In **Japan** süßt man Cola mit (in Lateinamerika traditionellem) Stevia, das in Europa als Süßstoff verboten ist.

In **Mexiko** hat Coca-Cola® einen völlig anderen Stand. Die dortige Firma gehört nicht mehrheitlich Coca-Cola® USA und nutzt den Spielraum für eine eigene Cola-Kultur. Hier wird Coca-Cola® weiterhin mit Rohrzucker gesüßt. Cola-Feinschmecker in den USA zahlen mitunter in Restaurants in den USA das zehnfache des mexikanischen Preises. Der Import der zucker-gesüßten Cola aus dem Süden macht sich inzwischen auch umsatzmäßig bemerkbar, so daß man in den Cola-Headquarters in Atlanta besorgt scheint. Durch das amerikanische Freihandelsabkommen geht auch vermehrt mexikanische Cola in alle südamerikanischen Länder. Das Argument: Coca-Cola® mit Zucker schmecke besser, läßt die Cola-Headquarters in Atlanta nun überlegen, ob sie nicht auch – natürlich gegen einen Luxus-Aufpreis – auf dem US-Markt wieder rohrgezuckerte Cola anbieten sollten.

Kosher-Cola? Auf die Frage, ob Coca-Cola®-Produkte koscher seien, antwortete die Firma: »Für Produkte, die als koscher ausgewiesen sind, stellt die Coca-Cola® Company die Zutaten der Getränke und Konzentrate unter rabbinischer Supervision her. Es bleibt jedem Abfüller überlassen, ob er die fertigen Produkte von einem Rabbiner absegnen lassen will. Im Normalfall ist so eine Abnahme des Rabbiners auf dem Label vermerkt.«

Coca-Cola® vor Gericht. Ein zuckerkranker Richter hat hierzulande gegen Coca-Cola® geklagt. Sein Argument: »Der Hersteller verschleiert ganz gezielt die Zusammensetzung seiner Produkte.« Es werde gepanscht und falsch deklariert. Daher könne der Konsument nicht wirklich ›eigenverantwortlich entscheiden‹, was er da zu sich nehme. Der Richter behauptet, daß Coca-Cola® Zuckerarten enthält, die nicht auf dem Etikett erscheinen, aber dafür viel gefährlicher seien, als normale Hauszuckerarten. Vor Gericht wollte dieser Richter mit Hilfe eines Blutzuckermeßgerätes so genannte Mono-Saccharine nachweisen – was vom Gericht wegen der eigenen ›mangelnden Sachkenntnis‹ abgelehnt wurde. In 2. Instanz entschied das Landgericht Essen gegen ihn: »Coca-Cola® hat einen nicht unerheblichen Anteil von Zucker. Diese produkttypische Eigenschaft wird von den Konsumenten in Kauf genommen. Wer trotz der allgemein bekannten Gefahren von Zuckerkonsum Coca-Cola® trinkt, handelt eigenverantwortlich. [...] Daß Coca-Cola® süß ist, wissen wir. Das steht ja auch auf den Flaschen. Aber Gift ist schließlich eine Frage der Dosierung.« Außerdem sei es »ohne Belang, welche Zuckerarten im Getränk Verwendung fänden«. Das Urteil ist bei Redaktionsschluß noch nicht rechtskräftig.

Things grow better with Coke, berichteten die internationalen Medien Ende 2004: In den indischen Staaten Andhra Pradesh und Chattisgarh boykottieren viele Bauern die Angebote internationaler Chemiemultis wie Monsanto, da sie ein günstigeres Pestizid gefunden haben: Coca-Cola®. Sie besprühen mit der verdünnten braunen Brühe ihre Baumwollfelder. Diese scheint die roten Ameisen dazu zu bewegen, alle Schädlingslarven zu vernichten. Zudem werden Schnecken vom Koffein abgehalten. Im Preisvergleich: 1 Liter Pestizid 10.000 Rupees, 1,5 Liter Cola 30 Rupees. Ironie der Colas: In Pepsi fand man die 36fache Menge, in Coca die 30fache Menge an Pestiziden, wie sie in Europa erlaubt ist. Auch in Indien soll der Zucker in Cola zunehmend durch Mais-Sirup ersetzt werden. Es scheint noch ungewiß, wie die roten Ameisen darauf ansprechen werden. (Die Softdrinkhersteller bekommen in Indien außerdem vermehrt Schwierigkeiten, da sie in einigen Gegenden das Grundwasser aufbrauchen bzw. kontaminieren. In Kerala mußte 2003 eine erste Cola-Abfüllfabrik geschlossen werden.) Traditionell soll Cola nach Medienberichten auch als Toilettenreiniger und Rostentferner genutzt werden. In China setzten manche die kurzlebige New Coke als Spermizid ein; es soll wirken, aber nicht verläßlich.

›Zuckerwerk verderbt der Kinder Leiber‹

Als Nasrudin Friedensrichter war, brachte eine Frau ihren Sohn zu ihm. »Dieser Junge«, sagte sie, »isst zu viel Zucker. Ich kann es mir nicht leisten, ihm ständig so viel zu geben. Ich bitte Euch deshalb, ihm offiziell zu verbieten, so viel zu essen; mir will er nicht gehorchen.« Nasrudin sagte ihr, sie solle in sieben Tagen wiederkommen. Als sie wiederkam, verschob er seine Entscheidung um eine weitere Woche. »Jetzt«, sagte er dann zu dem Jungen, »verbiete ich dir, mehr als soundsoviel Zucker pro Tag zu essen.« Die Frau fragte ihn daraufhin, warum er so lange Zeit gebraucht hatte, um eine so einfache Anordnung treffen zu können. »Sehen Sie, meine Dame, ich musste erst heraus finden, ob ich selbst meinen Verbrauch an Zucker einschränken kann, bevor ich es jemand anderem befehle.« **Eine MULLAH NASRUDIN Geschichte**

Das menschliche Sperma schwänzelt sich wie eine Kaulquappe durch das weibliche Empfangs-Universum. Dazu muß es u.a. durch das Follikel, die *Zona pellucida* – und diese ist reich an Zuckern und Proteinen. »Die *Zona pellucida* könnte als die Hüterin der biologischen Vielfalt betrachtet werden, als der Ort, an dem die natürliche Artenbildung oft ihren Anfang nimmt, denn es bedarf nur einer geringfügigen Veränderung im Aufbau ihrer Polysaccharide (hochmolekularen Zuckern), um etwas, das bis dahin vollkommen kompatibel gewesen war, zu einem Fremdkörper zu machen. [...] Die Zona verhindert darüber hinaus, daß mehr als ein arteigenes Spermium den Zellkörper erreicht. Vor der Befruchtung sind ihre Zucker offen und für ähnliche Zucker, wie sie sich im Kopf männlicher Samenzellen finden, mehr als aufgeschlossen. Sobald die Zona aber von einem Spermium berührt worden ist, saugt sie dieses in sich hinein und erstarrt dann buchständlich: Ihre Zucker drehen sich einwärts. Das Ei ist gesättigt; mehr DNS will es nicht.« (ANGIER)

Im Vergleich zur Milch anderer Säugetiere weist die menschliche Milch die niedrigsten Werte an Eiweißen und Mineralien auf, jedoch auch den höchsten Milchzuckergehalt. Wissenschaftler haben herausgefunden, daß nach der Nahrungsaufnahme bis zu 40% des Blutzuckers des Säuglings jedoch nicht aus Glukose, sondern aus Galaktose besteht. Muttermilch ist – außer dem Urin von Diabetikern – das einzige süße ›Produkt‹ des menschlichen Körpers. Fixt also Muttermilch unsere Süßigkeits-Rezeptoren an? Der erste süße Input geschieht wohl schon im Mutterleib. Ein junger Fötus entwickelt Geschmacksnerven und so scheint es wahrscheinlich, daß er ebendort seine ersten Geschmackserfahrungen macht. »Ein Wissenschaftler […] hat sogar behauptet, daß der Fötus bereits im Mutterleib mit seiner Ernährung Süße kennenlerne. Das neugeborene Kind lebt normalerweise zunächst ausschließlich von Milch. Jerome stellt fest, daß die Verwendung von gesüßten Flüssigkeiten als Ersatz für Milch bei der Ernährung von Säuglingen über die ganze Welt verbreitet ist.« (MINTZ) Professor Steiner von der University of Pennsylvania hat 175 Mütter überreden können, mit ihren 3 – 7 Tage alten Neugeborenen einen Test durchführen zu dürfen. Diese jungen Menschen, die bislang nur den Geschmack von Muttermilch kannten, wurden nun mit Saurem, Bitterem und Salzigem konfrontiert. Man fotografierte dabei ihre Mimik, vor allem die Mundstellung. Bitteres wurde ausgespuckt, bei Saurem verzogen sich die Gesichter, und bei Süßem erschien wiederholt ein relaxtes Lächeln, die obere Lippe wurde abgeleckt und der Mund machte Saugbewegungen. *Sugar Baby, OhOh, sugar sugar baby, hhmmm,* sang schon Peter Kraus.

In vielen Kulturen der Welt versuchen Mütter, ihren kleinen Kindern traditionell süße Freuden zu bereiten: Mandelöl und Zimt bei den jungen Alten Griechen, Honigöl in der Karibik, Zuckerrohrsaft auf Samoa, in Pakistan läßt die Mutter an ihren in Honig und Zucker getauchten Fingerspitzen saugen. Das geschieht nicht nur in alten Kulturen: Die erste nicht aus Milch bestehende Nahrung, die ein Säugling in einer nordamerikanischen Klinik erhält, ist eine 5% Lösung aus Glukose und Wasser. Sie dient der Überprüfung der körperlichen Funktionen des Kindes nach der Geburt und wird gegeben, weil »das Neugeborene Glukose besser verträgt als Wasser«. Die praktischen Vorteile einer Zucker-Dosis für ein kleines Kind liegen auf der Hand: Babys lieben den Geschmack von Zuckerigem, können es

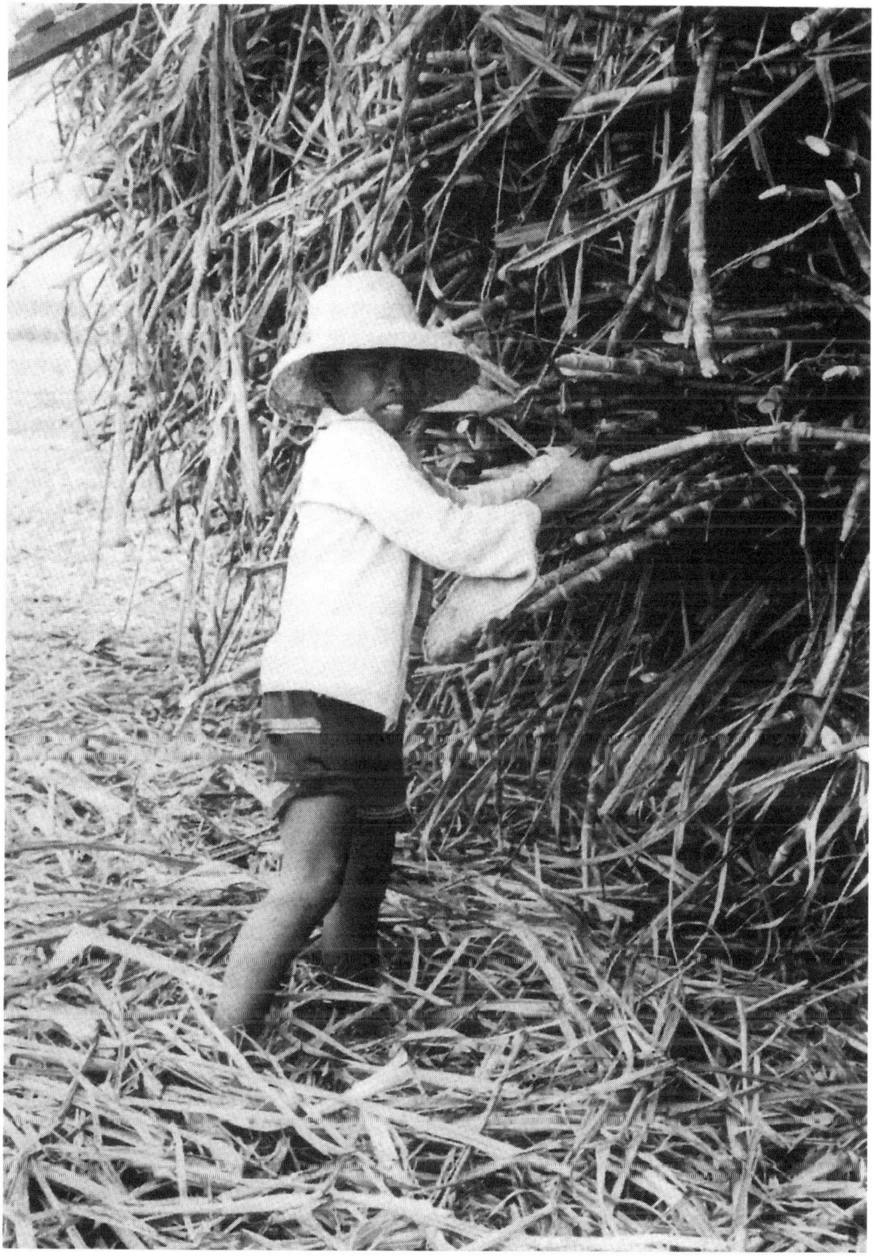

No Fun: Kinderarbeit übelster Art.

verdauen und fühlen fast unmittelbar einen Anstieg an Energie. Entsprechend gut gelingt z.B. das Entstillen, wenn die Mutter ihre Brustwarzen mit einer bitteren Substanz einreibt.

Als vor 30 Jahren einige Hippies den Zuckerentzug propagierten, wurden sie vom Bürger nicht ernst genommen. Emily Wildson schreibt im Guardian (2.2.05): »...denying a child sugar was an evil hippy-weirdo thing for a parent to do«. Sehr gut erinnere ich mich an meinen Patensohn und dessen Schwester: die Eltern opferten sich immer wieder für ihre Kinder, und aßen ihnen z.B. die Zuckerkruste vom Pflaumenkuchen weg. Bei einigen dieser Kinder zeigten die Großeltern Erbarmen – sie hatten immerhin, im Gegensatz zu den Wirtschaftswundereltern, Zeiten der zwangsweisen Zuckerknappheit mitgemacht und fixten so nun die Enkel an. Im Falle meines Patensohnes reichte schon der Bäcker auf dem Schulweg, um den Geschmack der ekelhaften Reformhausschnitten durch Weißzuckeriges zu ersetzen und ihn heute fleißig an seiner Gebißreform arbeiten läßt. Von seiner Schwester berichtet die Familienfolklore, daß sie sogar im Vorschulalter ausgebüchst, 5 km zum nächsten Kiosk gelaufen und dann von der Polizei ... Und natürlich traf die Eltern die ›Schuld‹, nicht der Zucker.
Alle Eltern erleben schlangestehend in Supermärkten an den Süßwarendepots in Kassennähe oft Dramen. Impulsiv greifen die Kinder (und auch das Kind in uns) ins Volle. »Ist ja alles so schön süß hier«, scheint Nina Hagen vermuzakt hörbar zu sein. Manche Eltern scheuen eine öffentliche Auseinandersetzung mit ihrem Kind und geben ihm sein Dope, bevor das Geschrei anfängt. Wo die Industrie mit verblendeter ›Elternliebe‹ spekuliert, wird Zucker zu einem Erziehungsproblem. Nur selten scheint es in dieser Frage souveräne Erziehungsberechtigte zu geben, die meisten sind heute überfordert, wollen anscheinend einfach nur ihre Ruhe haben. Zuckerli hilf!

Mediziner weisen seit Langem auf die verheerenden Folgen von Zuckertee bei Kleinkindern hin. Da dieser oft hochgradig aus Zucker besteht, bedient er kein physiologisches Bedürfnis. Der Schweizer Kinderarzt KAI KABUS beschreibt in der SCHWEIZERISCHEN ÄRZTEZEITUNG, dieser unnötige Zuckertee führe beim Kind zu Fettansatz und stelle eine Kariesgefahr dar. Der Werbeslogan ›Kindertee sorgt für Zufriedenheit und ungestörte Nachtruhe‹ macht nach Ansicht von Kabus deutlich, daß das Kind die Flasche nicht in erster Linie bekommt, weil es durstig und hungrig ist, sondern damit es ruhig gestellt werden soll. Zucker wird also schon früh zur Beruhigung im sozialen (und damit politischen) Sinn. »Der Schweizer Kinderarzt lehnt die Flasche als ›Problemlöser‹ ab. Er befürchtet, daß die frühe Gewöhnung an die Flasche später zur Gewöhnung an den Genuß alkoholischer Getränke führen kann. Er stellt eine erstaunliche Übereinstimmung zwischen Bierreklamen und Werbetexten für Kindertees fest.« (IMFELD 1983)
Das erinnert an Günther Amendts leidenschaftliche Attacke gegen Jägermeister in einer TV-Talkshow der 90er. Das Verhängnisvolle an diesem Likör sei doch gerade die Süße. So würden Kinder direkt von der Limo (bzw. vorher dem Süßtee) zum Alkohol geködert. Jägermeister war vorher schon als der umstrittene Pionier deutscher Fußball-Trikot-Werbung in die Geschichte eingegangen. Der legendäre Firmenchef Mast, so Amendt, sei nicht nur ein Dealer, er sei ein Pusher.

Der Weltkonzern Ferrero investierte im Jahr 1996 allein in Deutschland 300 Millionen DM in Werbung. Tennis-Star Anke Huber verspeist heute im TV ›Kinder-Milchschnitten‹ und verkündet »So, jetzt kann's richtig losgehen!«. Milchschnitten seien gesund, ebenso wie ›Kinder-Schokolade‹ und »Fruchtzwerge sind so wertvoll wie ein kleines Steak«.
Ferrero hat sogar dreist versucht, sich das Wort ›Kinder‹ als Marke schützen zu lassen. (Autor KALKBRENNER hat nach eigenen Angaben 3 Klagen über sich ergehen lassen und mehrere 10.000 DM bezahlen müssen um die Marke ›Kinder‹ nicht mehr zu ›verunglimpfen‹ zu dürfen). Zwischenzeitlich mußte die österreichische Ferrero-Niederlassung im absurden Streit um die Domain www.kinder.at gegen den Betreiber, das Wiener Unternehmen Media Clan, eine Niederlage in erster Instanz hinnehmen. Ferrero steht auf dem Standpunkt, die Benutzung des Namens ›Kinder‹ stelle eine Verletzung der zahlreichen Marken des Süßwarenherstellers dar. Die Richter des Handelsgerichts Wien sahen dies anders und zielten bei ihrem Urteil maßgeblich auf die Bewertung des Sprachgebrauches ab. Wenn man Kinder höre, denke man nicht zwingend an die Marke, sondern an

›kleine Menschen‹. Haben die Ferreros keine eigenen Kinder?

Eine Studie der Universität Gießen belegt, daß der Anteil für Nahrungs- und Genußmittel 40% der gesamten Fernsehwerbung ausmacht. Die mit Abstand am häufigsten beworbenen Produkte sind stark gezuckerte Milchprodukte, Softdrinks und Süßwaren. Zu 77% (!) erreichen diese Werbebotschaften am Samstagmorgen und Sonntagnachmittag die anvisierten Jung-Verbraucher, also dann, wenn die meisten Eltern ihre Kinder unbeaufsichtigt vor der Glotze abstellen. Selbst die meisten Eltern geben sich laut Studie der TV-Werbung eine Mitschuld an Übergewicht und Karies ihrer Kinder. Die Medien verändern nicht nur die Träume der Kinder, sondern auch ihre Wahrnehmung.

Das Sprachbewußtsein entwickelt sich erst mit dem 4. Lebensjahr. Vorher nimmt das Kleinkind die Welt nur in Bildern wahr, die allerdings begreift es. Sprache und Logik bleiben ihm lange Zeit erstmal unverständlich. Das Kind begreift also, was es im Fernsehen sieht, bevor es sprechen kann. Es versteht die Bilder in Zeitschriften und auf Werbetafeln ebenso gläubig wie Analphabeten es tun. Überspitzt: Kinder die mit 7 Jahren schon Crack ausprobieren, mit 8 ihre Schulkameraden ausrauben und mit 9 versuchen, ihre jüngere Schwester zu vergewaltigen, probieren nur das aus, was sie bereits in den Medien gesehen haben. Lange bevor ihnen Eltern und Gesellschaft linguistisch/verbal klarmachen können, was angeblich falsch und richtig ist, hat die Macht der Medienbilder sie bereits erzogen. Dieses Phänomen betrifft unsere Generationen, die als erste in der Geschichte mit diesen virtuellen Bildern großgeworden sind.

Die ›**Verführung zum Süßen ist Ausbeutung der Kinder**‹, stellte schon vor 20 Jahren die US-Marktüberwachungskommission FTC fest. Nichts scheint gegen den schamlosen Mißbrauch unternommen zu werden: die TV-Anstalten werden den Teufel tun und auf Einnahmen verzichten und Supermärkte, die nicht süße Verführungen an der Kasse in Kinderhöhe bereitstellen, müssen mit einem Umsatzrückgang rechnen. Einer der bekanntesten Werbeideologen, Jacques Séguélas von der Agentur Euro-RSCG formuliert es so: »Die Werbung hat alles erobert. Sie ist zum Schulmeister unserer Kinder geworden, da sie bei ihren Lehrern nur Stunden absitzen, das Fernsehen dagegen tausend Stunden eifrig verfolgen. Sie sitzen gebannt vor unseren Spots, und so wird die Werbung auch zum Lehrmeister fürs Leben.« (KALKBRENNER) Eine Untersuchung in England hat 2004 gezeigt, daß TV-Figuren inzwischen einen höheren Einfluß auf Jugendliche haben, als die Eltern oder Freunde. **Wenn ein Fruchtzwerg erstmal dein bester Freund ist ...**

Der GUARDIAN deckte im Mai 2004 auf, mit welchen ›Underground‹-Methoden die britische Süßigkeiten-Industrie die Kids manipuliert. Die verantwortliche Werbeagentur für die Kampagne von KELLOGG'S REAL FRUIT WONDER protzte bei einer Bewerbung um den Preis für ›Effektivität‹: »[We] entered the world of kids in a way never done before«. Es gelang ihnen, in einer Generation, die in einem Umfeld groß wird, das Fettleibigkeit fördert, die seit hundert Jahren die erste sein wird, deren Lebensdauer abnimmt, Einfluß zu nehmen. Wie? Durch neue Wege der Propaganda. Sublime Werbung? Das war früher! Clever pflanzte die Werbung ihr Produkt bei Konzerten, in Magazinen und Kinos wie Samen ins Bewußtsein der Kids. Dabei bediente sie sich eigens entwickelter Szene-kompatibler Begriffe und Figuren. Diese Figuren traten dann in TV-Shows oder auf Musikkanälen oder bei Popveranstaltungen für die Zielgruppe in Erscheinung. Die Agentur stellt fest, daß es ihr gelungen sei, ihre Kampagne zum Gesprächthema in dieser Zielgruppe gemacht zu haben – unbezahlbare Mundpropaganda. Die Kids fänden sie ›Cool‹ und eine eigene Umfrage habe Aussagen wie »Das ist doch geheimer als SMSs – meine Mutter hätte keine Ahnung, worum es hier geht« ergeben. Für diese Aktion wurde der verantwortlichen Agentur von der ELTERN JURY der ›Tooth Rot‹ Preis verliehen. Diese Jury wurde von der staatlichen Ernährungskommission zur Überwachung der Werbung für Jugendliche eingesetzt und ist eine unabhängige Vereinigung von 800 Eltern.

Der Schweizer Arzt Eugen Ziegler hat sein Leben damit verbracht, geradezu fanatisch den Einfluß des Zuckers auf die Akzeleration, das Wachstum von Kindern und Jugendlichen zu untersuchen. Er hat Mengen von Statistiken gesammelt. Aufgrund dieser Daten muß man folgern, daß an seiner These etwas dran ist.

»Das Geburtsgewicht von Kindern ist in Basel zwischen 1900 und 1960 von durchschnittlich 3,1 auf 3,3 Kilogramm angestiegen, wobei nur die Jahre der beiden Weltkriege eine Ausnahme bilden; diese Veränderungen laufen parallel zu den Veränderungen im Zuckerkonsum. In Oslo hat die Körpergröße von Mädchen in der Altersgruppe 8 bis 14 Jahre zwischen 1920 und 1950 zugenommen; für die vierzehnjährigen Mädchen betrug dieses beschleunigte Wachstum über 13 Zentimeter. Der einzige Einbruch in dieser langfristigen ›Wachstumsrate‹ erfolgte in der Zeit des Zweiten Weltkrieges. Wiederum hatten die Veränderungen der Körpergröße ihre Parallele in Wandlungen des Zuckerkonsums. In Norwegen nahm die Körpergröße erwachsener Männer in den Jahren 1835 bis 1870 um etwa zwei Zentimeter zu; in der Zeit zwischen 1870 und 1930 stieg sie um weitere 3,5 cm. Der durchschnittliche Zuckerverbrauch pro Kopf und Jahr nahm von rund einem Kilogramm 1835 auf fünf Kilogramm 1875 und weiter auf 30 Kilogramm 1937 zu; der gegenwärtige Verbrauch beträgt über 40 Kilogramm, was einen Anstieg um mehr als das Vierzigfache in einer Periode von 130 Jahren bedeutet. [...] Bei unseren eigenen experimentellen Forschungen haben wir drei Beobachtungen gemacht, die die Auffassung, Zucker bedinge frühere sexuelle Reife, stützen. Als wir Hähnchen auf Zuckerdiät setzten, bemerkten wir, daß sich ihre Kämme früher röteten und anschwollen, als dies bei Hähnchen der Fall war, die eine zuckerlose Kost bekamen. Am Ende eines dieser Experimente stellten wir fest, daß die Hoden der mit Zucker gefütterten Tiere eindeutig größer waren. Bei den Schweinen waren die mit Zucker ernährten sexuell aktiver, wie sich an ihren häufigen Versuchen zeigte, einander im Koben zu begatten. Bei Ratten ruft der Zucker einen merklichen Anstieg der Größe der Nebennierendrüsen hervor, die unter anderem Hormone produzieren, welche auf die sexuelle Entwicklung einwirken.« (aus: YUDKIN)

Doch bevor die Kinder der Welt Zucker genießen (oder unter ihm leiden) können, muß der Grundstoff geerntet werden. Der heißt nunmal global vor allem ZuckerRohr. Und auf den riesigen Plantagen Brasiliens und anderswo müssen Kinder in einem Umfang bei der Arbeit helfen, daß es einem die Tränen in die Augen treibt.

Zuckerrohr ist eine aggressive Pflanze, die Handschuhe schnell durchscheuert und die Hände aufschabt. Die Arbeit mit der Machete findet in der Vorhölle statt, bestätigen immer wieder die Menschen, die diesen Job ausführen müssen. HUMAN RIGHTS WATCH berichtet: »Um das Zuckerrohr während der Erntearbeit zu schneiden und die Blätter vom Strunk zu entfernen müssen Kinder bis zu neun Stunden täglich in glühender Hitze mit Macheten und anderen scharfen Messern hantieren. Nahezu jedes Kind, das von HUMAN RIGHTS WATCH befragt wurde, hatte sich während der Erntezeit in Hände oder Beine geschnitten.«

Das kann bei uns kein Kind nachvollziehen. Hier kann sich ein Kind einen Luxus erlauben: »Ich darf eine Weile *nein* sagen, bevor mir mein Opa Süßigkeiten aufdrängen kann.« (DANIEL KULLA) »Die klebrige Werbung der Zuckerindustrie macht den Verzicht auf Zucker schwierig – sie haftet besser im Bewußtsein als das Wissen um seine Gefahr. Aufforderungen wie ›Machen Sie Ihren Kindern doch eine Freude!‹ setzen Eltern unter Zugzwang. Die Zuckerwerbung raspelt Süßholz und umwirbt Kinder mit Versprechungen, gegen die sie machtlos sind.« (MARTINEZ/HOMES)

Al Imfeld hat einige Thesen über Kinder und ihren Zuckerkonsum aufgestellt:

- Zu Hause sollte das Kind nicht mit Zucker erzogen, beschwichtigt, beruhigt, belohnt oder beschenkt werden. Zucker ist ein ganz verfehltes Erziehungsmittel. In Kindergärten und Schulen sollten keine Süßigkeiten oder stark zuckerhaltige Nahrungsmittel oder Genußmittel verkauft oder abgegeben werden. …
- Unbarmherzig ist gegen die vielen Verkaufsautomaten mit Süßigkeiten vorzugehen. Gegen Spielautomaten wird immer wieder die Moral herbeizitiert. Warum schweigt man beim viel gefährlicheren Zuckerautomaten?
- Die geheimen und gemeinen Verführer stehen an allen Ecken. Sie erschweren nicht nur, sondern verunmöglichen eine Erziehung der Kinder für eine vernünftige und gesunde Ernährungsweise. Die Eltern müßten längst zu einem Aufstand gegen ihre Entmachtung aufgestanden sein.

Seinem Affen Zucker geben – zur Fettleibigkeit

Darf ich einmal auf Stammtischniveau surfen? OK: Wir sind das Volk. Wir scheinen zu glauben, die Güte des staatlichen Gesundheitswesens lasse sich daran messen, wieviele neue Krankenhäuser, Medikamente, Therapien, Versicherungen, Ärzte hervorgebracht und Steuergelder dafür aufgewendet werden – ohne zu fragen, wie berechtigt oder förderlich für unsere Gesundheit der oder das ist... Wie krank sind wir nur, daß wir uns so ein ›Un-Wesen‹ als ›erfolgreiche Gesundheitspolitik‹ verkaufen lassen! Wäre es nicht die vorrangige Aufgabe dieses unseres Staates, uns Bürgern dabei zu helfen, gesund zu bleiben? Nehmen wir als Beispiel die moderne Volksseuche Fettleibigkeit.

Die Zuckerindustrie stellt dazu – auf ähnlichem Niveau – lapidar fest: Hauptursache der zunehmenden Fettleibigkeit ist der allgemeine Bewegungsmangel. Stubenhocker & Couchpotatos knabbern gerne Fettes und tragen so selber die Schuld, wenn sie dick werden. In der heutigen Zeit käme es vor allem durch das reduzierte Bewegungsverhalten zu einem geringen Energieverbrauch und somit häufig zu einem Mißverhältnis zwischen Energieaufnahme und Energiebedarf. Das klingt logisch, vor allem, wenn so eine Behauptung durch die folgenden Informationen untermauert wird:

Eine Langzeitstudie der Universität Kiel zum Übergewicht zeigte deutlich, daß das Problem vielschichtig ist. Die Gewichtsunterschiede von Kindern werden hier im Wesentlichen durch Unterschiede der körperlichen Aktivität bzw. Inaktivität (Fernsehkonsum), vor dem Hintergrund sozialer Aspekte (Bildungsstand der Eltern) und eines möglichen genetischen Risikos (Gewicht der Eltern) begründet. Der Verzehr einzelner Lebensmittel (wie z.B. Fast Food, Süßwaren) oder auch das Ernährungsmuster insgesamt hingegen zeigen in wissenschaftlichen Untersuchungen kaum Beziehungen zum Ernährungszustand. So essen übergewichtige Kinder sogar weniger häufig Süßwaren als ihre normalgewichtigen Altersgenossen. Die sog. DONALD-Studie des Dortmunder INSTITUTS FÜR KINDERERNÄHRUNG zeigt zudem, daß die Energieaufnahme der Kinder heute nicht höher ist als vor 15 Jahren. Was sich hingegen stark verändert hat, ist das Bewegungsverhalten der Kinder. Die körperliche Aktivität hat deutlich abgenommen, z.B. durch erhöhten Fernsehkonsum, Computerspiele und die Reduzierung des Schulsports. Neuere Forschungen jedoch ergeben ein anderes Bild: »Ein Bericht der Weltgesundheitsorganisation (WHO) vom März 2003 macht insbesondere fett-, zucker- und salzhaltige Lebensmittel verantwortlich für das zunehmende Problem von Übergewicht bei Kindern und Jugendlichen, das in der Tat sehr ernst zu nehmen ist. Dieser Bericht war Anlaß für EU-Verbraucherschutzkommissar Byrne, im Juni 2003 in letzter Minute in den EU-Verordnungsvorschlag zur Harmonisierung nährwert- und gesundheitsbezogener Werbeaussagen für Lebensmittel sogenannte Nährwertprofile einzuführen, von denen die Berechtigung zur Verwendung solcher Werbeaussagen abhängig sein soll. Verkürzt gesagt geht es bei der Einführung von Nährwertprofilen um eine Einteilung in ›gute‹ und ›schlechte‹ Lebensmittel. Bisher war es aber Grundkonsens, daß es nur ›gute‹ und ›schlechte‹ Ernährungsweisen gibt. Deutschland lehnt im EU-Ministerrat als einzige Regierung Nährwertprofile ab.« SÜSSWAREN 5/2004 Deutschland ist zwar keine Regierung, aber wir ahnen, was gemeint ist.

Die Menschen des britischen Empire sind/waren dem Zucker kollektiv in einem Maße verfallen, daß sie nicht nur bis heute den größten Anteil an Totgeburten aus nichtinfektiösen Gründen auf der Welt erleiden müssen, sondern auch das schlechteste Essen. In nur acht Jahren um die Jahrtausendwende hat die Fettleibigkeit britischer Kids um über 5% zugenommen; im selben Zeitraum haben in allen Altersklassen die Jungs die Mädels an Dicke überholt. Besonders betroffen: Kinder mit dicken Eltern. Unter diesen sind fast 20% zu fett. Auch die ehemaligen Kolonialgebiete Kanada, USA, Australien etc. tappten nachhaltig in die britische Zuckerfalle. Früher starben die Menschen dort an Syphilis und Typhus, heute an Herzversagen und Krebs.

Selbst bei den gut gemeinten Hilfssendungen in die Hungergebiete der Welt ist oft zu viel guter Wille in Form von zu viel Zucker- und Fettanteilen im Spiel, daß vielen Hungernden durch Vitaminmangel sprichwörtlich zu Tode geholfen wird.

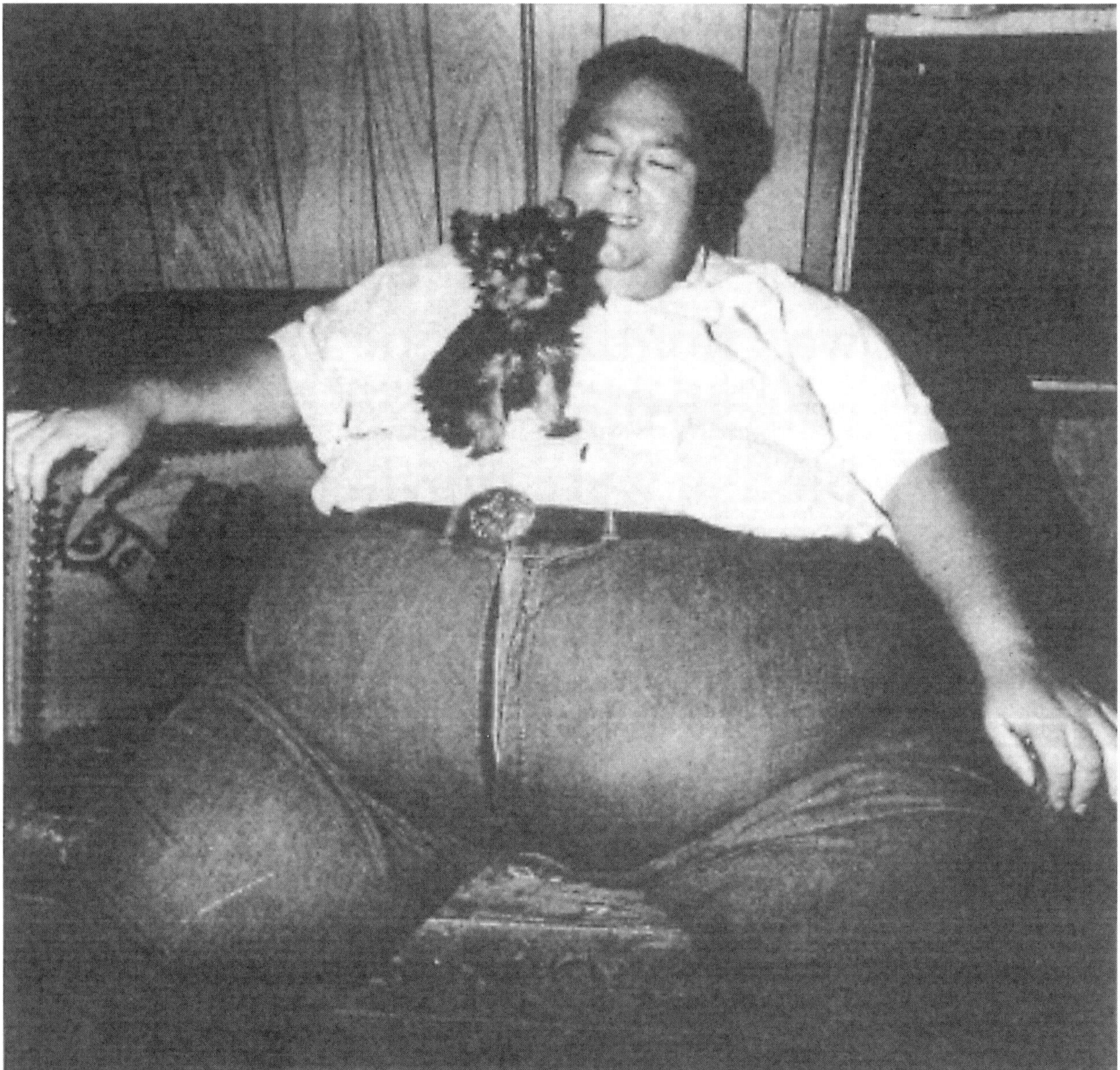

Ein Mensch gewordenes Zuckerfaß.

1992 befand man rund 13% der Bevölkerung der USA als übergewichtig, um die Jahrtausendwende war diese Zahl auf 30% gestiegen. Beim alten McDonald gab es eine Grundportion mit Cola, die mit 590 Kalorien geladen war; heute werden einem 1550 untergejubelt. Eine durchschnittliche Frau hat damit drei Viertel ihrer benötigten Tagesdosis an Kalorien verdrückt. Ernährungswissenschaftler sehen in den USA ein schockierendes wie stetiges Ansteigen der Fettleibigkeit, seit der schon erwähnte HFCS-Mais-Sirup seinen Weg in den Großteil der verzehrten Mahlzeiten eines Nordamerikaners gefunden hat. Die Gefahren des Zuckers sind lange bekannt, aber nun scheint es so, als ob einige Ersatzstoffe noch gefährlicher sein könnten. Gerade auch, weil sie offensichtlich die Fettleibigkeit fördern. Viele ältere US-Amerikaner sind fett. Im Alter arbeiten unsere Geschmacksnerven nicht mehr so gut, so daß Ältere gerne Lebensmittel mit süßem Geschmack essen. Der Maissirup befindet sich inzwischen in fast allen Speisen. Im Schnitt nimmt der US-Amerikaner täglich 3900 Kcal zu sich, das doppelte seines Bedarfes. Irgendwann stellt der Körper seine Fähigkeit zur Fortbewegung ein. In etlichen Stadtvierteln in den USA gibt es heute keine Bürgersteige mehr. Wer nicht fährt, ist verdächtig.

Nicht nur die Fluglinien überlegen, wie sie die wachsende Mehrgewichtigkeit ihrer Kunden neu berechnen sollen – auch für Bestattungsunternehmer wird dies zu einer Herausforderung.

Für den Laien erscheint es schwer, aus all diesen Informationen eine schlüssige begründete Meinung zu entwickeln. Dabei ist eine aktuelle Studie zum Thema (THE GUARDIAN 31. 12. 2004) hilfreich. Forscher an den Unis Bosten und Minnesota überwachten fünfzehn Jahre lang die Ernährung von 3000 18–30-Jährigen. Sie widerlegt ganz klar die Schutzbehauptungen der Zuckerindustrie. Jene Menschen, die öfter als zwei Mal wöchentlich ein Fastfood Restaurant besuchten, wogen im Durchschnitt 4,5 kg mehr, wiesen eine zweifache Steigerung der Insulin-Resistenz und eine größere Diabetesanfälligkeit auf als jene, die diese Etablissements seltener aufsuchten.

Frauen, die in ihren mittleren Jahren fett sind, werden im Alter eher dement als schlanke. Eine große Untersuchung in Kalifornien ergab, daß sie doppelt so häufig von Demenz befallen werden. Besonders gefährdet sind Männer und Frauen mit dicken Fettablagerungen an den Schultern und Oberarmen, bei ihnen liegt die Demenzgefahr um 65%.

Abschließend möchte ich noch zwei weitere langfristige Zucker-Auswirkungen erwähnen:

1. können bei übermäßigem Zuckerkonsum die wachsenden Zuckervorräte in der Leber nicht mehr gespeichert und müssen in Fette umgewandelt werden;
2. erschöpft sich nach Jahren der extremen Produktion die Tätigkeit der Bauchspeicheldrüse, so daß die Insulinproduktion pathologisch eingeschränkt wird, was im allgemeinen Alters-Diabetes, also Zuckerkrankheit, zur Folge hat.

Zur globalen Verfettung

Inzwischen sind rund 1,2 Milliarden Menschen fett und weitere 350.000 übergewichtig.

Es ist zum Teil die Paranoia, die viele Menschen glauben läßt, sie seien der AIDS-Krankheit verfallen, die immer mehr schlanke Menschen in **SüdAfrika** dazu verführt, viel zu essen – und fett zu werden. Geholfen wird ihnen dabei von der Flut der Fast-Food-Läden. Von diesen gibt es inzwischen fast so viele wie in Kalifornien, der Weltspitze. Dem entsprechend nimmt die Diabetes flächendeckend zu. Viele Menschen könnten sich diesem Problem entziehen, würden sie 5-10% abnehmen.

Auch in **Marokko** sind inzwischen 40% der Bevölkerung übergewichtig, selbst in **Kenia** sind es schon 12%. »The bigger the belly the better!« protzen viele Männer in ZIMBABWE, denn ein dicker Bauch steht bei ihnen – zumindest theoretisch – für Reichtum.

Eine staatliche Studie aus **Australien** ergab, daß die Fettleibigkeit der Männer *down under* im Zeitraum 1990 – 2005 um 80% zugenommen hat. Konkret: 67% der Männer und 52% der Frauen Australiens haben Übergewicht. Dieses kostet den Staat jährlich rund 700 Mio. € an Verdienstausfall und Gesundheitskosten. Die Regierung hat das Problem erkannt und investierte allein 2003 eine Summe von ca. 70 Mio. €, um Kinder dazu zu bringen, sich mehr zu bewegen und gesünder zu essen.

In China verdoppelte sich die Zahl der Übergewichtigen zwischen 1992 und 2002, vertragen Asiaten die westliche verzuckerte Nahrung doch nur bedingt.

Das Rohr

MELANESISCHES GRAS: SACCHARUM OFFIZINARUM

Vorbei an den Zuckerrohrfeldern.
Graziös wiegen sich die Halme im Trade-Wind, dem Passat,
der die Zuckerwatte der Federwölkchen durch den strahlendblauen Himmel treibt.
Die Erde ist nicht rot vom Blut der Opfer der Teufelsdroge. Sie ist ausgepowert vom Zuckerrohr.
Jedes Jahr muß sie mit mehr Kunstdünger angereichert werden.
(PETER PAUL ZAHL)

Beim Zuckerrohr handelte es sich ursprünglich um ein melanesisches Gras, allein in Neu-Guinea wachsen hunderte von Arten. Eine hat sich als kommerzieller Rohstoff global durchgesetzt – für die Lateiner unter uns: *Saccharum offizinarum L,* volkstümlicher auch das *creolische Rohr* genannt. Den lateinischen Namen erhielt das Rohr 1753 von Carl Linné; der Begriff *offizinarum* weißt auf die ursprüngliche Nutzung als Medizin hin. Im Laufe der Zeit versuchten die Pflanzer und Verbraucher das Rohr ihrem Geschmack anzupassen und zu verbessern, neue Kreuzungen wurden gezüchtet, unter anderem *Saccharum robustem* auf Borneo. Die Halme der mehrjährigen Pflanze werden 2 bis 5 cm dick und erreichen eine Höhe bis zu 7 m. Die Halme sind mit dem zuckerspeichernden Mark gefüllt. Die Pflanze liebt ein Klima von 25° – 28° C, Temperaturschwankungen schädigen das Wachstum, das Jahresmittel darf 18° nicht unterschreiten, da das Rohr ansonsten sein Wachstum einstellt. Frost ist ein Rohrkiller.

Die Pflanze wird durch Auslegen von Stecklingen, d.h. Sprossenabschnitten mit 2-3 Knoten, angebaut bzw. vermehrt, wobei sie täglich viel Wasser und gute Böden benötigt. Die Ernte erfolgt 9 bis 20 Monate nach dem Auspflanzen, wenn der Zuckergehalt am höchsten ist. Unten im Stamm befindet sich mehr Zucker als in der Pflanzenspitze. Geerntet wird, wenn die Blätter gelb werden. Vormals mußte das Rohr dicht über dem Boden mit einer Machete gefällt werden – in sehr mühsamer Handarbeit. Heute werden auf den großen Plantagen zumeist Erntemaschinen eingesetzt. Die Rohre müssen schnellstmöglich zur Weiterverarbeitung befördert werden, da sich ihr Zuckergehalt, vor allem bei tropischen Temperaturen, nach der Ernte rasch senkt.

Das Zuckerrohr wird ausgepreßt, und der gewonnene Saft durch Kochen eingedickt, bis der braune Dicksaft einen Zuckergehalt von 65 – 70% aufweist – wobei die getrockneten Reste des Zuckerrohrs mitunter als Brennmaterial eingesetzt werden. Wird der Saft weiter heiß eingekocht, entwickelt er sich zum braunen Kandissirup bzw. braunem Zucker. Köchelt er auf kleinerer Flamme weiter, bilden sich die Zuckerkristalle, die mit Hilfe einer Zentrifuge abgesondert werden. Der so entstandene Rohzucker wird mit Hilfe von Wasserdampf vom restlichen Sirup gesäubert, und, volià: fertig ist der Weißzucker. Löst man diesen nun noch einmal auf und läßt ihn erneut kristallisieren, gewinnt man hochreine Raffinade. Die übriggebliebene braune Masse, Melasse genannt, verfüttert man an Tiere oder recycelt sie für verschiedene Lebensmittel. Der Anbau des Rohrs geschieht nur in den Tropen, die teuren Raffinerien finden sich fast nur in den Industrienationen.

Eine Ausnahme ist da die Produktion in Kuba: »Die Nachlässigkeit, die das Rohr auf dem Feld erlaubt, wird zu drängender Eile, sobald es verarbeitet wird, um ihm seinen Saft zu rauben, und ein Sichselbstüberlassen wird nicht geduldet. Das Zuckerrohr beginnt nur wenige Tage nach dem Schnitt zu gären oder zu faulen. Theoretisch müssen die Produktionsschritte, Schnitt, Transport, Mahlen, Klären, Kochen und Kristallisieren einer nach dem anderen ohne Pause durchgeführt werden. Praktisch aber verlaufen sie in der Zuckersiederei gleichzeitig. Während ein Zuckerrohrfeld noch geschnitten wird, ist das andere quasi schon im Sack.

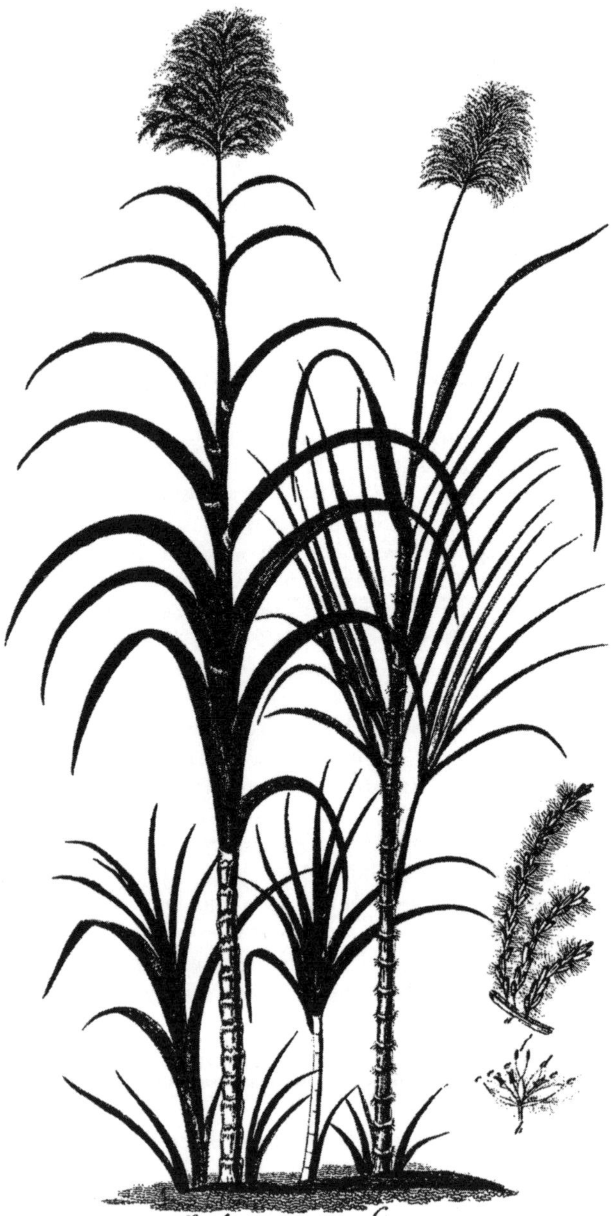

Das Zuckerrohr

Und das alles im Laufschritt. Zwischen dem Augenblick, in dem die Machete oder die *mocha* das Rohr fällt, und dem Verschließen der Zuckerpackung vergehen nur einige Stunden. Die Ernte eines ganzen Ingenio dauert wegen der großen Menge an Zuckerrohr monatelang, die eigentliche *zafra* [Ernte] des Rohres ist immer schnell getan.« (ORITZ)

Zur Früh-Geschichte des weißen Goldes

»Jahrtausende hindurch waren es Brot und Salz, die der Alltagskost des abendländischen Menschen – und seiner Alltagsmetaphorik – als Grundlage dienten; nun war der Zucker hinzugekommen. Jetzt hieß es: Brot und Salz – und Zucker. Ein Laib Brot, ein Krug Wein – und Zucker. Die Ernährung einer ganzen Art erhielt so nach und nach eine neue Gestalt.« (MINTZ)

Beim Zucker handelt es sich sowohl um eines der ersten weltweit gehandelten Produkte, als auch um eines der ersten industriell erzeugten Lebensmittel. Wie kam der Mensch zum Zucker? Prof. Paul Rozin meint: »Der Hang zum süßen Geschmack ist angeboren. Nichts in der Natur, was süß schmeckt, ist giftig. Die süße Vorliebe ist eine uralte Menschheitserfahrung.« Eine uralte Erfahrung mit vielen Facetten: »Die Geschichte des Zuckers und des süßen Geschmacks ist bis in die Gegenwart hinein ein menschliches Drama, in dem unter der Flagge des süßen Geschmacks den Konsumenten Glück und Wahlfreiheit verheißen und ›bedeutet‹ wird, die zugleich hinter dem Rücken wieder eingeschränkt und kanalisiert wird.« (MEDICK)

Das Urzuckerrohr, *Saccharum robustem* wuchs auf Borneo. Das Rohr wurde vor allem zum Bauen von Hütten und Zäunen eingesetzt, aber man kaute es auch schon. Von Melanesien bzw. Polynesien nahm das Rohr seinen Weg nach Indonesien und die Philippinen und erreichte etwa 8000 v.u.Z. Indien. Von dort aus begann es seinen Siegeszug auf die Pazifikinseln und später auch nach Arabien.

Durch beständiges Kreuzen entwickelte man *Saccharum officinarum*, um Pflanzen mit süßerem Saft und weniger Fasern zu erhalten. Dieses Rohr wurde später in Indien mit wildem Rohr, dem *S. spontaneum* gekreuzt. Daraus ging dann *S. barberi* hervor. Das *S. officinarum* entwickelte sich dort zum *S. sinense*.

Der Begriff ZUCKER stammt aus dem Sanskrit, in Indien = *Sarkara*, in MittelIndien = *Sakkara*. Beide Schreibweisen bedeuten ursprünglich etwa ›zerrissener Stoff‹ und beziehen sich auf die Zerkleinerung des Zuckerrohrs bei der Herstellung des ›Stoffs‹. Ebenfalls aus Indien stammt der Begriff ›khand‹, aus dem sich bei uns ›Kandis‹ entwickelt hat.

Die älteste Verwendung des Zuckerrohrs haben wir uns wohl so zu denken, daß die Inder das Rohr in Gärten pflanzten, die reifen Stengel schnitten und kauten, den Saft saugten oder auspreßten und tranken. Jahrhunderte später ging man dazu über, den ausgepreßten Saft in einem Kessel über offenem Feuer zu kochen und einzudicken, wobei man zunächst eine zähe, dickflüssige Masse, den *Modhu* (Sirup), erhielt. Einen weiteren Schritt bedeutete die durch langjährige Erfahrung erlernte Kunst, durch vollkommenes Eindicken eine zwar immer noch weiche und braune, aber doch feste Masse kristallisierten Zuckers, *Guda* oder *Gur* genannt, herzustellen. Sicher ist, daß die Gewinnung des süßen Saftes aus dem Rohr uralt ist. Ein genauer Zeitpunkt, wann die Inder damit begannen und seit wann sie kristallisierten Zucker herstellten, läßt sich nicht bestimmen. (BAXA)

Wann der Zucker von Indien nach Arabien vordrang, entzieht sich ebenfalls unserer Kenntnis. Die Araber jedoch führten ihn 649 nach Zypern ein, das damit zum ersten europäischen Zuckerzentrum wurde. In Marokko baute man Zucker um 700 an, ab 714 kultivierten es die arabischen Eroberer auch in Spanien.

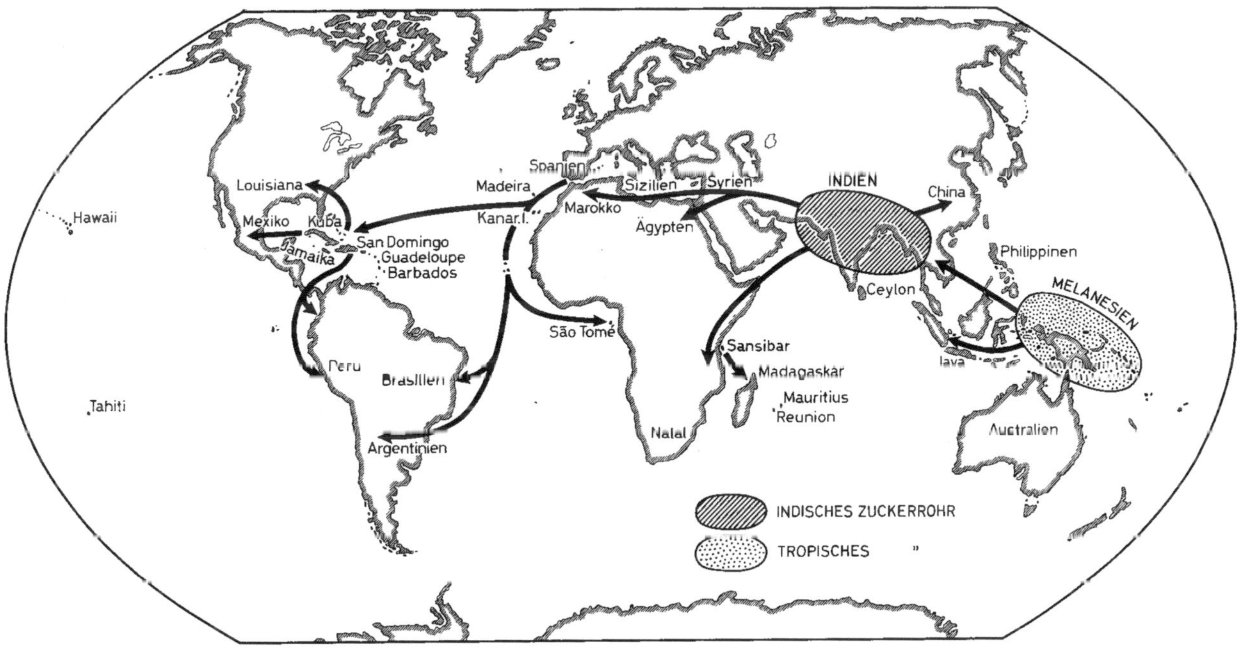

Gone West.

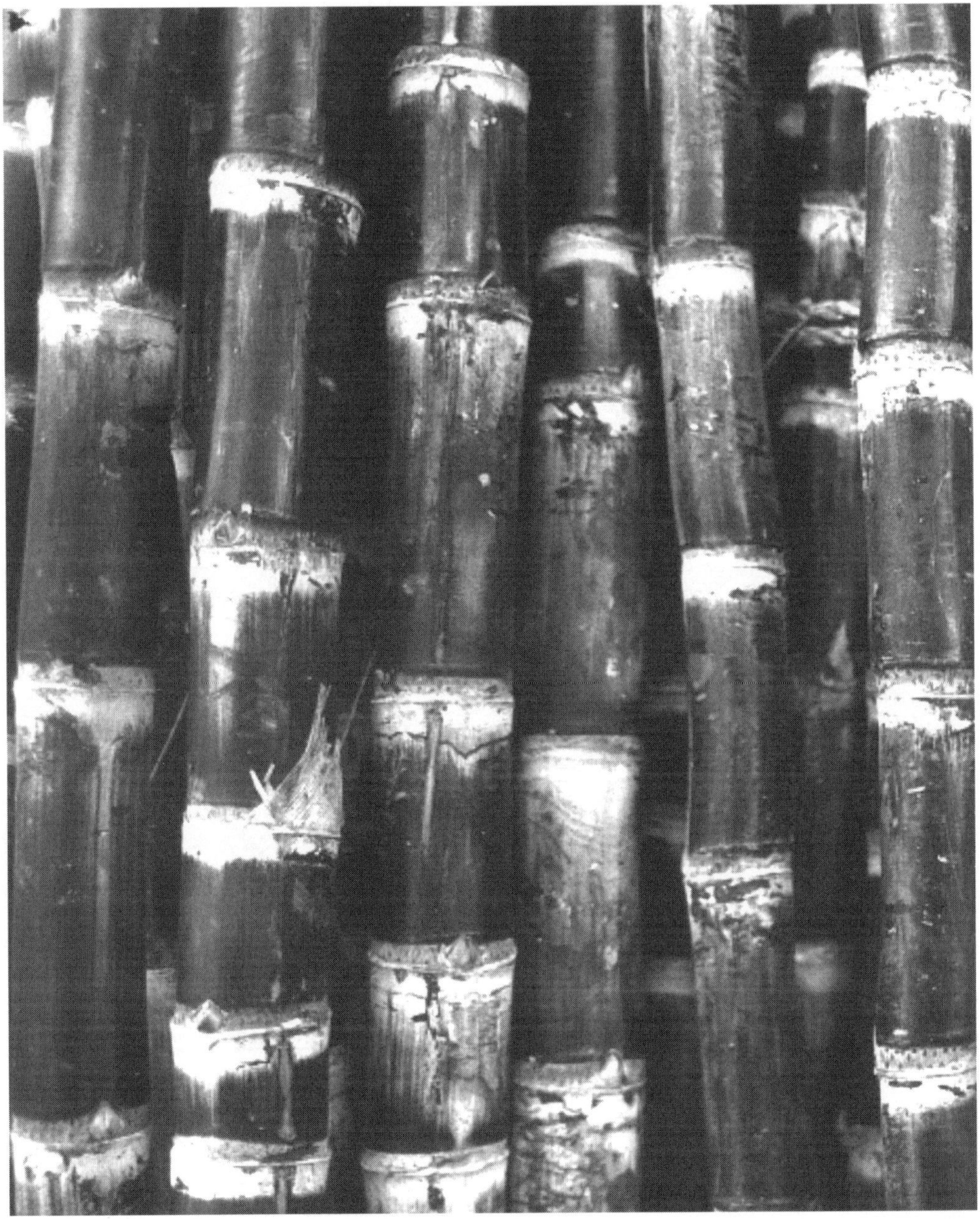

Das Zucker-Rohr:
Saccharum offizinarum

Der Papst untersagte Ende des 1. Jahrtausends den Handel mit den ›Ungläubigen‹, aber ihm zum Trotz waren es vor allem italienische Handelshäfen, die sich am Zuckerhandel mit Byzanz bereicherten. 966 wurde in Venedig ein erstes großes Zuckerlager erbaut. Während der Kreuzzüge baute die Stadt ihren Handel aus. So kaufte es die Insel Kreta, vormals ›Candia‹. Aus dem alten Namen entwickelte sich der Begriff ›candy‹.

Kreuzritter WILBANDUS VON OLDENBURG erwähnte 1211 die Zuckerrohrfelder von Beirut, »wo wir zuerst das Rohr kosteten, aus dem der Zucker ausgekocht wird«. Über die Fabrikation des letzteren sagt BURCHADU: »Im Heiligen Lande wächst Zuckerrohr, das dem gewöhnlichen Rohre ähnlich, jedoch größer ist; innen ist es hohl und voll von einer schwammigen Masse, deren Natur sich der des Holundermarkes nähert. Diese Rohre werden geerntet, in Stücke von halber Spannenlänge geschnitten und in einem Mörser ausgequetscht; der ausgepreßte Saft wird in metallenen Kesseln eingekocht und die dicke Masse in Körbe gefüllt, die aus feinen Ruten geflochten sind. Einige Zeit nachher wird sie trocken und hart, und so wird der Zucker gewonnen; vor dem Erhärten läuft eine dicke Flüssigkeit ab, die Zuckerhonig heißt, ausgezeichnet schmeckt und sich gar sehr zum Bereiten von Speisen eignet. Vom Zuckerrohr selbst schneidet man oben fingerlange Stücke derart ab, daß sich in deren Mitte einer der Knoten befindet, von denen jedes Rohr mehrere hat; zur Frühjahrszeit steckt man diese Stücke an feuchten Orten in die Erde, und es wachsen dann neue Rohre, meist aus jedem zwei, nämlich eines von jeder Seite des Knotens; und so wird Zuckerrohr gepflanzt.«

Um 1500 gilt Zucker bei uns noch vorwiegend als Arznei, wird entsprechend in Apotheken vertrieben. Nach und nach setzt er sich jedoch auch in den Küchen der Fürstenhäuser durch, »weil er den Geschmack zu hofieren schleckerhaftig bereit, vermischt und gebraucht wird, daß auch ein besonder Sprichwort daraus erwachse: Zucker verderbt kein Speis«. (RYFF) In der TEUTSCHEN SPEIßKAMMER des HIRONYMUS BOCK finden sich 1550 schon viele Rezepte für die hochherrschaftliche Küche.

1571 fiel Zypern in türkische Hände und damit versiegte Europas früheste Zuckerquelle. Welch glückliche Fügung für die adligen Zuckermäuler, daß man via Kanaren und Madeira, nun selber Zucker in den neu entstehenden Kolonien im Westen anbauen lassen konnte. Dazu mehr in den folgenden Kapitel über KOLONIALPOLITIK und MADEIRA.

Den Kolonien war die Raffination des Rohzuckers verboten oder durch Finanzgesetze erschwert. Rohrzucker kam als gelbe oder braune Rohware in Fässern und Kisten nach Europa. Er mußte hier gereinigt und geklärt werden. Dies geschah in zahlreichen Zuckersiedereien, vorzugsweise gleich in den Hafenstädten. Antwerpen, der erste europäische Zuckerumschlagplatz außerhalb der romanischen Welt, wurde Stapel- und Handelsplatz zwischen den überseeischen Zuckerlieferanten und den Verbrauchergebieten sowie auch Raffineriezentrum. 1550 arbeiteten dort 13, 1556 bereits 19 Zuckerraffinerien. Die führende Rolle ging um 1625 auf Amsterdam über, später z. T. auf Gent. (ZUCKERMUSEUM)

»Der Zucker ist in sich eine Ware des Luxus und nur eine Art von Bedürfnis des Adels und der reicheren Klassen des Geistlichen und Bürgerstandes. Dem Landmann und dem ärmeren Bürger gab die Natur, die für die wahren Bedürfnisse eines jeden Klimas sorgt, den ebenso angenehmen wie gesunden Honig, welcher nach der Entdeckung von Amerika durch den Zucker von den Tafeln der Reicheren zum großen Nachteil der Bienenzucht entfernt worden ist.« Dieses Urteil eines ungenannten österreichischen Staatsbeamten findet sich in einem unfangreichen Vorschlag zur Errichtung eines Zucker-Appalto, d.h. eines Zuckermonopols vom September 1789, zur Zeit Kaiser Josefs II. (BAXA)

Madeira

Anfang des 14. Jahrhunderts warnte MARINO SANUTO PAPST JOHANN XXII vor den Gefahren des Handels mit dem Orient. Er schlug folglich die Anpflanzung des Zuckerrohrs in christlichen Gebieten vor, um sich nicht in eine Abhängigkeit von orientalischem Zucker zu begeben.

Schon in der Antike berichteten griechische Seefahrer von einer ›Insel der Seligen‹, HOMER pries sie wie folgt: »Dort ist den Menschen fürwahr das leichteste Leben bereitet ...«. Gegen 1350 fanden vermutlich genuesische Seefahrer die Azoren und Madeira, die die mediceische Karte von 1351 bereits verzeichnen; der Name Madeiras lautet dort ISOLA DE LO LEGNAME = INSEL DES WALDES, DES HOLZES, und erst GIRALDIS Karte von 1426 ersetzt ihn durch ILHA DE MADIERA, d. i. »materia« im Sinne von Holz, namentlich Bauholz, wie CAMOENS in den ›Lusiaden‹ ausdrücklich bezeugt: »Madeira, so vom Wälderschmuck benannt.«

Ab 1400 besiedelten die Portugiesen diese Inseln, brannten die Wälder größtenteils nieder und fanden das Klima so geeignet, den Boden so fruchtbar, daß Prinz HEINRICH DER SEEFAHRER (1394—1460) auf die Idee kam, ihn durch Anbau edlerer Kulturpflanzen besser als bisher zu nutzen. Er ließ deshalb, wie BARROS 1552 in seiner HISTORIA DE INDIA berichtete, seit 1420 »aus Zypern Reben und zugleich aus Sizilien Zuckerrohr und in dessen Verarbeitung erfahrene Meister nach ILHA DE MADEIRA bringen«.

Als der venezianische Seefahrer CA DA MOSTO auf seiner ersten westafrikanischen Fahrt, 1454, Sturmes halber in Portugal nächst dem Kap St.Vincent landen mußte, zeigte ihm Prinz HEINRICH, der sich gerade daselbst in seiner Villa aufhielt, bereits Proben »des in Madeira neugepflanzten Zuckerrohres«, des dortigen medizinisch wertvollen Drachenblutharzes und anderer solcher Waren, »an denen sich 1000% gewinnen ließe«, woraufhin MOSTO in seine Dienste trat und zunächst eine Reise nach Madeira unternahm; er fand 800 Einwohner vor, »die haben an der Südküste viel Zuckerrohr und machen daraus Zucker von einem Sieden, bei 400 Ztr., ... werden aber daselbst bald viel mehr Zucker machen, ja so viel, als man nur haben will«. (LIPPMANN)

Mitte des 15. Jh. wechselte die Verarbeitung des Rohrs von Handarbeit zur maschinellen Aufbereitung mit Hilfe der Kraft von Wassermühlen.
Bald begann man, auch andere Länder aufzusuchen, da der Bedarf Portugals begrenzt war; 1471 schreibt z.B. LUCA LANDUCCI in seinem FLORENTINER TAGEBUCHE: »Am 26. Mai kaufte ich vom ersten Zucker, der jemals aus Madeira zu uns kam, welche Insel wenige Jahre vorher vom König von Portugal urbar gemacht wurde und auf der man Zucker zu bereiten anfing.« Mit Recht nennt daher MARTIN BEHAIM, auf seinem berühmten 1492 angefertigten Globus, Madeira »die Insel, wo des Portugals Zucker wächst.«

1552 schufteten 3.000 Sklaven auf Madeiras Zuckerrohrplantagen. Ohne sie wäre das mit dem Zuckeranbau nichts geworden: sie bauten die Levadas, das über 2000 km lange Kanalnetz, das das Wasser vom nassen Norden in den fruchtbaren, sonnigen Süden umleitet, in die Berge & Felswände. Die Levadas sind heute noch in Gebrauch.*

Der Zucker-Spuk auf Madeira war nach nur wenigen Jahren vorbei. Columbus, der hier geheiratet haben soll, nahm höchstselbst Rohrpflanzlinge mit auf seine Fahrt gen Westen – und der Rest ist Geschichte:
Die Arbeitsbedingungen auf den karibischen Inseln waren einfach günstiger als in der Hügellandschaft Madeiras. Die Entdeckung des Rübenzuckers auf dem europäischen Kontinent bedeutete das endgültige Aus für den flächendeckenden Zuckerrohranbau, man beschränkte sich auf Wein und Tourismus. Heute arbeitet nur noch eine Zuckermühle auf der Insel, in Porto da Cruz. Hier wird der Rohstoff für den populären örtlichen Schnaps, *aguardiente de cana*, fabriziert. In den 90er Jahren war Madeira die ärmste Region im EU-Europa.

* [Und nebenbei die schönsten Wanderwege die ich kenne: neben den Levadas sind Wege angelegt, in engen Stellen läuft man auf der Mauerbefestigung derselben ... immer – auch in großen Höhen – von sanft fließendem klaren Wasser begleitet. Anm. d. A.]

Ohne Zuckerbrot – aber mit Peitsche: Kolonialgeschichte, Sklaverei & deren Auswirkungen

Bei dem Worte Zuckerpflanzung schaudern alle Sklaven, sie lassen sich lieber totschlagen, als in eine Zuckerpflanzung verkaufen.
Charles Sealsfield *aka* Karl Postl (1797-1864)

»Ob Kaffee und Zucker für das Glück Europas entscheidend wichtig sind, weiß ich nicht; was ich aber sehr wohl weiß, ist, daß diese beiden Erzeugnisse das Unglück zweier großer Weltregionen begründet haben: Amerika wurde entvölkert, weil man Land haben wollte für ihren Anbau, und Afrika wurde entvölkert, weil man Menschen haben wollte, die sie anbauten.« (MEDICK) Wie viele Kollegen erklärt auch Medick irrtümlich die Pflanzen und Erzeugnisse zum ›Unglück‹, nicht ihre Verwertung durch den Menschen; like: »It's the economy, stupid!«
Doch trägt die Zuckerproduktion die zweifelhafte historische Auszeichnung, den Sklavenhandel ins Leben gerufen, die Expansion der europäischen Imperien finanziert und erheblich zur Entwicklung des Kapitalismus beigetragen zu haben. Und im Grunde hat sich seither wenig verändert. Im gesamten Tropengürtel, in den Hungergebieten Lateinamerikas, Afrikas und Asiens sind große Teile der besten Ackerböden nach wie vor von Zuckerrohrplantagen bedeckt, die die lokale Umwelt zerstören und eine Hand voll Leute reich machen – allerdings nicht jene, die tatsächlich die Knochenarbeit leisten.

Heinrich der Seefahrer kidnappte im Jahr 1444 235 Afrikaner aus Lagos, brachte sie nach Sevilla und verscherbelte sie in die Sklaverei. Das war der Anfang vom Ende für rund 20 Millionen Afrikaner.

Der mit Columbus reisende Priester Las Cassas zeigte Erbarmen mit der karibischen Urbevölkerung und brachte so tragischerweise den transatlantischen Sklavenhandel auf Hochtouren. »Mitleid überkam ihn, als er sah, wie die zartgebauten, friedfertigen, liebenswerten karibischen Indianer, von den Entdeckern zur Arbeit gezwungen und mißhandelt wurden, so daß viele ihr Leben lassen mußten. Der Bischof, ein edler Menschenfreund, wollte diese Opfer vor seinen eigenen Landsleuten retten; deshalb schlug er vor, die stärker gebauten, an Fron in der Tropensonne gewöhnten Neger in die neue Welt zu schicken und sie dort an Stelle der Eingeborenen die schwere Arbeit verrichten zu lassen.« (MÜHLEN) Als er die Folgen dieser Idee in der Praxis erlebte, distanzierte er sich davon – allein zu spät.

Entgegen der landläufigen Meinung, wurde nur ein Bruchteil der Sklaven afrikanischer Herkunft in dem Gebiet der späteren USA angesiedelt. Etwa die Hälfte fing in der Karibik ihr ›neues Leben‹ an, ein Drittel in Brasilien und nur ca. 4% wurden nach Nordamerika verschifft. Ihr Leben war dort jedoch nicht so bedroht wie in anderen Gebieten, so daß die USA heute – nach Brasilien – die zweitgrößte afrikanische Diaspora auf der Welt besitzten.

Doch nicht nur Afrikaner mußten dem Rohr folgen, es kam zu regelrechten Zwangs-Völkerwanderungen: »Der Zucker … zählt zu den gewichtigsten demographischen Kräften in der Weltgeschichte. Seinetwegen kamen buchstäblich Millionen versklavte Afrikaner in die neue Welt … Ihnen folgten im 19. Jahrhundert die Ostinder, sowohl moslemische als auch hinduistische, die Javanesen, Chinesen, Portugiesen und viele andere. Es war der Zucker, der Ostinder nach Natal und in den Oranje-Staat in Afrika holte, und es war der Zucker, der sie nach Mauritius und auf die Fidschi-Inseln führte. Der Zucker brachte ein Dutzend verschiedener ethnischer Gruppen nacheinander nach Hawaii.« (MINTZ)

Diese kamen jedoch nicht freiwillig. Der black-atlantische Menschenhandel lief meist wie folgt ab: »Nachdem sie eingefangen wurden, band man sie mit Seilen zusammen, und los ging ein oft mehrere Hundert Kilometer langer Marsch, der von Hunger, Durst und Erschöpfung begleitet wurde. Die Schwachen starben denn auch meist, bevor der Verschiffungshafen erreicht wurde. An der Kuste angelangt, mußten sie ihre Gesundheit unter Beweis stellen, wurden wie Vieh von Kurpfuschern untersucht, und wenn sie als plantagen-kompatibel eingestuft wurden, bekamen sie ein Brandzeichen des Besitzers.« (BLASSINGGAME)

Die ersten Wochen waren eine äußerst traumatische Zeit für die gefangenen Afrikaner. Viele flippten aus, sprangen über Bord, anderen schien jeglicher Lebenswille genommen zu sein.
Die süßen Rohre hingegen gediehen im tropischen Klima der Karibik prächtig. Aus paradiesischen Trauminseln wie Kuba, Haïti, Martinique, Jamaika, Barbados und Puerto Rico wurden binnen kurzer Zeit Zuckerrohr-Plantagen.

Es entwickelte sich ein für die europäische Wirtschaft lukratives Handelsdreieck, wie es MARX in seinem berühmten Kapitel ›Die ursprüngliche Akkummulation des Kapitals‹ im Kapital dargestellt hat. Grundlage für die Installierung des Kapitalverhältnisses:

a) Europäer bringen Tand nach Afrika, tauschen diesen gegen Menschen.
b) Diese verkaufen sie mit großem Profit in den Amerikas.
c) Rohzucker und Rum (später auch Baumwolle) werden aus den Amerikas nach Europa gebracht.

Die Folgen vor Ort: »Die Plantagenwirtschaft hat in 400 Jahren zu einer ganz neuen Bevölkerungsstruktur geführt: Die Indianer sind fast ganz verschwunden. Die Schwarzen dominieren, abgesehen von Guyana (51 % Inder), Surinam (37 % Inder) und Trinidad und Tobago (40 % Inder). Zahlreich sind die Mischlinge – Mestizen oder Kreolen. Und die kleinen weißen Minderheiten (in Jamaika zum Beispiel 3 %) sind politisch machtvoll wie eh und je.« (IMFELD 1983)

Fortsetzung der Quälereien

Wie verbrecherisch die ›Zivilisierte Welt‹ mit ihren Zwangsarbeitern umging möchte ich nur durch ein Zitat belegen: »Hier wurde der Körper buchstäblich zerquetscht, in einem anderen Fall in kochendem Zuckersaft mitgesotten. James Gillray hat einen Fall, der 1797 im englischen Unterhaus zur Sprache kam, in bissiger Karikatur angeprangert. Ein englischer Sklavenhalter hatte einen wegen Krankheit arbeitsunfähig gewordenen Neger in den Kessel geworfen und eine dreiviertel Stunde lang mitgekocht.« (ZUCKERMUSEUM) Es sind noch viele ähnlich barbarische Akte – heute würde man sagen: gravierende Verstöße gegen die Menschenrechte – verbürgt.
»Im Durchschnitt ist ein Sklave im 18. Jahrhundert ungefähr eine Tonne raffinierten Zuckers ›wert‹. Für die 70.000 Tonnen Zucker, die die Engländer 1801 verbrauchten, sind 35.000 schwarze Sklaven gestorben – für jede zweite Tonne einer.« (IMFELD 1989) »Die Zahl der Opfer, die von der einheimischen Bevölkerung in Übersee unter der spanischen Herrschaft erbracht und durch Zwangsarbeit, Mordlust, Not, Hunger und Seuchen verursacht worden ist, ist mit etwa 20 Millionen angegeben worden. Das war in einer Zeit, in der Spanien selbst nicht mehr als ca. 3 Mio. Einwohner zählte.« (OLBRICH)

Nicolas Gullién, der kubanische Dichter, fand später folgende Worte für jenes elendige Leben :

Soviel Schiffe, soviel Schiffe!
Soviel Neger, soviel Neger!
Welch breiter Glanz des Zuckerrohrs!
Welch eine Peitsche des Sklavenhalters!
Steine aus Seufzern und Blut,
Augen und Adern halb geöffnet,
und leere Morgengrauen
und Dämmerungen des Erlebens,
und eine große, starke Stimme,
die das Schweigen zerbricht.
Soviel Schiffe, soviel Schiffe,
soviel Neger!

Ab 1800 veränderte sich das Hauptarbeitsgebiet der Sklaven im Norden: Tabak und vor allem Baumwolle lösten Zucker ab. Als dann noch eine Maschine entwickelt wurde, die die Samen aus der Baumwolle pickte und somit die Arbeit von 50 Sklaven übernahm, rentierte sich der Einsatz billiger Arbeitskräfte erst recht. Die Grundlage der neuen Wirtschaftszweige war nicht so gnadenlos hart wie der Zuckerrohreinsatz, sodaß auch Nicht-Afrikaner eingesetzt wurden, wie z.B. hunderttausende von irischen Sklaven, sogar auch einige Deutsche, die ihr Leben gegen ein Schiffsticket in die Neue Welt verpfändet hatten.

In westlichen Geschichtsbüchern kann man nachlesen, daß England mit der Sklavenbefreiung den Anfang machte. Daß dies nicht so richtig stimmt, wird im Kapitel über San Domingo & Haïti deutlich. Doch immerhin wurden durch die englische Sklavenemanzipation vom 1. August 1838 auf einen Schlag in Jamaika allein 322.000 schwarze Menschen ›frei‹. »Offensichtlich stieß sich niemand in England daran, daß die 20 Millionen Pfund Sterling Entschädigung, die bei der Freilassung der Sklaven gezahlt wurden, an die Pflanzer, in deren Besitz die Sklaven gewesen waren, und an ihre Gläubiger bzw. Kreditgeber gingen, während die Sklaven selbst, deren Arbeitskraft man sich angeeignet hatte, nicht einen Pfennig bekamen.« (MINTZ)

Natürlich wirkte sich die Freilassung der Zwangsarbeiter sehr negativ auf die Zuckerproduktion aus. An ihrer Stelle ›behalf‹ man sich vielfach mit chinesischen Arbeitern.
Noch heute gibt es merkwürdige Bevölkerungsstrukturen, die zumeist von Arbeitgebern gefördert werden. In den Vereinigten Arabischen Emiraten z.B. macht der ›Gastarbeiter‹-Anteil bis zu drei Viertel der Bevölkerung aus, allerdings ist den Arbeitern nicht erlaubt, ihre Frauen mitzubringen. Genauso erging es damals den afrikanischen Sklaven. Alexander Humboldt stellte bei seinen Reisen fest, daß auf Kuba eine Frau auf vier Männer kam. Er besuchte eine Plantage, auf der zwar 700 Männer schufteten, wo aber keine Frauen lebten. Es war für die Menschenhändler billiger, neue Sklaven aus Afrika einzuführen, als Nachwuchs vor Ort hochzupäppeln. Wenn afrikanische Frauen auf den Plantagen arbeiteten, so wurden sie meist erst vom weißen Personal vergewaltigt, bevor sie afrikanischen Männern »zur Verfügung gestellt wurden«.

Diese verquere koloniale Sexualpolitik hat ihre Auswirkungen bis auf den heutigen Tag, wie Klaus Walter in einem TAZ-Beitrag über Musik auf Jamaika feststellt: »Promiskuität und Homophobie sind zwei Seiten der gleichen Medaille Sklaverei. Die historische Erklärung dafür lautet: Um die Entwicklung sozialer und familiärer Bindungen unter den schwarzen Sklaven zu verhindern, wurden die Männer dazu angetrieben, möglichst viele Kinder zu zeugen – mit möglichst vielen verschiedenen Frauen. Hinzu kamen die Einflüsse vor Ort entwickelter Religionen und Ideologien. Das daraus resultierende Männlichkeitsideal des hyperpotenten Zuchtbullen hat sich bis heute in der jamaikanischen Gesellschaft gehalten. Bob Marley, so wird in diesem Zusammenhang gern erzählt, hatte schließlich acht Kinder von fünf verschiedenen Frauen. Die Einehe ist die Ausnahme. Und so ist es bedauernswert, jedoch kein Zufall, daß ein Ragga-Star wie APACHE INDIAN auf die Frage, was ihn abstößt, in einem Atemzug ›Homosexuelle und dünne Frauen‹ nennt.« 2004 wurden vermehrt Europatourneen jamaikanischer Sänger wegen ihrer homophoben Aussagen abgesagt, was in der Reggae-Fachpresse (RIDDIM) zu längeren Diskussionen führte.

Peter Paul Zahl ist vor einigen Jahren nach Jamaika gezogen. Sein Eindruck: »Für über dreihundert Jahre war Zucker der einzige Daseinsgrund der Nation. Eine Gesellschaft, einzig dazu bestimmt, diese Sucht zu befriedigen, spottet jeder Beschreibung. Hier siedelten sich nicht, wie im Nordosten der Vereinigten Staaten, Menschen an, ihre Zukunft in Freiheit oder was sie darunter verstanden zu gestalten, ihr Land zu entwickeln, ihre Selbstbestimmung zu finden. Hier bildete sich eine herrschende Klasse, deren einzige Tugenden Raubgier, Mordlust, Menschenverachtung, Blutdurst und Verschwendung waren. Nicht einen einzigen Beitrag leisteten sie zu Wissenschaft, Kunst, Kultur und Verwaltung. Nirgendwo auf der Welt war eine herrschende Elite so barbarisch wie die Plantokratie vor der Aufhebung der Sklaverei in zuckerproduzierenden Ländern.«

Sklaverei & die Kirche

Nur für scharfe Kirchenkritiker ist es heute wohl noch nachvollzichbar, daß die Sklaverei die volle Unterstützung der Kirche genoss – ja, diese bestand manchmal sogar auf einem Monopol und verdiente selber daran Millionen. Eigentlich war z.B. die spanische Kirche gegen die Sklaverei, befürwortete sie allerdings, wenn die Aussicht auf eine christliche Bekehrung der armen Menschen bestand. Noch um 1750 galt das Argument der christlichen Verteidiger, »daß man die Neger als Sklaven leichter zum Christentume bekehren könne, und daß andernfalls Kaffee und Zucker zu teuer würden«, HERDER entrüstet: »Läßt sich erweisen, daß ohne Neger keine Kaffee-, Reis-, Tabak- und Zuckerpflanzungen.

bestehen können, so ist zugleich auch die Rechtmäßigkeit des Negerhandels bewiesen, indem dieser dem ganzen menschlichen Geschlechte, d. i. den edleren weißen Menschen, mehr zum Nutzen gereicht als zum Nachteile.«

Die ›guten‹ Christen verwiesen auf die Bibel. Die ›Neger‹ seien Ankömmlinge vom jüngsten Sohn Noahs, Cham, der laut Bibel von seinem Vater verflucht worden sei ›ein Diener seiner Brüder zu sein‹. Folglich seien dessen Nachkommen also in ›Zeit und Ewigkeit‹ zur Sklaverei verdammt.

Mitte des 18. Jahrhunderts gehörten die Jesuiten – in Gottes Namen – zu den größten Sklavenhaltern. Daß dies jedoch nicht die absolute Einstellung aller Christen war bewies 1768 HELVETIUS: **»Kein Faß Zucker gelangt nach Europa, an dem nicht Blut klebt!** Angesichts des Elends und Leidens der Sklaven müßte wohl jeder menschlich Fühlende auf diese Ware verzichten und einem Genuß entsagen, der nur mit den Tränen und dem Tode so unzähliger Unglücklicher zu erkaufen ist.« Die Böden sind heute ausgelaugt, und es lassen sich nur noch Touristen ›anpflanzen‹ – die von der längst vergangenen ursprünglichen ›Paradiesromantik‹ träumen.

Alte Geschichten? Mitnichten! »Eine weitreichende und weitsichtige Entkolonisierung des Zuckermarktes hat noch nicht begonnen. Das gilt für beide Seiten. Die Betroffenen oder Opfer müssen sich bewußt sein, daß eine äußere Unabhängigkeit, ein neuer Name oder selbst eine neue einheimische Spitze wenig bringt. Längst sind nämlich alle dem Kolonisator weit näher gekommen, als gemeinhin angenommen wird. Sie haben seine Seele, seine Art, seine Sprache, seine Denkweise kopiert. Die einstigen Kolonisatoren auf der anderen Seite müssen sich bewußt werden, welch bitteres Zuckererbe sie hinterlassen haben. Diese Grundlagen allein schon zwingen zu einem gemeinsamen Vorgehen. Die Beziehung zwischen heutigen Entwicklungsländern (Ex/-Kolonien) und Industrieländern muß mit neuer Phantasie angegangen werden [...] Der Zucker hat schon viele Staaten erobert, und dann muß ihm als dem ›süßen Kalb‹ geopfert werden. Zuckerkonsum ist zu oft zum Akt der Landesverteidigung und ein Zeremoniell der Staatserhaltung geworden. Daher muß endlich eine langfristige Befreiung oder Entkolonisierung des Zuckers eingeleitet werden. Erst wenn der Staat sich vom Zucker löst, wird es auch dem Bürger und Konsumenten möglich, vom Zucker mehr Abstand zu gewinnen.« (IMFELD 1983)

Die Auswirkungen der Sklaverei in Afrika

Der Sklavenhandel veränderte die gesellschaftlichen Strukturen und das Alltagsleben in großen Regionen Afrikas. Die traditionellen Führer und Könige verloren an Einfluss. Die Krieger wurden zu Abenteurern, das Volk verelendete. Einigen Ethnien/Stämmen fehlten auf Generationen die starken (jungen) Männer. Das wirtschaftliche Elend hemmte die Entwicklung der Menschen auf mehreren Ebenen.

Auch die Rückführung vieler Afrikaner ›nach Hause‹, in den neu gegründeten ›Freistaat‹ Liberia brachte ebenso viele Probleme mit sich wie dadurch gelöst wurden. Da sich ›unsere‹ Geschichtsschreibung auf die Neue Welt beschränkt, wurden diese Spätfolgen der Sklaverei in Afrika bei uns nie thematisiert.

Sweet Soul Music – Die spirituellen Rhythmen des Black Atlantic

Die Musica ist ihm lauter Zucker und Honig.
Agrippa von Nettesheim (1486-1535)

Wenn Bäume gefällt werden, muß man dazu singen.
Ohne ein Lied ist die Machete stumpf.
Sprichwort aus Nigeria

Das größte Geschenk, das das (US-)Amerika der Welt zu bieten hat, sind weder seine landschaftliche Schönheit, noch die Technologie, sondern die Musik der Afro-Amerikaner.
W. E. B. DuBois

Noch in den 50er und 60er Jahren brach deutschen Eltern der Angstschweiß aus, wenn sie ihre aufmüpfigen Kinder an die ›Urwaldmusik‹, die ja schon von den Nazis als undeutsch geoutet & verdammt wurde, verloren. ›Neger-Musik‹ – so weit lagen die Nazis mit ihrer Einschätzung ja nicht vom Ursprung der Rhythmen entfernt – auch wenn sie den Umweg der Musik via die ›Urwälder‹ der Amerikas anders einschätzten.

Das gemeinsame Singen bei der Arbeit, das man auch heute noch in Afrika erleben kann, wurde von den Sklaven auf den Plantagen jenseits des Atlantiks übernommen. Singen als Teamwork. So wie auch auf heutigen Rockkonzerten – wenn sie gut sind, es wirklich rockt & rollt – Performer & Publikum zu einer Gruppe verschmelzen.

Statt gesittet europäisch in Reih' und Glied tanzten die unterdrückten Menschen im Exil ekstatisch Freestyle, zwischen Trommel und Himmel. Nenn die Musik Calypso, Samba, Blues, Jazz, Rock, Reggae oder HipHop – sie basiert auf Überlebensstrategien von afrikanischen Sklaven in der Karibik und den Amerikas. Stark verkürzt: Ohne Zuckerrohr keine Sklaverei, keine Afrikaner in der Karibik & den Amerikas (oder erst viel später, als die Baumwolle die Plantagen der späteren USA füllte) – und bei uns würde vielleicht immer noch dem Ringelpiez mit Anfassen oder der Marschmusik gefrönt.

Afrikanische Musik ist gelebte Spiritualität. Traditionell ›herrschen‹ die afrikanischen Götter nicht von oben, sondern sie sind unter uns. Es gibt weder Himmel noch Hölle, weder Traumzeit noch Hades – aber ein religiöses Verlangen, z.B. bei den Yoruba,«den Gott zu machen«. Das heißt, Energien mit Hilfe von Trommeln und TanzMeditation so zu aktivieren, daß sie den eigenen Körper durchfließen – von Gott oder der Göttin durchdrungen zu werden. Der Westler nennt diesen Zustand verächtlich ›Besessenheit‹ und diagnostiziert eine Psychose. Aktivisten sprechen dagegen von Voodoo, dem wir uns zuwenden müssen, um die Wurzeln der afrikanischen Musik zu finden. Diese Wurzeln wurden für die vielen Versklavten, die ihre Götter & Rhythmen mit in die Neuen Welten nahmen, zu einem grünen Zweig.

»Der Grad der Zuneigung (des Afrikaners) für seine Götter kann an der Menge der Energie gemessen werden, die er aufbringt, um sie zu ehren – und das mit dem Risiko der furchtbaren Strafen, die denen zuteil wurden, die an heidnischen Zeremonien teilnahmen, in denen die Kolonialisten nichts sahen als Zauberei [...] Die Überanstrengung war so überwältigend, daß die Lebenszeit eines Negers, der auf die Plantagen von Santo Domingo verkauft wurde, von vorneherein auf nicht länger als zehn Jahre geschätzt wurde. Wir können die Hingabe dieser Sklaven nur bewundern, die ihre Ruhepausen und ihren Schlaf opferten, um die Religion ihres Stammes aufrechtzuerhalten – das unter den Augen der Weißen und unter den gefährlichen Bedingungen. Wenn man bedenkt, wieviel Kraft, wieviel Mut nötig waren, um zu ermöglichen, daß die Lieder und die Riten, die zu jedem Gott gehörten, von Generation zu Generation weitergereicht werden konnten!« (ALFRED METRAUX ›VOODOO IN HAÏTI‹.)

Angefangen hatte die amerikanische ›Invasion‹ der Afrikaner im Jahr 1751 durch die Jesuiten. Zwei französische Truppentransporter legten auf dem Weg nach Lousiana in Port au Prince auf San Domingo eine Rast ein. Die Jesuiten an Bord nahmen ein paar Rohrsprößlinge wie einige Afrikaner, die sich mit dem Zuckeranbau auskannten, mit auf die letzte Wegstrecke. In New Orleans angekommen, wurden

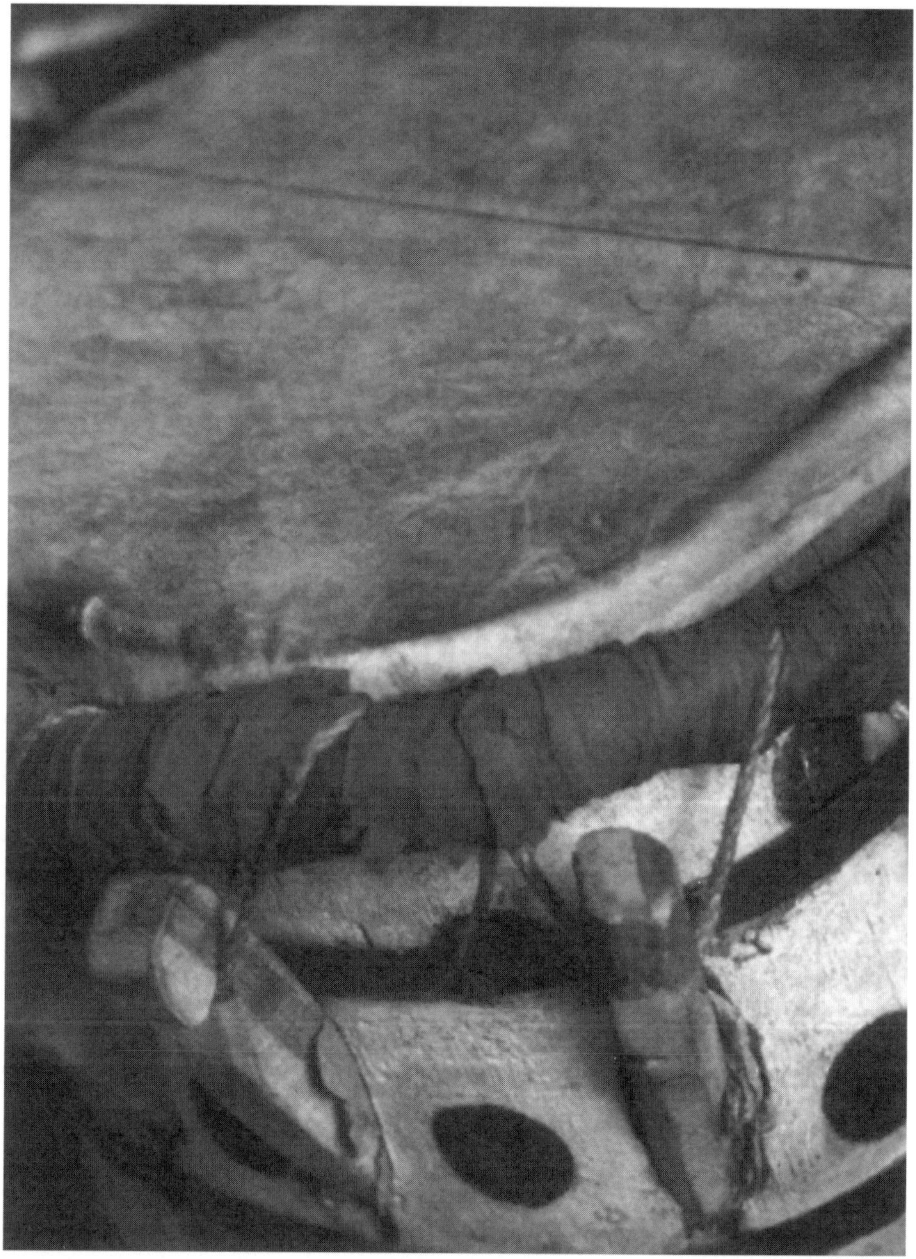

Der Energetisator, mit dessen Hilfe die göttliche Energie Tänzerin und Tänzer durch Kopf & Rückgrat direkt in die Beine fährt.

diese ersten Pflanzen in jenem Geviert angepflanzt, das später vom Roosevelt Hotel und der Jesuitenkirche bebaut wurde.
Bald übernahmen weltliche Bauern die neue Pflanze, doch auch sie begnügten sich, daraus Rum, den *Tafia* zu destillieren. 200 Jahre nach der Einführung der Pflanze schrieb ein Zeitgenosse, daß die gesamte Bevölkerung ›durch unmäßigen Tafia-Genuß‹ verblöde. 1802 überschwemmten 61.600.000 Liter Rum die Stadt. Und 1803 verkauften die Spanier **Lousiana** an die Franzosen, die es nur Monate später an die US weiter veräußerten.
Die puritanischen Weißgesichter Nordamerikas fürchteten sich vor den Voodoo-Mächten, die sie aus Afrika via die Westindischen Inseln nach Lousiana eingeführt hatten. In New Orleans wurde folglich um 1800 ein ›Einfuhrverbot‹ afrikanischer Sklaven aus der Karibik verhängt, da man vor deren ›Voodoo-Macht‹ der Trommeln und Tänze Angst hatte. Mitte des 19. Jh. durften Sklaven Sonntags lediglich an einem Platz in New Orleans, einem ehemaligen Heiligen Platz der Indianer, dem damaligen Congo-Square (heute Teil des Louis Armstrong Parks), trommeln und tanzen. Hier wurden die Überbleibsel alter afrikanischer Musiktradition von jenen Menschen kultiviert, die im täglichen Leben entrechtet waren.

Anfangs noch eine rein rituelle Angelegenheit, wandelte sich die Musik dort im Laufe der Jahrzehnte und Generationen hin zur ›Unterhaltung‹. Die Riten wurden im Geheimen vollzogen, am Congo-Square mutierten die Klänge vom Ritual zur Party. »Was bedeutete, daß auf dem Congo Square zum ersten Mal afrikanische Metaphysik zu Musik geworden ist. Einerseits war etwas Wunderbares verloren gegangen. Anderseits konnte nur durch diese Abspaltung der Musik von der Religion sowohl die Musik, als auch die Metaphysik ihren Ausgangspunkt verlassen und größere Sphären durchdringen und beeinflussen [...] Diese Musik würde eines Tages Menschen initiieren, ohne daß sie selbst es richtig merken würden. Aber diese Menschen würden sich aufgerufen fühlen, am Tanz teilzunehmen. Und wie das bei Initiationen so üblich ist, würde dieser Tanz ihr Leben verändern.« (VENTURA) Hier wurden die Fundamente für die neue ›amerikanische‹ Musik, Blues und Jazz, gelegt. Im Umfeld von New Orleans taten sich auch wiederholt Afrikaner mit den Indianern zusammen. Daraus erwuchs eine besondere Kulturform, deren Höhepunkt witzigerweise auf den Karneval gelegt wurde: die Mardi Gras-Umzüge mit ihrem indianischen *Big Chief*-Federschmuck, afrikanischen Rhythmen und jenen lebensfrohen Zeitfenstern, die der Katholizismus seinen Anhängern zum ektatischen Vergnügen gestattet. In New Orleans mischten sich die Musiken aus Haïti, Frankreich und anderswo. Heraus kam dabei Cajun, Zydeco und Jazz. Letzterer bekam einen Schub, als die Verlierer des amerikanischen Bürgerkrieges im Süden auf der Flucht allen Ballast abwarfen – so auch ihre Blechblasinstrumente. Diese waren bislang nur als militärische ›Waffe‹ eingesetzt worden. Die Ex-Sklaven, die ihre Instrumente ja in Afrika zurücklassen mußten, bemächtigten sich der Trompeten und pazifizierten sie. What a wonderful world.
Die Grundlage waren Klänge und vor allem Rhythmen aus Afrika. Dabei entwickelte sich ein Raster, welche der Musiken aus der Heimat übernommen, und welche im Laufe der Zeit vergessen wurden. Der Anthropologe Ernest Borneman stellte fest, daß traditionelle Lieder, die sich mit Stammesstrukturen, Familienstammbäumen und Stammes-Initiationen befaßten, ausstarben. Bestehen blieben Lieder, durch die die Arbeit erleichtert und in denen Helden verherrlicht wurden, Kinder- und Liebeslieder und auch Musiken, die eine Community zum Spiel, Tanz oder zur Ekstase vereinte.
Diese Lieder, meist eine Mischung von Gebet und Lobpreisungen, vermittelten ein spirituelles Gruppengefühl. Die Liederform wandelte sich, wurde durch christlichen Input zum Gospel & Spiritual, und entwickelte sich bei eher weltlichen Parties zum folkloristischen, weltlichen Blues.

Sugar Blues

Everybody's singing the Sugar Blues
I'm unhappy, I feel so bad
I could lay me down and die.
You can say what you choose
but I'm all confused.
I've got the sweet, sweet Sugar Blues.
More sugar!
Text Lucy Fletcher, Musik Clarence Williams, 1923

Die religiöse Musik afro-amerikanischer Kulte unterscheidet sich in vielen Aspekten kaum von der Musik in ihrer ursprünglichen Heimat: die Rhythmen, die Trommeln und grundlegende Strukturen gleichen sich. Ein Lead-Sänger führte, die Meute antwortete. Der Sänger improvisierte die Melodie, die Trommler nutzten die Möglichkeiten der – für europäische Ohren ungewohnten – Polyrhythmik. Fehlten die Instrumente (anfangs Gitarre, Geige und Banjo), sang man *a capell*a. Neu waren die längeren Melodielinien, das europäische Versmaß der Texte und die europäischen Stimmungen. Wichtigste Spielwiese für die Transformation dieser Musik war ursprünglich die Kirche bzw. die Kirchen. Der Priester ersetzte den traditionellen Medizinmann, nahm dessen Funktionen ein: Trost spenden, Kranke heilen, das Unbekannte erklären ... Indem es den Neo-Afro-Amerikanern zunehmend gelang, afrikanische Elemente in den christlichen Gottesdienst einzuführen, kreierten sie etwas neues: einen (christlichen) Gottesdienst, in dem man nicht nur brav gemeinsam sang, sondern in dem bis zur Besessenheit getanzt & gefeiert wurde.
Zeitgleich begann die ernsthafte Zuckerherstellung auf dem Gebiet des heutigen Audubon Parks, jetzt mit Zoo und Golfplatz. Den kommerziellen Durchbruch brachte dann die Einführung der Dampfmaschine eine Generation später. Der Boom begann. Nur wenige Jahre später war das Ufer des Mississippi zwischen Baton Rouge und New Orleans ein einziges Zuckerrohrfeld. 1853 produzierten 1481 Zuckermühlen 225.000 t Zucker. Was der Zucker für New Orleans, war die Baumwolle für Memphis.
Im Herbst 1862 erreichten die Truppen des Nordens Lousianas Plantagen und befreiten Tausende von Sklaven. Allein 10.000 von ihnen flohen nach New Orleans. Zu Weihnachten wurden ordentliche Arbeitstarife eingeführt. Und im Juni 1865 war der Krieg vorbei, die Sklaven – zumindest theoretisch – freie Bürger. Bis zum Civil War produzierte Lousiana 95% des US-Zuckers. Der Bürgerkrieg, vor allem aber die Abschaffung der Sklaverei, ließ die Umsätze zeitweilig schrumpfen, doch nach einigen Jahren ging es wieder aufwärts.
Heute produziert Lousiana rund 862.600 t Zucker im Jahr, was inklusive der Verarbeitung einem Bruttowert von über einer Milliarde US-Dollar entspricht. Da macht man inzwischen mit der Musik größere Umsätze.

Auf den verschiedenen Inseln und in den Sklavenzentren Nord- wie Südamerikas entwickelten die Menschen unterschiedliche Überlebensstrategien: die einen rebellierten, die andern flüchteten sich in den Freitod und wieder andere versuchten sich irgendwie mit der fremden Umgebung und lebensfeindlichen Situation kollektiv zu arrangieren. Viele versuchten wichtige Pfeiler ihrer ursprünglichen Kultur beizubehalten. Da es, außer in Kuba und Brasilien, nur selten größere Sklavencommunities mit den selben afrikanischen Wurzeln gab, entwickelte sich ein Amalgam der afrikanischen Kulturen. Als wichtigster Überlebensfaktor stellte sich die Musik heraus:

• Die Kultur in **Jamaika** wurde von der Burru-Trommel-Tradition der Ashanti aus dem südlichen Ghana und auch durch Menschen aus dem Kongo geprägt, aus denen sich dann etwa 1958, im Zusammenschluß mit den Rastafarians, die Urform des Ska & Reggae entwickelte. Die Arbeits-Lieder aus Jamaika sind hingegen in Melodie und Harmonien eng mit britischen Volksliedern verwandt. Hier entstand der Reggae. Da bietet sich der Hinweis an, daß kein Afrikaner ohne Hanfes Hilfe hätte die Karibik erreichen können: die Segel der transatlantischen Schiffe waren aus jenem Stoff, der seit dem von den Nachkommen in der Pfeife geraucht wird.

• Die neoafrikanische Kultur konnte sich vor allem dort entwickeln, wo man über längeren Zeitraum nur Zucker anbaute, wie in Brasilien, Haïti und **Kuba**. Hier gaben die von den Ashanti, Yoruba, Fanti Rhythmen und vor allem Bantu eingeführten *ngoma*, Trommeln den Ton an; hier entwickelten sich **Calypso & Rumba**. Die Wolof und Mandinka bereicherten die Kultur **Mexikos** ebenso wie die Fula in **Uruguay.** 70% der Kubaner praktizieren heute noch eine von ihren afrikanischen Wurzeln beseelte Religion, den Santéria-Kult.

• In **Haïti** entwickelten die Ex-Büger von Dahome den legendären verchristlichten Voodoo-Kult. Die Lieder der Macheten schwingenden Arbeiter in den Zuckerrohrplantagen der Dominikanischen Republik klangen lange Zeit unverfälscht ur-afrikanisch. Haïti entwickIte durch seine Unabhängigkeit eine Sonderstellung: hier wurden ab 1804

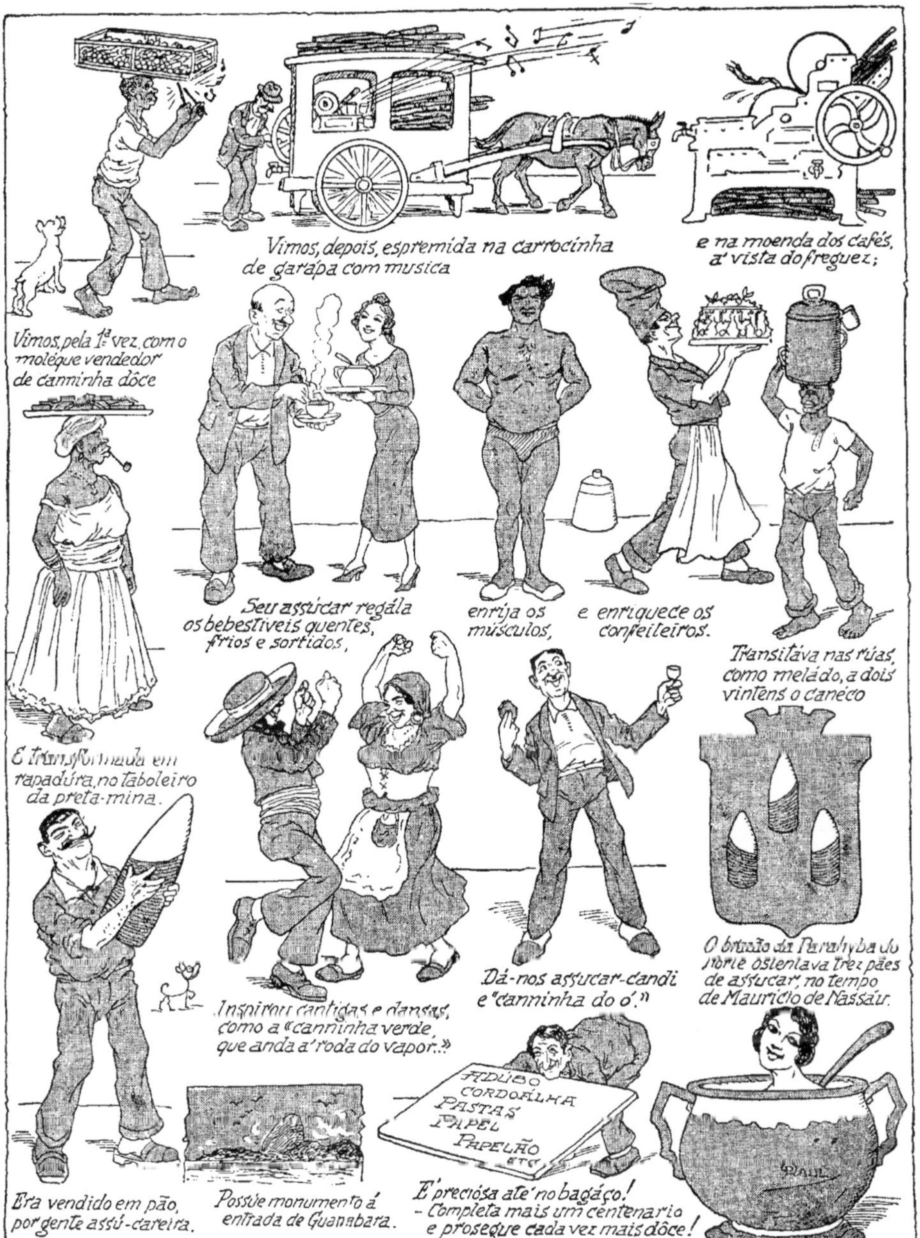
Vimos, pela 1ª vez, com o
molêque vendedor
de canninha dôce
Vimos, depois, espremida na carrocinha
de garapa com musica
e na moenda dos cafés,
á vista do freguez;
E transformada em
rapadúra, no taboleiro
da preta-mina.
Seu assucar regála
os bebestiveis quentes,
frios e sortidos,
enrija os
músculos,
e enriquece os
confeiteiros.
Transitáva nas rúas,
como meládo, a dois
vintens o canéco
Era vendido em pão,
por gente assú-careira.
Inspirou cantigas e dansas,
como a «canninha verde
que anda á roda do vapor.»
Dá-nos assucar-candi
e "canninha do ó."
O brasão da Parahyba do
Norte ostentava trez pães
de assucar, no tempo
de Mauricio de Nassáu.
Possúe monumento á
entrada de Guanabara.
ADUBO
CORDOALHA
PASTAS
PAPEL
PAPELÃO
ETC
E' preciósa até no bagáço!
- Completa mais um centenario
e prosegue cada vez mais dôce!

Canna Verde, Verdoenga ...

Diese Zucker-Lobpreisungen kommen mir spanisch vor.

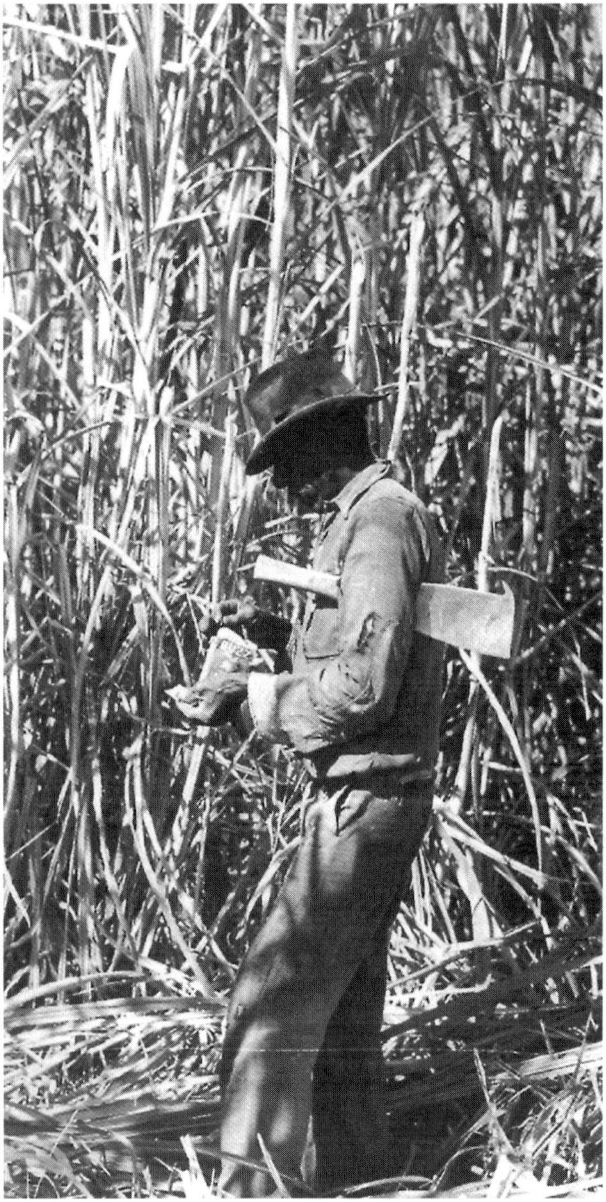

Lange Zeit kamen weltweit die meisten Zuckerrohr-Macheten auf Grund guter Qualität und günstiger Preise aus Deutschland.

keine neuen Sklaven eingeführt, die bestehende Bevölkerung mußte sich, wie auch die Musik, ohne weiteren Einfluß aus Afrika weiterentwickeln. Heraus kamen die Merenge-Rhythmen.

• Die Wurzeln des **Calypso** und **ChaChaCha** liegen offenkundig in der **Karibik**, die des **Samba in Brasilien**.

• Im Gebiet der (heutigen) **USA** waren es vor allem Sklaven aus dem senegambischen Raum und die Yoruba, die ab 1800 mehr in Baumwollfeldern als auf Zuckerplantagen schufteten. Aus ihren traditionellen Familienzusammenhängen gerissen, mußten sie mit der Anarchie der Sklaverei klar kommen. Hinzu kam der Verlust der Trommeln, die lange Zeit verboten waren. Ohne Trommeln konnte man keinen Kontakt mit den Alten Göttern herstellen – also mußte man sich neue suchen. Hierbei trafen die AfroAmerikaner auf Menschen und Instrumente aus **Irland.** Denn es gab nicht nur schwarze Sklaven, auch Tausende von Iren und Irinnen wurden entführt und verschachert. Das verleitete den Iren Van Morrison, zwischenzeitlich selbst Sklave seiner Plattenfirma, gar zu der umstrittenen Feststellung, daß der Blues eigentlich von den Iren käme.

Ein grundlegender Unterschied zwischen der Entwicklung der Sklaverei in der Karibik und den Amerikas sollte nicht verschwiegen werden: in der Karibik überlebte nur ein Bruchteil der ›importierten‹ Sklaven und deren Nachkommen; in den Amerikas hingegen wuchs ihre Gemeinschaft. Das mag mit der gnadenlosen Malocherei auf den karibischen Rohrplantagen – im Unterschied zur anstrengenden Arbeit auf Baumwollfeldern – zu tun haben. Diese Reibungen färbten auch auf die Musik ab: in der Karibik klingt die Musik heute noch ursprünglicher und natürlicher, in Nordamerika, *from the plantation to the ghetto*, vergleichsweise aufmüpfiger (siehe/höre Rock und Rap). Abgesehen von jenen Musiken, in denen der irische Einfluß überwiegt, wie HillBilly oder Country. Beim Rock 'n' Roll trafen sich dann die Afrikaner und die Iren zu einer gemeinsamen Musik.

Welche Wandlungen der Blues durchmachte, läßt sich im übertragenen Sinn an folgenden Zeilen erkennen. Ich denke, daß ursprünglich die meisten Weißen genau dieselben Verständigungsschwierigkeiten hatten, wie sie sich bei der computeraufbereiteten Übersetzung des folgenden (im Original englischen) Textes aus dem Internet über den Blues zeigen:*»Das Blau – ›es Nehmen ein Mann, das haben das Blau zum Singen des Blaus.‹ – Leadbelly. Obgleich viele den Mississippideltabereich als die Region gutschreiben, in der Blaumusik entstand, zitieren andere seine Ursprung, wie, anfangend viel früh in den Westinseln, in denen die irischen und afrikanischen Sklaven ein einzigartiges produzierten, dennoch traurig, in der Mischung der keltischen und afrikanischen Musik vor dem Hervortreten des DeltacBlaus der frühen 1900s.«*

Einige afro-amerikanische Musiker versuch(t)en ihre Wurzeln im Kontinent ihrer Ahnen wiederzufinden. HARRY BELAFONTE zum Beispiel, oder TAJ MAHAL. Über letzteren schrieb ADRIAN WOLFEN anläßlich des Albums MAHAL MEETS THE CULTURE CLUB OF SANSIBAR: »Es sei nicht nur Fernweh, das die Antriebskraft seiner musikalischen Abenteuer darstellt. Ihm – uns? – dienen seine musikalischen Unternehmungen als Reise zu den Ursprüngen der Musik, mithin zu den Urgründen der menschlichen Seele, wo, wie er sagt, die Ahnen wohnen. Den Ahnen sei er es schuldig, so erklärte er, ihr Erbe der Menschlichkeit in der Gegenwart vor allen Angriffen durch eine kommerzielle Unkultur zu retten. ›Wenn‹, so Taj Mahal, ›etwas einmal getrennt wurde, so wie zwischen Afrika und Amerika, entzieht sich eine bestimmte Kommunikationsebene dem Wissen.‹ Wenn das Musikgeschäft die wahre Musik unterdrücke, dann ist, laut Mahal, das Opfer größer als die bloße Abfolge von Tönen, Rhythmen, Harmonien, Klängen und Melodien. [...] Er erforscht die Genealogien der Instrumente und der Lieder, bewahrt sie vor dem Vernichtungsprozeß durch die Kulturindustrie. So hört er sich in die Geschichte und seine Roots hinein, weil er weiß: ohne Vergangenheit keine Gegenwart, keine Zukunft« (JAZZTHETIK 3/05)

Taj war beileibe nicht der erste US-Afrikaner, der auf eine Wurzelsuche zurück nach Afrika ging. Legendär die erste Tour Louis Armstrongs in den 50ern nach Ghana.
Zur waschechten ›Weltmusik‹ mutierten jene Rhythmen spätestens, als Afro-Amerikaner wie LOUIS ARMSTRONG und andere Jazzer, und später viele Kubaner und vor allem BOB MARLEY sie zurück nach Afrika brachten. Dort heißen die Musiken heute Soca, Juji, Mbalx, Fuji, Township, African Jazz, African Reggae, Highlife, African Rap, Afrobeat ... The Black Atlantic rocks! And the West sucks! Wie sonst will man ein System beschreiben, das vordergründig laut dem Gott Copyright huldigt, in der Praxis jedoch alte Gospelsongs mit afrikanischen Wurzeln als ›geistiges‹ Eigentum abkassiert? Wie sonst läßt sich erklären, daß ein urafrikanisches Lied wie ›The lion sleeps tonight‹ von einem US-Abzocker oder auch das biblische ›Rivers of Babylon‹ von Frank Farian gnadenlos gemolken wird? »But the wicked carried us away, captivity« singen die Neville Brothers. »How can we sing the Lord's song in a strange land?« geht es im Psalm weiter.
Gute Frage.

Eine kleine Auswahl süßer Lieder

Peter Kraus:	Sugar Baby
The Searchers:	Sweets for my sweet Sugar & Spice
Bill Ramsey:	Zuckerpuppe
The Grateful Dead:	Sugar Magnolia
Jerry Garcia:	Sugaree
Neil Innes:	How sweet to be an idiot
Brenda Lee:	Sweet Nothings
The Cream:	Spoonful
The Creation:	My friend Jack
The Taste:	Sugar Mama
System of a Down:	Sugar!
Dave Edmunds:	If sugar was as sweet as you
Peter Rowan:	Sugar cane
Sonny Landreth:	Sugar cane
Charlie Patton:	Sugar Mama
Johnny Cash:	Sugartime
Die Sterne:	Zucker
The Archies:	Sugar Sugar

Dieses Lied stand 1969/70 26 Wochen in den englischen Charts, davon 8 als an Nr 1 und war damit der ›erfolgreichste‹ Song zum Thema.

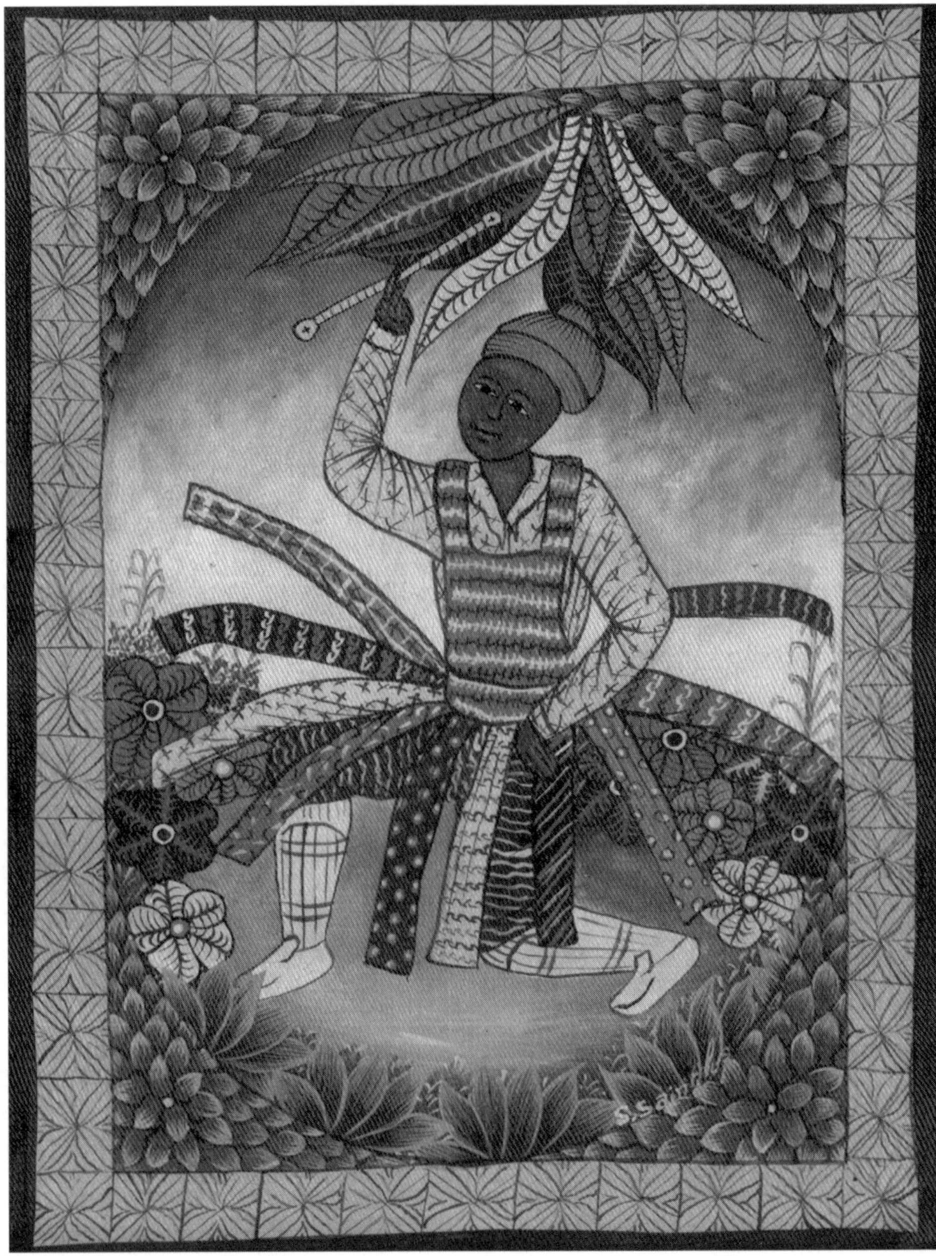

Viel Arbeit gab's
und wenig Brot. Der Tanz
als Überlebensmittel.

Hispaniola, die Haïtianische Revolution & deren Folgen bis heute

Es wäre unmöglich, eine solche Nacht zu schwärzen
Graham Greene

Bevor Kolumbus 1493 als erster Europäer die Insel Hispaniola (heute aufgeteilt in Haïti & die Dominikanische Republik) betrat und dort Zuckerrohr einführte, bewohnte das Volk der TAINO-ARUAKEN diese Insel, die sie Haïti nannten. Die Insel war ein Traum; in den Worten LAFCADIO HEARNS: »Das gewaltige stumme Gedicht aus Farbe und Licht ... aus Meer und Himmel, aus Wäldern und Berggipfeln übersteigt die Vorstellungskraft so weit, daß sie lähmt.« Der Mönch LAS CASAS kam mit Kolumbus und beschrieb später, wie sie sich auf der ›großen herrlichen Insel Hispaniola‹ niederließen. »Rings um sie herum liegen noch andere sehr große Inseln, die sämtlich – denn wir haben sie alle gesehen – so bewohnt, so stark mit eingeborenen Indianern besetzt waren, als das volksreichste Land der Welt. [...] All diese unzähligen Menschen von verschiedenem Schlage schuf Gott einfältig, ohne Falsch und Arg. Sie waren demütig, geduldig, friedliebend und ruhig; kannten weder Streit, noch Zwie-tracht, noch Zank; wußten nicht einmal, daß Groll oder Haß oder Zwietracht oder Rachsucht in der Welt vorhanden sind.«

Die Taino glaubten, daß ihre Insel die Wiege der Sonne und des Mondes sei. »Die Spanier verwandelten sie innerhalb kurzer Zeit in eine Hölle auf Erden, rotteten die einheimische Bevölkerung aus und ersetzten sie bald durch eingeführte Sklaven.« (ORLOFF)

»Als der Strom des indianischen Schweißes plötzlich versiegt war unter der Sonne / wandte man sich dem Muskelfluß Afrika zu«, formuliert Réne Depestre, Schriftsteller aus Haïti, den präzedenzlosen Schrecken. Die Indigenen waren rasch am Ende. Zu Kolumbus' Ankunft lebten 800.000 Indios auf Hispaniola, wenige Jahre später 15.000, nach einer Generation kaum noch einer von ihnen.

Auf Hispaniola entwickelte sich rasch eine blühende Industrie. Schon 1522 kam es zum ersten Sklavenaufstand. Im Jahre 1535 zählte man 30 Zuckermühlen. Den größten Aufschwung nahm die Insel aber erst im 17. Jahrhundert, als sich die Franzosen ihres westlichen Teiles bemächtigten und ihn im Frieden zu Ryswijk (1697) endgültig gegen die Spanier, denen der östliche Teil verblieb, zu behaupten wußten. Noel Deerr beschrieb die neuen Herren der Insel damals wie folgt: »Innerhalb nur weniger Jahre hat sich aus einer Meute von Piraten, Seeräubern, Freibeutern und Schmugglern eine wohlhabende Gesellschaft von Pflanzern entwickelt.«
Die Franzosen vermochten im Laufe eines Jahrhunderts die Rohrkultur und die Fabrikation derart zu heben, daß San Domingo die Hauptzuckererzeugungsstätte der ganzen Welt wurde. Haïti entwickelte sich im 18. Jahrhundert zur reichsten französischen Kolonie (Produktion von Zucker, Kaffee, Kakao, Baumwolle). Zu Tisch gab es bei diesen Herren inzwischen Burgunder-Wein und Champagner, man konnte es sich leisten.

Die Ideen der Französischen Revolution von 1789, daß jeder Mensch frei und mit gleichen Rechten geboren sei, erweckte in den Kolonien Hoffnungen. Doch im März 1790 erklärte die Nationalversammlung in Paris, daß ›Freiheit, Gleichheit und Brüderlichkeit‹ nur für die Menschen im Heimatland, nicht jedoch in den Kolonien Gültigkeit hätten; dort galten die neuen Spielregeln der Menschlichkeit erst ab 1848. Die Niederschlagung erster Proteste führte zum heftigsten Sklavenaufstand seit Spartakus. Am 23. August 1791 erhoben sich die Unterdrückten auf San Domingo unter der Führung des Sklaven Boukman, eines Priesters einer sich neu formierenden Religion, dem Vodou. Diese vereinte Exil-Afrikaner unterschiedlicher Kulturen, bezog aber einige europäische Elemente mit ein. Boukman klärte die Sklaven auf: »Werft fort das Symbol des Gottes der Weißen, der uns so oft das Weinen gelehrt hat, und lauscht der Stimme der Freiheit, die in unser aller Herzen spricht.« Die Revolutionäre vernichteten 1130 Zuckerplantagen und töteten etwa 2000 Europäer. Als diese Vorkommnisse im Oktober 1791 in Europa bekannt wurden, stiegen die Zuckerpreise ins Uferlose und bereiteten der Rübe einen süßen Einstieg ins Geschäft.

Am 4. Februar 1794 schaffte der französische Staat unter dem Druck des Aufstandes von Saint-Domingue als erster Staat die Sklaverei ab. 1802 jedoch führte Napoleon (dessen Ehefrau Josephine die Tochter eines Zuckerfarmers aus Martinique war) sie wieder ein. Der Anführer der ›Aufständischen‹, Touissaint Louverture, wurde festgenommen und nach Europa verschleppt. »Ihr habt nur den Stamm der Freiheit der Neger abgeschlagen, aber die Wurzeln sind stark und tief. Sie werden nachwachsen«, prophezeite dieser seinen Häschern. Louverture starb im April 1803 in der französischen Festung Joux, in 1000 m Höhe, in der Nähe der Schweizer Grenze. Seine Überreste wurden irgendwo verscharrt. Als der Staat Haïti 1982 um die Überreste seines Helden bat, schickte ihnen Frankreich eine Urne voller Erde aus jener Festung.

1804 kam es zur **Haïtianischen Revolution**, dem ersten wirklich erfolgreichen revolutionären Sklavenaufstand der Welt. Die Auswirkungen dieser Revolution rollten wie ein geistiger Tsunami über die karibische Inselwelt. Nur der Rest der Welt wollte diese Revolution nicht wahrhaben und unterdrückte dieses Ereignis dauerhaft. Noch heute findet man in Büchern über die Revolutionen dieser Welt selten Hinweise auf Haïti. Die Sicht der ›revolutionären Welt‹ ist eine westliche. Die Revolution von San Domingo 1790-1804 war in ihren Auswirkungen auf die Sklaverei wichtiger als die amerikanische Revolution 1776-1783 oder die Unabhängigkeitskriege Spanisch-Amerikas 1810-1830. Für die meisten Westler handelte es sich jedoch nur um einen schnöden ›Sklavenaufstand‹.

Am Zucker klebte fortan noch mehr Blut. Die Nachrichten drangen nach Europa und führten vielerorts zu Sympathiebeweisen für die Schwarzen. Aus dieser Zeit stammt Matthias Claudius Gedicht DER SCHWARZE IN DER ZUCKERPLANTAGE:

Weit von meinem Vaterlande
muß ich hier verschmachten und vergehn,
ohne Trost, in Müh und Schande
Ohhh die weißen Männer!! Klug und schön!
Und ich hab den Männern ohn' Erbarmen nichts getan.
Du im Himmel! Hilf mir armem Schwarzen Mann!

Zeitgleich ging die Produktion und der Handel mit Zucker bergab – Haïti wurde zu einem freien Staat der armen Kleinbauern. 1825, fast eine Generation nach der Revolution mußte das Land für selbige bluten, dieses Mal finanziell. Frankreich forderte – erfolgreich – Reparationen. Die Nachkommen der ehemaligen Sklaven zahlten im Nachhinein bitter für ihre Unabhängigkeit – sie kostete sie ihre Zukunft, bis heute. Wie Noam Chomsky es formulierte: »Den Opfern wurde die Schuld für gegen sie verübte Untaten in die Schuhe geschoben!« Der Preis damals: 90 Millionen Gold-Franc (nach heutigem Wert ca. 21 Milliarden $). Gezahlt wurde u.a. in Holz – diese damaligen Reparationen sind ein Hauptgrund für den dramatischen Waldverlust Haïtis. Die Entwaldung marschiert bis in die heutige Zeit voran: war um 1950 noch rund ein Viertel Haïtis bewaldet, so bedecken Bäume heute weniger als 2%. Heute fegen die Hurricans gefährlicher durchs ungeschützte Land denn je zuvor: die Berge können das Regenwasser nicht mehr halten, dieses spült die Hänge aus und verursacht Erdrutsche, in der Sprache der Bewohner ›Lavalas‹. Sowohl im Mai wie auch September 2004 kamen jeweils 3.000 Menschen dabei um. ›Lavalas‹ nennt sich auch die Bewegung, die einst von Aristide gegen soziale Ungerechtigkeit gegründet wurde ...

Nach Ansicht des *New African* (Nov. 2004) waren die Forderungen einer Rückzahlung jener Reparationen durch Präsident Aristide an Frankreich ein Hauptgrund dafür, daß der Präsident schlußendlich gehen mußte.

»Die Welt kehrte der unverschämten schwarzen Revolte den Rücken, und Haïti wurde, durch das Fehlen einer wirksamen Regierung, zum Opfer zahlloser internationaler Intrigen.[...] Zu Anfang des 20. Jh. griff der ›große Bruder‹ aus dem Norden ein und übernahm die Verwaltung der Insel. Das Volk von Haïti leistete Widerstand und zwang die USA, die Insel in den 30er Jahren zu räumen. Als Entschädigung für die Verwaltungsdienste, die sie für die undankbaren Haïtianer geleistet hatten, nahmen die Vereinigten Staaten die gesamten Goldreserven der Insel mit.« (ORLOFF)

Seit seinem Putsch 1930 bis zu seiner Ermordung 1961 herrschte der unweis(s)e Diktator Trujillo, der sich das Gesicht hell puderte wie Michael Jackson. Trujillo zog eine Blutspur hinter sich her. So ließ er 1937 die haïtianische Bevölkerung in der DomRep abschlachten. »Alle Farbigen, deren Akzent und dunkle Hautfarbe ihre Herkunft aus Haïti verriet, wurden mit Keulen, Macheten und primitiven Waffen hingerichtet. Dieser brutale und effiziente Massenmord blieb ohne Konsequenzen – die Plantagenbesitzer ließen durch Agenten Nachschub aus Haïti einfahren«. Ausgerechnet Trujillo erklärte sich 1938 auf der Konferenz von Evian als einziger Staatschef der Welt bereit, Juden aus Deutschland eine neue Heimat zu bieten.

Die Dominikanische Republik heute. Für jeden Besucher scheint es unfaßbar, daß die Nachkommen afrikanischer Zwangsumgesiedelter fern der ursprünglichen Heimat sich zu solchen Rivalen entwickeln konnten. »Zwischen 600.000 und 1 Million Dominico-HaïtianerInnen leben inzwischen im Land. Die meisten von ihnen besitzen keine gültigen Papiere. Obwohl in der Dominikanischen Republik geboren und aufgewachsen, der eigenen Sprache – des Kreol – kaum noch mächtig, wird ihnen bis heute von den dominikanischen Behörden die Staatsbürgerschaft verweigert. Sie sind weder haïtianische noch dominikanische Bürger und somit absolut rechtlos; ohne Anspruch auf Schulbildung oder andere staatliche Sozialleistungen, jederzeit von Verhaftung und Abschiebung bedroht. So sichert sich der dominikanische Staat eine frei disponible Masse an Billigstlohnarbeitern, die je nach ökonomischer Notwendigkeit eingesetzt oder über die Grenze abgeschoben werden können.« (BUKO)

Einen anderen Rassismus beobachtete der Musiker Hans Soellner auf Jamaika: »Ich habe mich immer so zu ihnen hingezogen gefühlt, aber sie gaben mir keine Chance. Sie waren dieselben Rassisten wie die Weißen, genauso unversöhnlich und gierig. Sie machten Unschuldige zu Schuldigen, und genauso wie wir Weißen haben sie sich gegenseitig umgebracht und denunziert.«

Noch schlechter als die ›gemeinen‹ Haïtianer sind die ›Sacadas‹ dran, auch ›Kongos‹ genannt, Tagelöhner, die von Agenten an die Hacenderos vermittelt werden und nur während der Ernte beschäftigt sind. Wie sie in der ›tiempo muerto‹, der ›toten Zeit‹, über die Runden kommen, müssen sie selbst sehen: »Bei der Ernte schneiden wir das Zuckerrohr mit der Hand und tragen es zum Lastwagen«, erzählt einer von ihnen, »jeweils 30 bis 50 Kilogramm. Wir arbeiten vom Sonnenaufgang bis Sonnenuntergang mit einer Essenspause, sieben Tage die Woche. Nach der Ernte werden die Felder abgebrannt und die Reste des Zuckerrohrs per Hand weggeschnitten. Dann pflügen wir die Felder, beseitigen Gras und Unkraut, düngen und schneiden Stücke vom Zuckerrohr, die wir als Setzlinge einpflanzen.« 1000 Setzlinge bringen kaum 50 Cent; mehr als 3000 sind am Tag nicht zu schaffen. Kinder erhalten noch weniger –

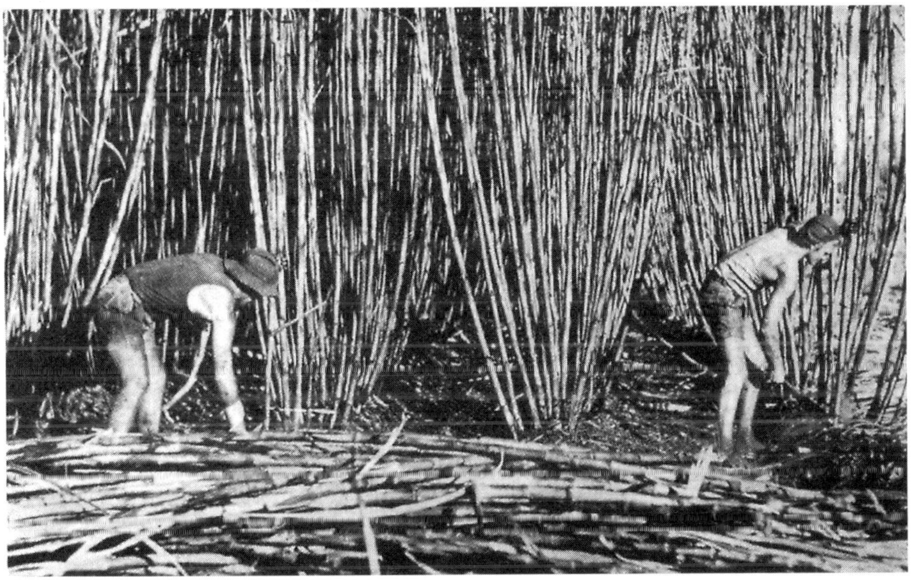

Wieviele Rohre braucht es für eine Flasche Rum?

für zehn Stunden Arbeit täglich. Heute arbeitet kaum noch ein Bürger der Dominikanischen Republik auf den Zuckerplantagen – das überläßt er seinen – zum Teil illegalen, zum Teil gekauften – Brüdern aus Haïti. Von denen sind inzwischen über 10% HIV-positiv. Sie leben in Hütten, den *batays*, jeweils sieben in einem Raum – ohne Wasser- oder Stromanschluß, ohne Rechte. Eine zivilisierte Welt würde sich mit menschenverachtenden Lebensbedingungen wie hier oder auf Negros nie abfinden. Heute erkranken Männer afro-karibischer Herkunft drei Mal häufiger an Prostata-Krebs als Weiße – warum das so ist, entzieht sich noch der Forschung. Ein geübter Rohrschneider verdient ein Zehntel dessen, was eine 4-köpfige Familie braucht. Eine absurde Situation: ein Land, das seiner armen Bevölkerung nicht ausreichend Arbeitsplätze bieten kann, läßt aus einem noch ärmeren Nachbarland Abertausende von Hilfsarbeitern importieren, da die eigene Bevölkerung die Arbeit auf den Zuckerplantagen als ›Sklavenarbeit‹ ablehnt. Das erinnert – bis auf die Armut in diesem Ausmaße – an die polnischen Spargelstecher in der eigenen Heimat.

Durch die UNO, bzw. die Anti-Slavery-Society – die älteste Menschenrechtsorganisation der Welt! – mit dem Vorwurf der modernen Sklaverei konfrontiert, konterte die Regierung der Dominikanischen Republik: »Wir schlagen vor, daß sich die Anti-Sklaverei-Organisationen zu allererst um faire Preise für unsere Produkte und den freien Zugang zu den Märkten der entwickelten Welt kümmern sollten, von denen das Leben und die Arbeitsbedingungen von Millionen Arbeitern weltweit abhängig sind. Eine der übelsten Formen der heutigen Sklaverei wird von den entwickelten Ländern praktiziert, indem sie die Preise wichtiger Produkte durch Subventionen niedrig halten und ihre Erzeugnisse so billig auf den Weltmarkt werfen, daß die Erzeuger aus der 3. Welt keine Chance haben, mithalten zu können.«

Diese wirtschaftliche Erpressung führe zur weiteren Verschuldung der ärmsten Länder. So stiegen die Schulden der DomRep zwischen 1973 und 1983 von 600 Mio. $ auf $2.400 Mio.; das Exporteinkommen sank von 513 Mio. $ 1981 auf 263 Mio. $ 1993 – obwohl die Produktion in jenem Zeitraum wieder anstieg. Nun müssen Touristen das Zuckerrohr ersetzen.

Und heute?

»Der Unterschied zwischen Haïti und der Dominikanischen Republik besteht im flächendeckenden natürlichen Bewuchs der Republik, während große Teile Haïtis eher einer Mondlandschaft gleichen – und nichts mehr an das lebhafte tropische Paradies, das es einmal war, erinnert.« (NEW AFRICAN NOV/04) Wie konnte es dazu kommen? Bis heute hat Haïti, das ärmste Land der westlichen Hemisphäre, weder zur Ruhe gefunden noch zur Wahl und Arbeit einer demokratisch gestützten Regierung geführt: Anarchie, Bürgerkriege, US-amerikanische Interventionen, Unruhen, Militärregierungen, Handelsembargos, multinationale Eingreiftruppe, Attentate, Wahlmanipulationen usw. sind nach

Süßhunger – der heimliche Zuckerkrieg
(Film, 43 Minuten 30 Sekunden, Digital Betacam, 2002)
Weltumspannender Handel, ein Millionenheer von Zulieferern und am Ende der Kette Milliarden Verbraucher: Am Beispiel Zucker zeigte der Kieler Dokumentarfilmer Christoph Corves in seinem Film SÜßHUNGER – DER HEIMLICHE ZUCKERKRIEG, wie Weltmarkt im Detail funktioniert. Das ist ihm glänzend gelungen. Dem Thema perfekt angepasst, folgte Corves dem Weg des Zuckers, von Dithmarschen über Schleswig, Hamburg in die Dominikanische Republik, nach Mexiko und in die USA, auch in Gegenden hinein, die Touristen selten oder gar nicht sehen. Er legte die Mechanismen von Billigproduktion, verheerender Subventionspolitik und der walzenden Wucht industriellen Gewinnstrebens frei und schuf, da er selbst nachsah und die in Zuckerdiensten Stehenden befragte, eine authentische Bestandsaufnahme der Gegenwart und eine Projektion der Zukunft, in der Verbraucher weiter die Wahl haben werden: ohnmächtige Wichte oder einflussreiche Riesen. Das war Aufklärung im reinen Wortsinne, frei von politischer Propaganda, Nihilismus und ideologischer Verengung. Info ohne –tainment, aber spürbar von sozialem Mitgefühl getragen. Globalisierung bekam ein Gesicht, kein heiteres, ein ungeschminktes.
(CHRISTIAN TRUTSCHEL, KIELER NACHRICHTEN, 26.9.2002)

wie vor an der Tagesordnung. DIE STUNDE DER KOMÖDIANTEN hat GRAHAM GREENE treffenderweise seinen empfehlenswerten Haïti-Roman betitelt.

Nachdem Präsident Aristide, der sich getraut hatte, die Armee abzuschaffen, verjagt wurde, versprach die internationale Staatengemeinschaft im Juli 2004 fette 1.3 Milliarden $ – von denen bis Anfang 2005 noch nichts zu sehen war. Stattdessen besetzt eine unkoordinierte, aus 41 meist kleinen Ländern wie Nepal, Benin und Togo zusammengesetzte UN-Truppe das Land. Laut THE ECONOMIST »ein logistischer Alptraum«. Und: Bis heute ist kein französisches Staatsoberhaupt nach Haïti gefahren. Die erste eigenhändige Befreiung einer Kolonie durch Sklaven ist in Frankreich ebenso ein Tabu wie die deutsche koloniale Vergangenheit etwa in Togo oder Namibia.

Last Minute ... der Autor vor Ort

Sousoa im Norden der Dominikanischen Republik. Keine Verkehrsverbindungen ins nahegelegene Haïti. Zimmer mit Meerblick. Ich faste acht Tage. Seit über 30 Jahren lege ich jährlich eine mehrwöchige Genußmittelfastenzeit ein: kein Fleisch, nichts zu rauchen, nichts Süßes, kein Alk oder Kaffee. Als Informationssüchtigem fehlen mir Zeitung & TV am heftigsten, an oralen Genüssen vermisse ich vor allem das Süße. Trotzdem suhle ich mich hier im Luxus des gerechten Zorns über die Ungerechtigkeit, die der Zucker dorthin gebracht hat. Ich lese und schreibe und denke hier über das Thema ZUCKER.

Und erhalte eine harte Geschichtsnachhilfe: Vor Ort höre ich erstmals von der Konferenz von Evian 1938 und ihren Folgen, daß hier als Ergebnis jener Konferenz während des 2. Weltkriegs 500 Juden aus Deutschland landeten und die erste Molkerei in der Karibik aufbauten. Nur wenige Meter weiter besaufen sich heute deutsche Touristen in einer karibischen Ballermann-Variante zwischen dem ›Dicken Herrmann‹ und der ›TöffTöff-Bar‹. Ich erfahre vom harten Schicksal des ersten freien Schwarzen Staates – von der Haïtianischen Revolution 1804 und ihren verheerenden Folgen bis heute.

»Ich erzähle Ihnen dazu mal eine Geschichte: Im Jahre 1803 kam auf Befehl Napoleons ein zur französischen Armee gehörendes Bataillon polnischer Soldaten nach Haiti, als Teil der von Leclerc befehligten Armada. Als diese Männer, deren Land ebenfalls unter der Unterdrückung durch eine äußere Macht litt, begriffen hatten, was man von ihnen erwartete, weigerten sie sich, weiterhin gegen die aufständischen Schwarzen vorzugehen. Statt dessen haben sie sich auf die Seite der Rebellen gestellt und sind am 14. Januar 1804, als die Unabhängigkeit ausgerufen wurde, haitianische Bürger geworden. So ist zu erklären, dass es heute noch Haitianer mit polnischen Familiennamen gibt und dass ganze ›polnische Dörfer' auf der Insel existieren. Dieser Punkt muss unbedingt herausgehoben werden: Zu keinem Zeitpunkt ist Haiti auf rassischem Partikularismus gegründet worden. Wer auch immer das haitianische Ideal von der Freiheit aller Menschen vertrat, der war in Haiti willkommen, seine Hautfarbe oder geographische Herkunft spielten dabei keinerlei Rolle. Alle aus der ›Globalisierung der Sklaverei‹ hervorgegangenen ›Boat people‹ konnten deshalb nur auf Haiti Zuflucht finden! Deshalb ist es ja auch zu den ganzen wirtschaftlichen, politischen und kulturellen Sanktionen gekommen. Gleichzeitig ist dies aber der Grund, warum Haiti eine so starke kulturelle Eigenständigkeit hat.« (DANIEL MAXIMIN)

Boogie Woogie. Eigentlich folgte ich vor Jahren den Rhythmen, die uns heute oft eine Lebenshilfe sind – von West-Afrika nach Lousiana. So besuchte ich u.a. die Sklaveninsel Gorree vor Dakar/Senegal, traf in Westafrika einige Musikerfreunde, die ich später in New Orleans musizierend wiedertraf. Ich folgte einem traditionellen Sklaventrail. Aber auch dem Ursprung unserer heutigen Musik, die wir also dem Zucker verdanken.

Doch nicht alles ist Boogie Woogie auf Hispaniola, der in Haïti & DomRep gespaltenen Insel. Denn hier führen sich die Nachkommen der ehemals spanischen Sklaven gegen die ehemals französischen Sklaven auf wie ihre ehemaligen Ausbeuter: hier hat sich der Rassismus so breit gemacht wie das Zuckerrohr. Nur hat letzteres keine Zukunft. Auch 2005 kam es zu gewalttätigen Übergriffen auf die geschätzten 1 Mio. Haïtianos im Land, die, obschon teilweise schon seit Generationen in der DomRep, wegen ihrer dunkeleren Hautfarbe verfolgt werden. »Wer schwarz ist, wird abgeschoben«, zitiert die TAZ einen Grenzbeamten.

Ich träume: Wenn ich Geld & Zeit hätte & ein Schriftsteller wäre ... ja, dann könnte ich richtig recherchieren, sinnieren, formulieren und heraus käme ein Social Fiction, die Geschichte über eine Karibik ohne Zucker – und ohne Sklaven. Bewaldete Inseln und eine Welt ohne Rock 'n' Roll. Unser tägliches Leben verliefe völlig anders, denn der Zucker veränderte nicht nur das Leben der Menschen wie auch die Landschaft in der Karibik und anderswo grundlegend – auch unser eigenes. Mehr als irgend ein anderes Handelsgut in der Geschichte der Menschheit hat Zucker und dessen Verwertungsmöglichkeiten unsere Kultur, Politik, Wirtschaft, Musik, Gesundheit, unsere tägliche Ernährung inklusive der Getränke grundlegend verändert und versüßt.

Gegen Ende meiner Fastenzeit erstehe ich in Santo Domingo mein erstes Stück Zuckerrohr. Kaue, lutsche, beiße & genieße. Dann, plötzlich ein Fremdkörper im Mund. Au, nein, ein abgebrochener Zahn, bzw. was davon übrig geblieben war. Hardcore-Recherche.

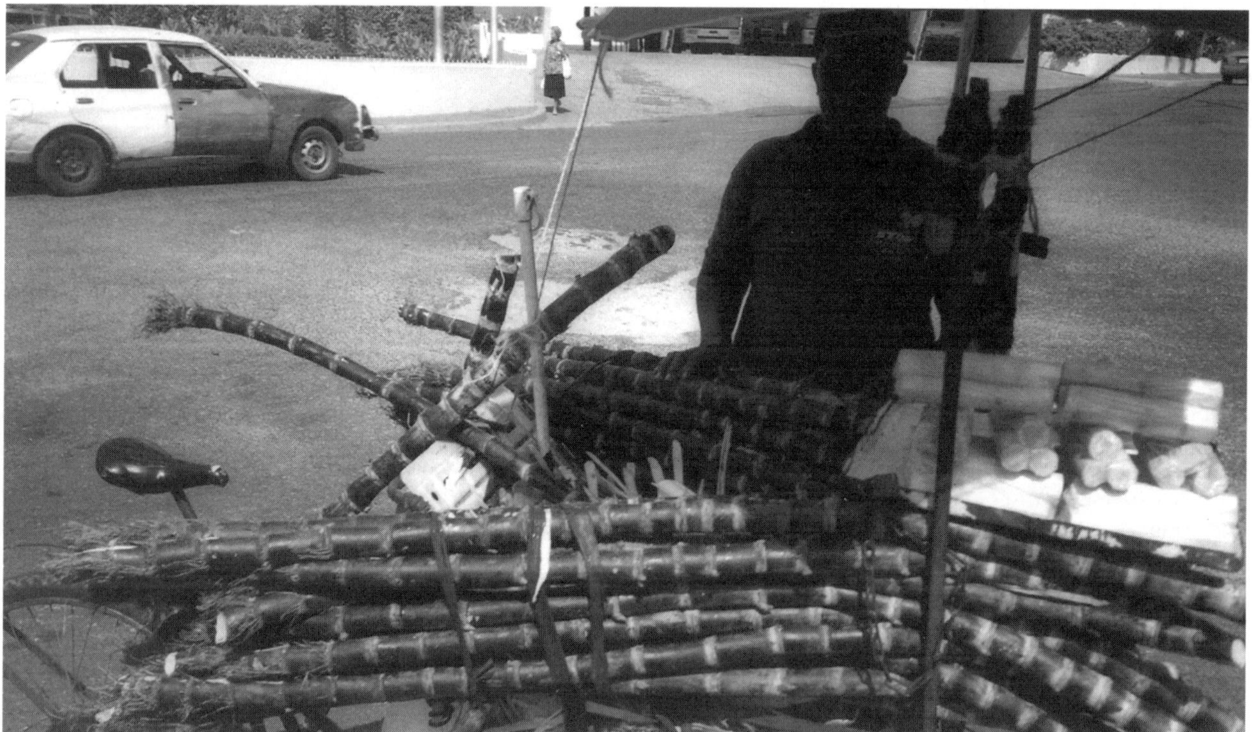

Vor einem der drei geschälten Rohrstücke oben rechts kapitulierte der linke obere Eckzahn des Autors:
Ein Zuckerrohrhändler in San Domingo, 2004.

Alexander von Humboldt über Zucker in Kuba, Venezuela und Tahiti

HUMBOLDT berichtete in seinem VERSUCH ÜBER DEN POLITISCHEN ZUSTAND DER INSEL **KUBA** von der Sklaverei: »Zweifelsohne ist die Sklaverei das größte aller Übel, welches jemals die Menschen betroffen, ob man den seiner Familie entrissenen und ins Zwischendeck eines Negerschiffes geworfenen Sklaven oder ihn als Glied der auf den Antillen eingepferchten schwarzen Menschenherde betrachte; doch gibt es für die Individuen Abstufungen in den Leiden und Entbehrungen. Welcher Unterschied zwischen dem Sklaven, der im Hause eines reichen Mannes in Havanna oder Kingston dient oder der gegen eine tägliche Vergütung an seinen Patron für seine eigene Rechnung arbeitet, und jenem, der auf einer Zuckerpflanzung lebt! Die Bedrohungen, womit man widerspenstige Sklaven zu bessern sucht, lassen diese Stufenleiter menschlicher Entbehrungen erkennen. Dem Calesero (Kutscher, Postknecht) droht man mit dem Kaffeetal; jenem, der auf einem Kaffeetal arbeitet, mit der Zuckerpflanzung. Auf dieser genießt wiederum der Sklave, welcher ein Weib besitzt, eine eigene Hütte bewohnt, und freundlich, wie es die meisten Afrikaner sind, nach der Tagesarbeit Pflege und Ruhe im Schoße einer ärmlichen Familie findet, ein Los, das keinen Vergleich mit jenem des vereinzelten, in der Masse verlorenen Sklaven duldet.«

Nicht nur über Kuba, auch über die im Landschaftsbild **Venezuelas** auffallenden Zuckerrohrplantagen berichtet HUMBOLDT in seinen ANSICHTEN DER NATUR (1807):

»Um den See (Tacarigua) in den Tälern von Aragua werden beide Varietäten des Zuckerrohrs, das gemeine, Cana criolla, und das neu eingeführte der Südsee, Cana de Tahiti, kultiviert. Letzteres hat ein weit lichteres, angenehmeres Grün, so daß man schon in großer Entfernung ein Feld tahitischen Zuckerschilfes von dem gemeinen unterscheidet. [...] Von Trinidad, einer dem Kontinent nahen Insel, ging das Zuckerrohr der Südsee nach der nahegelegenen Küste von Caracas über. Es ist für diese Gegenden wichtiger als der Brotfruchtbaum geworden, der ein so wohltätiges, an Nahrungsstoff reiches Gewächs, wie es der Pisang ist, wohl nie verdrängen wird. Das Zuckerrohr von Tahiti ist dazu viel saftreicher als das gewöhnliche, dem man einen ostasiatischen Ursprung zuschreibt. Es gibt auf gleichem Flächenraum ein Drittel Zucker mehr als die *Cana criolla*, deren Rohr dünner und enger gegliedert ist. Da überdies die Westindischen Inseln großen Mangel an Brennmaterial haben (auf der Insel Kuba werden die Zuckerpfannen mit Orangenholz geheizt), ist das neue Zuckerrohr um so wichtiger, als es ein dickeres, holzreicheres Rohr (bagazo) liefert. Wäre nicht die Einführung dieses neuen Produktes gleichzeitig mit dem Anfang des blutigen Negerkrieges in San Domingo gewesen, so würden die Zuckerpreise in Europa damals noch höher gestiegen sein, als sie ohnedies schon durch Störung des Landbaues und des Handels gestiegen waren. Auf der Insel Kuba bringt eine Caballeria, d. h. ein Flächenraum von 34 969 Quadrattoisen (13,35 ha) 870 Zentner (43,5 t) Zucker hervor, wenn die Caballeria mit tahitischem Zuckerrohr bepflanzt ist. Sonderbar genug, daß dieses wichtige Erzeugnis der Südseeinseln gerade in demjenigen Teile der spanischen Kolonien gebaut wird, welcher von der Südsee am entferntesten ist! Man schifft von den peruanischen Küsten in 25 Tagen nach **Tahiti**, und doch kannte man zur Zeit meiner Reise in Peru und Chile noch nicht das tahitische Zuckerrohr. Die Bewohner der Osterinsel, welche großen Mangel an süßem Wasser leiden, trinken Zuckerrohrsaft und, was physiologisch sehr merkwürdig ist, auch Seewasser. Auf den Sozietäts-, Freundschafts- und Sandwichinseln (Hawaii) wird das hellgrüne und dickrohrige Zuckerschilf überall kultiviert. [...] Das tahitische Zuckerrohr ist eine der wichtigsten Bereicherungen, welche die Landwirtschaft in den Kolonien seit einem Jahrhundert reisenden Naturforschern verdankte. Es gibt nicht nur auf demselben Areal ein Drittel mehr Vezu (Zuckersaft) als das kreolische Zuckerrohr, sein dicker Stengel und seine feste Holzfaser liefern auch ungleich mehr Brennstoff. Letzteres ist für die Antillen von großem Wert, da die Pflanzer dort wegen der Ausrodung der Wälder schon lange die Kessel mit ausgepreßtem Rohr heizen müssen.«

Kuba

Der Neger – im Zuckerrohrfeld.
Der Yankee – über dem Zuckerrohrfeld.
Blut, – das uns schwindet!
Nicolas Gullién

Von Madeira wanderte der Zucker über San Domingo weiter westwärts: nach Kuba. »Die Krise in Haïti rief die Zuckerkonjunktur in Kuba hervor, das sich rasch in den ersten Zuckerlieferanten der Welt verwandelte. Auch die kubanische Kaffeeproduktion, die einen weiteren, stark begehrten Überseeartikel lieferte, verdankte ihren Aufstieg dem Niedergang der Produktion Haïtis, aber der Zucker gewann das Rennen als Monokultur. Ein prominentes Mitglied der kubanischen ›Saccharokratie‹ ging so weit, von den ›begründeten Vorteilen, die man aus dem fremden Unglück ziehen kann‹, zu sprechen. Der Rebellion in Haïti folgten die märchenhaften Preise des Zuckers auf dem europäischen Markt, und 1806 hatte Kuba bereits seinerseits die Zuckerfabriken und die Produktivität auf das Doppelte gesteigert.« (E. GALEANO)

Springen wir ins 20. Jahrhundert. Während des 1. Weltkriegs und danach boomte das Zuckergeschäft in Kuba. Das Land schien in einen Rausch zu verfallen, zeitgleich verschärfte sich der Klassenkampf. Europas Zuckerrüben mußten eine kriegsbedingte Wachstumspause einlegen, Zuckerrohrproduzenten witterten ihre Chance und legten immer neue Plantagen an. »Dazu wurden riesige Flächen wertvoller Wälder erbarmungslos niedergebrannt, wurde der Anbau anderer landwirtschaftlicher Kulturen eingeschränkt, was zur Verknappung von Nahrungsmitteln des Landes und zur Steigerung der Lebenshaltungskosten führte. [...] Amerikanische Gesellschaften kauften Ländereien und Zuckerfabriken auf. 1918 waren in ihren Händen bereits bis zu 50% der Fabriken konzentriert, die rund 60% des auf Kuba angebauten Zuckerrohrs verarbeiteten. [...] Diese Periode des Zuckerbooms ist in die Geschichte Kubas unter dem Namen ›Tanz der Millionen‹ eingegangen. Vor dem Hintergrund dieses ›Zuckerfiebers‹ traten die Armut und Rechtlosigkeit der kubanischen Werktätigen, die vom ausländischen und einheimischen Kapital in erbarmungsloser Weise ausgebeutet wurden, noch krasser hervor.« (GRINEWITSCH) Die US-Finanzgier nahm rund 70% der gesamten Zuckerindustrie Kubas unter ihre Fittiche. Zeitgleich übernahmen sie das Bankwesen, die Eisenbahn, die Tabak- und Zementindustrie u.a.m. und kürten sich zu den neuen Herrschern Kubas.
An der US-Börse zahlte man nach dem 1. Weltkrieg 23 Cent für das Pfund Rohzucker. Das bedeutete gegenüber dem Preis von 1914 eine Steigerung von 1100%. Doch der ekstatische Höhenflug nahm 1921 ein jähes Ende, als der Preis auf 3 Cent fiel – ein Preis, der unter dem Herstellungspreis lag. US-Banken ›sprangen ein‹ und kauften. Sie kauften nicht nur Zucker, sondern ganz Kuba billig ein. Dem Zuckerhandel half dies nicht: der Preis fiel 1930 auf 1,5 Cent und 1933 auf die Hälfte. Die kubanische Regierung wurde gestürzt und ab 1934 hatte das amerikanische Kapital das Sagen; nebenbei kassierten die USA noch Guantanamo – direkt gegenüber von Haïti. Kuba erzielte in der Folge das höchste pro-Kopf-Einkommen in der Karibik – aber Statistiken können trügen. In der Tat rollte der Dollar *big time*, aber der ›Kleine Mann‹ hatte nichts davon. Den großen Reibach machten die UNITED FRUIT COMPANY (inzwischen Chiquita Co.) und deren Statthalter, allen voran die Familie Bacardi, die im Osten ein Quasi-Monopol auf die Rumherstellung bekam.

RUDOLF BRUNNGRABER, bekannt durch sein Buch über den Opium-Krieg in China, schrieb 1941 ZUCKER AUS KUBA. Die Hauptgestalt dieses Romans, der französische Farmer Joaquin Laval, warnt gleich zu Beginn: »Unser Land, die schönste und reichste Insel Westindiens, und man hat sie nicht zu Unrecht die Perle der Antillen genannt, besaß bisher das, was man eine ausgeglichene Wirtschaft nennt. Der Ertrag der Zuckerplantagen und Kaffeegärten, der Tabakfelder, Obst- und Gemüseanlagen, die Produktion der Viehgehöfte, die Metallvorkommen und der Reichtum an edlen Hölzern ermöglichten es Kuba, sowohl seine dreieinhalb Millionen Menschen zu ernähren als auch die Fertigfabrikate für sie, die es selbst nicht erzeugt, aus eigenen Mitteln einzuführen. Wenn nun [...] aus jedem Obstgarten und Gemüsefeld, aus jeder Kaffee- und Tabakpflanzung, aus jedem Hardwoodbestand und jeder Viehweide, aus

jedem Palmenhain und dem letzten Stückchen Land noch eine Zuckerplantage wird, wenn sich die ganze Insel in eine Rohrwüste verwandelt, was wird dann mit der ausgeglichenen Wirtschaft sein, zu deren Charakter es gehört, auch schlechte Zeiten und Rückschläge zu ertragen? Wenn wir nichts mehr als Zucker produzieren, müssen wir alles, was wir außer dem Zucker brauchen, einführen, und wir müssen es mit den Mitteln bezahlen, die wir durch die Zuckerwirtschaft erwerben [...] Du kannst mich auf den stetig wachsenden Bedarf verweisen und darauf, daß innerhalb eines Jahres der Weltmarktpreis für das amerikanische Pfund Rohzucker von 2 auf 5 Cents gestiegen ist, und wahrscheinlich wird diese Aufwärtsbewegung noch eine Weile anhalten.
Was aber, wenn der Rückschlag erfolgt, der in jedem Wirtschaftszweig und noch immer eingetreten ist? Dann hat sich ganz Kuba auf einen Stapelartikel eingestellt, mit dem es von jeder, auch der geringsten Konjunkturschwankung auf dem Weltmarkt abhängig ist [...] Womit aber sollten wir dann unseren Lebensunterhalt bezahlen? Kuba wird dann ersticken in seinem Zucker und wird vom Hunger und der Verzweiflung geplagt werden, es wird ins Chaos stürzen. In einer solchen Entwicklung kann aber keine Vernunft sein.«

Das Chaos kam wie vorhergesagt. Nach der Revolution von 1959 und dem Abbruch der Beziehungen durch die USA 1960 bezogen diese ihren Zucker vornehmlich von den Philippinen; anderseits erklärte sich die UdSSR bereit, die bislang nach Nordamerika gelieferte Menge von etwa 3 Mio. t Zucker zu importieren, später 5 Mio. t. Damit verstieß Kuba gegen das internationale Abkommen und schwächte so die Internationale Zuckerkonferenz – zumal die UdSSR einen Großteil des kubanischen Zuckers auf dem Weltmarkt anbot.

»Immer wieder macht sich jener naive Stolz des *Homo faber* bemerkbar. Dieser Stolz sprach zum Beispiel aus der Rede Fidel Castros, der am 8. Juni 1965 bekannt gab, daß die Zuckerproduktion in Kuba wieder 6 Mio. t erreicht habe und daß deshalb die zur Zeit der Revolution eingeführte Rationierung aufgehoben werden könne. Der kubanische Zucker wurde in die Länder des kommunistischen Blocks exportiert, im Austausch gegen Düngemittel, Maschinen und Petrol.« (ZIEGLER)

In den Jahren 1969/70 propagierte Kuba die GRAN ZAFRA, eine ZuckerRekordErnte von 10 Mio. t. Zucker – die aber mit 8.35 Mio. t verpaßt wurde und Kuba Hohn und Spott der kapitalistischen Welt einbrachte, auch den von Madame Gräfin von Dönhoff. Diese vergaß natürlich zu erwähnen, daß Kubas Revolutionäre eine totale Monokultur, eine Wirtschaft, die zu über 90% vom Zucker abhängig war, übernommen hatten und daß bis 1959 alles, aber auch alles, aus den USA importiert wurde.
So ist es nackter Zynismus, wenn reiche Westler nach der Revolution vom ›Verlust der Freiheit für die Kubaner‹ sprachen. Aber dieser Lobby gelang es, die gesamte internationale Presse und somit mehr oder weniger die öffentliche Meinung auf ihre Seite zu bringen. Daß im Laufe der Geschichte auf Kuba mehrere Millionen Menschen entweder am Zucker starben, zu Tode gepeitscht, verstümmelt oder aber unterernährt, verelendet, all ihrer Wünsche beraubt und entmenschlicht wurden – diese Dimension wollte niemand mehr sehen.
Auch die Revolutionäre sahen ihr Heil anfangs in einer verstärkten Zuckerproduktion auf Genossenschaftsbasis und dem Export in ›Bruderländer‹ des sozialistischen RGW (Rat für gegenseitige Wirtschaftshilfe). Kuba hat zwar nie die Vorgaben der *Gran Zafra* erreicht, aber immerhin mit durchschnittlich 7 Mio. t pro Jahr in den 90ern jeweils mehr Zucker als das Flächenland Brasilien produziert. Mit dem Kollaps der Großen Brüder aus der UdSSR vergrößerte sich jedoch das Zucker-Problem für Kuba erneut. Den osteuropäischen Markt übernahmen die Rübenzuckerer der EU. Noch drei Jahre nach dem Zusammenbruch der sozialistischen Träume in Europa erzielte man 8 Mio. t, doch schon zwei Jahre darauf nur noch die Hälfte. Nach engstirnigem Festhalten am alten Konzept wurde Mitte der 90er Jahre den Genossenschaftsbauern ein neues Konzept angeboten, das mittlerweile Früchte zeigt: verstärkt wird privater Anbau auf kleinen, selbstverwalteten Flächen gefördert, die Bauern dürfen nach Ablieferung eines festen Kontingents ihre Überschüsse auf privaten Bauernmärkten verkaufen. Die Anbauflächen der *granjas estatales*, der Großgenossenschaften, die hauptsächlich Zucker und Tabak anbauen, haben sich von 75% im Jahr 1992 auf 33% im Jahr 2003 verringert. Dadurch hat sich der Anbau von Früchten für den lokalen Markt vervielfacht.

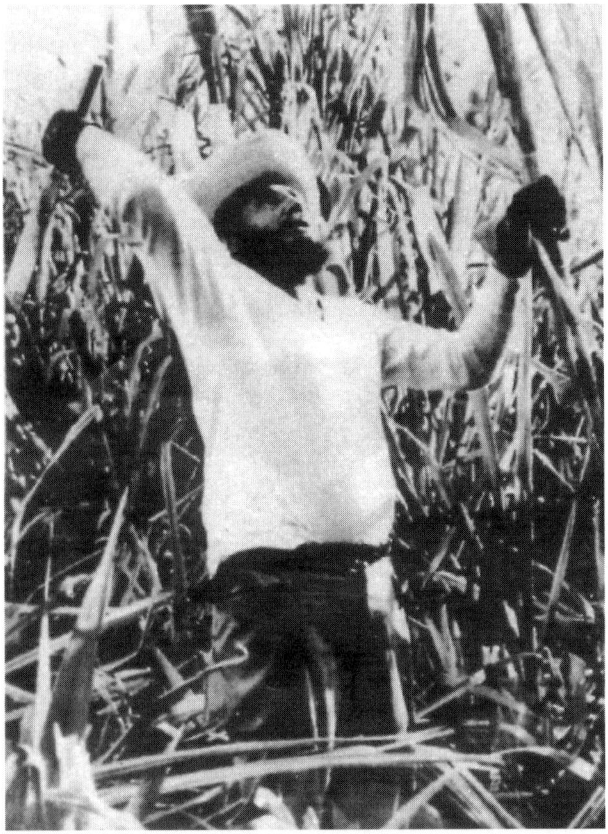

Fidel versus Rohr.

Die Ernährungslage hat sich verbessert, es gibt nicht nur das Zuckerdestillat Rum im Überfluß, sondern auch für Städter wieder ein gutes Angebot an Schweine- und Hühnerfleisch, Früchten und Gemüse auf den Bauernmärkten. So gibt es auf Lebensmittelkarten, die die Grundbedürfnisse befriedigen sollen, nur 2,5 kg Reis, 28 g Kaffee, aber 3 kg Zucker pro Monat.
Fidel Castro schränkte nicht nur das öffentliche Rauchen ein, er verabschiedete sich Anfang 2005 auch vom Zucker. Nicht absolut, aber doch in einem revolutionären Schritt: »Dieses Land wird niemals wieder vom Zucker leben«, erklärte er. »Diese Kultur gehörte in die Zeit der Sklaverei und in die Zeit eines Volkes voll von halben Alphabeten.« 62% des ehemals dem Zuckerrohr zugeteilten Landes werden inzwischen mit anderen Feldfrüchten bewirtschaftet. Fast die Hälfte der gut 155 Zuckerfabriken wurden geschlossen. Die Ernte 2005 wird nur noch ca. 1,5 Mio. t des süßen Stoffes erbringen.

Die schneeweiße Dame

»Zucker kommt gewöhnlich als Mann daher und schmückt sich mit dem Artikel *el*, aber der Süßstoff kann sich auch in eine Frau verwandeln und heißt dann *la*. ›Die schneeweiße Dame‹. Ihre Süße ist reine Tarnung, und häufig in der Geschichte ist die Anwesenheit der Ausländerin den Cubanern sauer aufgestoßen. Seit sie angekommen ist, hat sie das sagen. Der Mensch, gewohnt, sich zum Herrscher über die Natur aufzuschwingen, beugt sich zähneknirschend ihren Launen. Rein äußerlich macht sie immer den gleichen, verführerischen Eindruck, ohne sich weiter um die Jahreszeiten zu kümmern. Aber dieser Eindruck täuscht gewaltig. [...]
Was dieser Dame besonders behagt, ist die Tatsache, daß es auf ›ihrer‹ Insel so etwas ähnliches wie einen Winter gibt. Von Dezember bis März fegen in unregelmäßigen Abständen kalte Schlechtwetterfronten über sie hinweg. Sie kommen von der Kontinentalmasse im Norden und machen sich durch kräftige Regenfälle bemerkbar. Nach dem Regen stellt sich Kälte ein, manchmal mit Temperaturen um die null Grad, und diese Kälte mag sie, die ›schneeweiße Dame‹. Diese Kälte macht sie erst so richtig süß: Sie beschleunigt die Kristallisation der Saccharose. Für den Menschen beginnt der Wettlauf mit der Zeit. Das jetzt hochwertige Rohr muß vom Feld, so schnell wie irgend möglich. [...]
Die ›central‹ benötigt nicht nur endlose Felder für ihren Rohstoff. Die Mühle braucht darüber hinaus Wälder für das Brennholz, Farmen für das Gemüse, für die Schweine und die Rinder. Sie braucht Strom- und Wasserleitungen, Reservoirs, Stauseen. Sie ist ein Moloch im Dienst der ›schneeweißen Dame‹, dauernd auf Hochtouren, unter Zeitdruck, angespannt bis zum äußersten, schwitzend und ächzend, immer bedroht von Erschöpfung, von Unfällen, Pannen, Regengüssen, Stürmen, Dürre, gerissenen Treibriemen, entgleisten Zügen, expoldierten Pumpen.« (HENKY HENTSCHEL; in CREUTZMANN/HENTSCHEL)

The Sugar Sultans of Florida

In der Folge der Revolution in Kuba verließen viele Menschen die Insel. Unter den Flüchtlingen war 1960 auch die Familie von ALFONSO FANJUL, Kopf der kubanischen Zu-ckerdynastie. Großvater ANDRÉS kam Mitte des 19. Jh. nach Kuba; später, während der Diktatur, diente Vater PEPE zeitweilig als Landwirtschaftsminister und Vorsitzender des SUGAR STABILIZATION Institutes.

Bevor sie Kuba verließen, gehörten ihnen dort 60.000 Hektar Land, 10 Zuckermühlen und sie waren der Hauptzuckerlieferant für Bacardi-Rum. In den USA bekamen sie, als Castro-Gegner, jegliche Unterstützung aus Washington. Für wenig Geld erstanden sie einige Hektar Land am Lake Okeechobee, und bauten dort nach und nach ein neues Zuckerimperium auf. Die vier Söhne stiegen in die prosperierende Firma ein. Zum einen profitierte man vom Kuba-Boykott der USA, zum andern von den billigen Arbeitskräften, die man aus der Karibik importierte und zum dritten kam den Fanjuls entgegen, daß sie die Abwässer der Zuckerherstellung kostengünstig ungeklärt in den See fließen lassen durften.

Heute sind vor allem zwei der Brüder im Zuckergeschäft:

- BRUDER ALFIE FANJUL, ein lebenslanger Demokrat. Ab 1992 unterstützte er seinen Freund Bill Clinton nicht nur als Sponsor und als Stimmenfänger der kubanischen Community in Florida. Bei verschiedenen Anlässen durfte er direkt neben Clinton sitzen und es geht die Rede, daß die beiden gerade miteinander telefonierten, als sich Monica Lewinsky intimer mit Clintons Hoseninhalt beschäftigte.

- BRUDER JOSÉ PEPE dagegen ist Republikaner, unterstützte schon Papa Bush, den er wiederholt im Weißen Haus besuchte, mit heftigen Spenden, wie auch nun die Söhne George W. und, in Florida, dessen Bruder Jeb. Die Anbaufläche für Zuckerrohr in Florida hat sich seit den 60er Jahren mehr als verzehnfacht ...

Inzwischen beackern die Fanjuls bzw. ihre Angestellten dort 72.000 Hektar. Auf politischer Ebene kämpfen sie gegen eine Liberalisierung des Zucker-Geschäftes, aber vor allem gegen (ursprünglich Al Gores) Pläne, daß die Zuckerindustrie 8 Milliarden $ in die Renaturisierung der Everglades investieren soll. Dieses weltweit größte subtropische Feuchtgebiet vermost durch die permanente Zufuhr der phosphorhaltigen Abwässer der Zuckerindustrie aus dem See. Diese killen die Algen und fördern das Wuchern artfremder Pflanzen, die wiederum das Habitat für die natürlichen Tiervorkommen radikal veränderten.

Ein 1994 beschlossener ›Everglades Forever Act‹ wurde auf Drängen der Fanjuls arg verwässert, so daß sie bis ins Jahr 2016 (statt geplant 2006) weiterhin ihre Phosphorbrühe ungehindert auf die Natur loslassen dürfen. Das kostet natürlich. So erhielten die 49 Mitglieder eines zuständigen Landwirtschaftsausschusses 1995 pro Kopf 16.000 US-$ als ›Entscheidungshilfen‹. Die Fanjuls investierten in ungezählte örtliche Projekte, allein zwischen 1999 und 2001 über 1,8 Millionen an politischen Spenden, und beeinflussen so die US-Politik auf mehreren Ebenen – und dabei besitzen sie nicht einmal die US-amerikanische Staatsbürgerschaft. Der Mehrzahl der US-Amerikaner ist nicht bewußt, daß diese kubanischen Flüchtlingsfamilien seit 1959 die teils dreckigsten Aktionen der politischen Rechten finanziell unterstützen.

Die Fanjuls produzieren nicht nur in Florida Zucker. Ähnlich der Regelung in der EU wird auch in den USA heimischer Zucker ebenso heftig subventioniert wie bestimmte Quoten Importzucker. Konkret: den Fanjuls gehören große Plantagen in der Dominikanischen Republik und deren Erzeugnisse dürfen sie hochsubventioniert in die USA einführen.
Wir EU-Bürger zahlen jährlich rund 6 Milliarden Euro für Zuckersubventionen; die US-Bürger ›nur‹ 2 Milliarden US-$. Ein Unterschied: in den USA wird Zucker sowohl durch die Rübe (im Mittleren Westen) wie durchs Rohr (im Südosten) gewonnen. Gemeinsam ist beiden Subvestionssystemen, daß sie auf Kosten der armen Bauern in der 3. Welt gehen und einige wenige Menschen oder Firmen im eigenen Land reich machen.

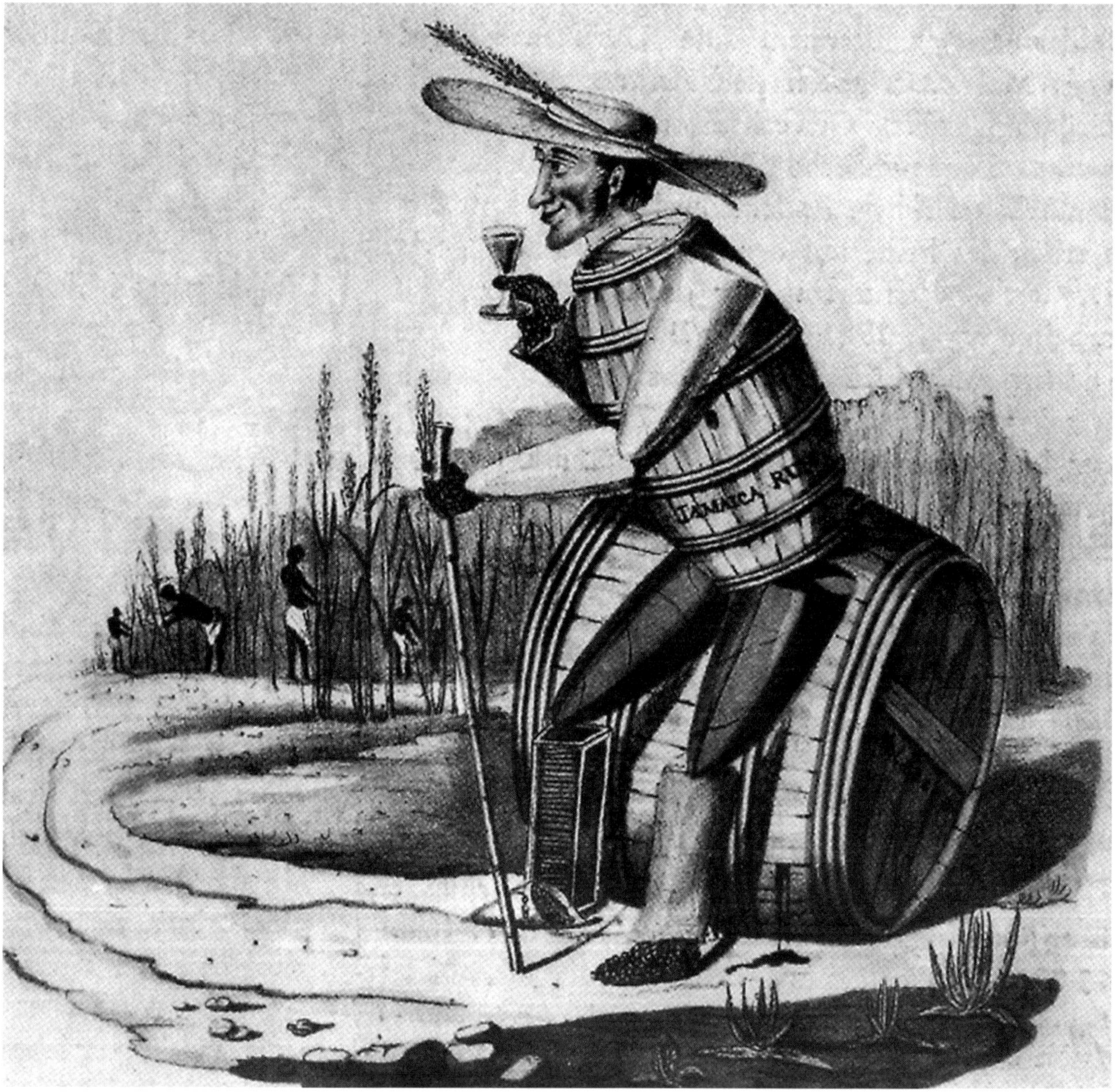

Eine wahre Zuckerpuppe: die Glieder aus Zuckerhüten, der Leib ein Faß Rum.

Die Insel Negros

Negros ist ›Zuckerland‹. Eine Stunde mit dem Flieger von Manila entfernt, wird diese Insel, eine der größten der Phi-lippinen, von Zuckerrohr bedeckt. Der britische Konsul Nicholas Loney kam 1841 auf die Philippinen, importierte englische Textilien mit von diesen Inseln geklauten Motiven. Um die Schiffe auch auf dem Rückweg ins Heimatland auszulasten, kam selbiger Konsul auf die Idee des Zuckerrohranbaus. So verpaßte er der philippinischen Textilindustrie einen Todesstoß und verdammte die Bewohner von Negros zu einer Abhängigkeit von einer Monokultur – mit für sie tragischen Folgen.

Auf Negros findet sich der fruchtbarste Boden der Philippinen, hier werden zwei Drittel des philippinischen Zuckerrohrs angebaut. Davon leb(t)en rund 90% der Bevölkerung, etwa 2 Millionen Menschen. Fast der gesamte Zucker wurde seit der Revolution auf Kuba in die USA verkauft. Als Coca-Cola® und andere ihre Süßquelle vom Rohr auf Mais umstellten, kappte dies den Zuckerexport der Philippinen zwischen 1982 und 1987 um 70%. Wo wenige Jahre zuvor der Handel blühte, kehrte nun eine tödliche Ruhe ein. Im April 1986 nannte man Negros das ›Äthiopien Asiens‹. Doch ungleich der öden, vertrockneten Steppen Äthiopiens, spielte sich das Drama hier in einer fruchtbaren, absolut grünen Welt ab. Wie konnte es dazu kommen, daß auf einer der reichsten Inseln der Philippinen plötzlich 85.000 unter 6 Jahre alte Kinder an Unterernährung litten? Woher kamen plötzlich 250.000 Arbeitslose, deren Familien jegliche Lebensgrundlage genommen wurde?

Dafür war sicherlich teilweise das Mißmanagement des korrupten Diktators Marcos verantwortlich – ursächlich aber der Rückzug der USA aus dem philippinischen Zuckermarkt. 1984 betrug die verarbeitete Menge Zuckerrohr nur noch ein Drittel der Menge wie wenige Jahre zuvor. Versuche, auf den brachliegenden Feldern Gemüse zum Eigenbedarf anzubauen, wurde von den Großgrundbesitzern brutal unterbunden. Lebensmittel müssen von Nachbarinseln importiert werden.

Außer in Kolumbien, wo das Rohr aus geographischen und klimatischen Gründen das ganze Jahr wächst, handelt es sich in Anbaugebieten wie der Karbibik oder auch Negros um Halbjahresjobs – das andere Halbjahr redet man von der ›toten Zeit‹, in der es nichts zu tun, nichts zu verdienen und oft kaum etwas zu essen gibt. Die Bezahlung, *sumada*, erfolgt meist erst am Ende der Arbeitssaison, ohne schriftliche, nachprüfbare Unterlagen. Die Arbeiter werden von ihren Arbeitgebern ebenso abgezockt, wie von den *cantinas*, den dem Plantageneigner gehörenden Lebensmittelläden. Viele Familien überleben von kargen Portionen Süßkartoffeln und Bananen, ein-, bestenfalls zweimal täglich. Opfer des Zuckerkrieges.

Die Böden laugen aus, also muß chemisch nachgelegt werden. Um 1950 verstreute ein Farmer noch drei Säcke Düngemittel pro Hektar – 1980 reicherte er die selbe Fläche mit 23 Säcken Chemie an. Der Einsatz von Pestiziden hat die Gesundheit vieler Menschen angegriffen und zerstört. Der Zuckerarbeiter Serge Cherneguin erzählte dem NEW INTERNATIONALIST (Mai, 1988) seinen Traum: »Wir haben eine gemeinsame Vision für Negros. Die reichhaltigen Ressourcen der Insel sollten allen Armen zugute kommen. Wir würden gerne auf einigen der Zuckerfelder lieber Gemüse für den Eigenbedarf anbauen. Es sollten sich einige Industrien ansiedeln, Industrien, die den Bedürfnissen der Bevölkerung angepaßt sind. Bislang wächst hier nur Zucker, so weit das Auge reicht. Sollte es einen guten ökonomischen Grund geben, hier alles mit Zucker zu bepflanzen, muß das zum Vorteil der Arbeiter sein.« *Sweet dreams are made of this ...*

Heute exportieren die Philippinen kaum noch Zucker, er macht gerade einmal 1% in der Exportstatistik aus.

Saure Fakten zum Zucker aus einem Schwellenland

Bert Marco Schuldes berichtet aus den Philippinen

Ende 2004 wurden bei einem Streik der Zuckerarbeiter auf der Hacienda Luisita – eine riesige Zuckerrohrfarm mit Fabrik im Besitz der Familie der Ex-Präsidentin Corazon Aquino – mehrere Personen von der Armee erschossen. Im Anschluß an den Zusammenbruch des Zuckermarktes erhielt die Guerilla-Organisation NPA (New People's Army) regen Zulauf. Bei der zwischenzeitlich erfolgten ›Landreform‹ kamen die Großgrundbesitzer ungeschoren davon. Nur die mittelgroßen Farmer wurden enteignet.

1988, als ich das erste Mal hier war, gab es kaum übergewichtige Menschen, und bei Kindern konnte man eher Mangel- und leichte Unterernährung sehen. Das hat sich mittlerweile kraß geändert. In Städten sind übergewichtige Filipinos und vor allem Kinder schon lange keine Seltenheit mehr, und offensichtlich unterernährte Kinder sieht man hier bei uns kaum mehr. In der Werbung werden als ›gesunde‹ Kinder durchgängig kleine Pummelchen gezeigt. Folge: die Mütter sind verzweifelt, wenn ihre völlig gesunden und schlanken Kinder nicht auch so ›gesund‹ aussehen. Also werden die Kleinen gemästet, besonders auch mit Milchpulver in aufgelöster Form. Das ist aber richtig teuer, das komplette Monatsgehalt einer Haushaltshilfe reicht da nicht für aus.

Jetzt kommt das besonders perfide: schaut man sich mal die Zusammensetzung der Milchpulver an, dann entdeckt man neben allerlei werbeträchtigen Vitaminspuren (*›Fortified‹ with Vitamin A-Z and Calzium*) vor allem eines: Zucker, in teils beträchtlichen Mengen. Aber es kommt noch dicker: all diese aufgezuckerten Milchpulver, die ja hauptsächlich zur Kleinkindermast verwendet werden, sind doch tatsächlich teurer, als die ein oder zwei Sorten reines Vollmilchpulver, die es auch gibt.

Die Zahnsituation der Kleinkinder ist schlimm, vergleichbar mit dem Skandal um den gesüßten Kindertee in Deutschland vor ca. 15 Jahren. Aber die Eltern hier nehmen es einfach so hin, daß die Zähne selbst von 5-jährigen oft komplett zerstört sind. Aufklärung findet nicht statt. Erst kürzlich hab ich eine ›Cousine‹ verdonnert, mit der süßen 5-jährigen Tochter zum Zahnarzt zu gehen, die hatte erhebliche Schmerzen und keinen gesunden Zahn mehr im Mund.

Eine weitere landestypische Besonderheit sind die Cola-Zähne. Ich hatte mich anfangs immer gewundert, wieso bei so vielen Kindern und Menschen höheren Alters – darunter viele sonst bildhübsche Frauen – die zwei mittleren oberen Schneidezähne zerstört sind. Mittlerweile glaube ich, dahintergekommen zu sein. Filipinos – ab Kleinkinderalter – trinken ziemlich viel Cola. Und zwar meist nicht aus Gläsern oder Flaschen. Cola wird hier oft ›portionsweise‹ in Plastiktüten abgefüllt, in die ein Strohalm gesteckt wird. D.h. die ganze tägliche Colaflut rinnt dann zwischen den zwei mittleren oberen Schneidezähnen durch. Was diese natürlich nicht lange mitmachen.

Da wundert es natürlich nicht, daß der Geschmack der Leute hier inzwischen komplett versaut ist. Früher war z.B. eine der positiven Seiten der Philippinen, daß es auch hier eßbare Wurst gab – ein Erbe der Spanier. Inzwischen ist die so stark mit Zucker versetzt, daß man sie als Europäer nicht mehr runterbringt. Wir lassen uns gelegentlich mal ein zuckerarmes Kilo auf *special order* machen. Selbst Brot (Toast) ist meist völlig übersüßt, man muß ewig suchen, um eine Marke zu finden, die noch eßbar ist. Oder Bohnen mit Speck in Dosen: eine widerliche Zuckerpampe.

Des weiteren haben es die Philippinen geschafft, auf der Diabetes-Weltrangliste auf den 10. Platz aufzusteigen. Fortschritt im Schwellenland.

Sudan

Seit einiger Zeit beherrscht die Tragödie in Darfur die Mediensicht vom Sudan. Von dem Land wird ein so düsteres und lebensfeindliches Bild gezeichnet, wie man es von westlichen Medien über Afrika gewohnt ist. Der ›schwarze Kontinent‹ – der so viel heller strahlt als das dunkle Europa.

Dabei sah Sudans Zukunft vor nicht all zu langer Zeit noch absolut rosig aus: Nach einem UNO-Bericht aus dem Jahr

1971 war der Sudan damals ›neben Kanada und Australien das potentiell reichste Agrarland der Welt‹ und ›könnte der Brotkorb Afrikas, ja des gesamten Nahen Ostens werden‹. Hier planten westliche ›Experten‹ den nahtlosen Übergang des Sudanesen vom harten Handarbeiter zum Sugar-Dandy, vom Nomaden zum Computerfreak.
»So sahen es die optimistischen Politiker und Technokraten des Sudan, als sie Anfang der siebziger Jahre begannen, Superlative aufeinanderzutürmen: Der größten Baumwollfarm der Welt, dem *Gezira Scheme*, sollte der größte Kanal Afrikas, der *Jonglei*-Kanal, folgen. Durch Begradigung des Weißen Nils sollte der Sudd, der große Sumpf, trockengelegt und fruchtbar gemacht werden. In Kenana, 200 km südlich von Khartum, sollte das größte integrierte Zuckerprojekt der Welt entstehen. Superlativ der Superlative: Das gigantomanische Vorhaben wurde im Rahmen eines in der Dritten Welt bislang einmaligen 20-Jahres-Planes konzipiert. Und der Sechs-Jahres-Plan sollte die Durchbrechung der wirtschaftlichen Schallmauer bringen.« (IMFELD 1983)

Sollte, sollte, sollte ...

Den Superplänen liefen jedoch in der Praxis die Kosten davon. 1973 schätzte man sie auf knapp über 100 Mio. $. Bei der Eröffnung 1980 waren schon 600 Mio. $ verzuckert worden und 1982 vermutete die *Financial Times*, daß sich die Kosten wohl schlußendlich auf 1 Milliarde $ belaufen würden. Die inflationären Mehrkosten mußte natürlich der Sudan tragen – für potentielle Gewinne standen ausländische Firmen parat. Zu den Gewinnern gehörten u.a. das deutsche Konsortium Buckau-Walther, eine zu Krupp gehörende Maschinenfabrik, wie die Braunschweig'sche Maschinenbau Anstalt.

Al Imfeld über diese Entwicklung. »Ein ganzes Bündel von Faktoren hat Sudans Zucker bitter werden lassen. Ein Beispiel: 1978 brachte die Tageszeitung Al Ayam eine Karikatur, die den Nagel auf den Kopf traf. Zwei Männer diskutieren über die neuen Ölfunde im Sudan. »Du, sie sagen, daß sie 500 Faß Öl pro Tag ans Tageslicht schaffen werden«, sagt der eine. Und die Antwort: »Ausgezeichnet, aber … wo holen sie die Fässer her?«

Wartung und Ersatzteilabsicherung interessierten damals manche Firmen kaum. Die größte Sorge der Zuckerfabriken heute ist die Ersatzteilbeschaffung, die noch dadurch erschwert wird, daß der Internationale Währungsfonds die Devisen hierfür verknappte.

In Weltbankkreisen spricht man heute kritisch über »das schamlose Abschöpfen des Rahms« im Sudan. Das WALL STREET JOURNAL stellte am 27.11.1981 die kritische Frage an westliche Experten und Repräsentanten des internationalen Agrobusiness: »Was haben Sie sich eigentlich gedacht, als Sie den Sudan in eine Zukunft hineinredeten, die niemand je wird bezahlen können?«

Der süße Traum war 1982 aus. Statt 700.000 t Zucker exportieren zu können, produzierte man nur 247.000 t – bei einem jährlichen Eigenbedarf von 450.000 t. Die Produktionskosten stiegen ungebremst, die Staatsschulden hatten sich astronomisch auf 7 Millarden $ angehäuft, das Volk rebellierte, ein Aufstand wurde blutig vom Militär niedergeschlagen. 1983 gingen die Kämpfe mit Rebellen im Süden los, im Februar 2003 dann die Kampagne von Darfur. In den westlichen Medien handelt es sich um einen weiteren Beweis, daß die Afrikaner Anarchisten sind; afrikanischen Medien kann man entnehmen, daß die Unruhen in Darfur doch nur von den US-Amerikanern unterstützte Aktionen seien, die das sudanesische Öl gegen Indien und China, die immerhin über 5% ihres Ölbedarfes durch Lieferungen aus dem Sudan decken, für den Westen retten soll.

Dabei handelt es sich vorrangig nicht um einen Konflikt zwischen Seßhaften und Nomaden, noch um einen Kampf gegen Seperatisten, noch um einen Ölkrieg, sondern um einen rassistischen Unterwerfungskrieg der arabischen Eliten im Norden gegen die nichtislamischen Schwarzafrikaner im Süden Sudans. Zufall, daß 1983, ein Jahr nach Scheitern des Zuckerprojektes, im ganzen Sudan die Sharia ausgerufen wurde? (Siehe auch NATASCHA WILTING: AUSERSEHEN VON ALLAH, BAHAMAS, 45/2004)

Sicher ist: es sind die Menschen, wie so oft beim Zucker vor allem die Dunkelhäutigen vor Ort, die leiden.

Zucker-Erzeugung & Verbrauch in Zahlen

Bis ins industrielle Zeitalter hielt sich die globale Zuckererzeugung in Grenzen. Zu aufwändig war die Herstellung, zu mühsam der Transport des Rohrs bzw. des raffinierten Zuckers. All dies änderte sich mit der Einführung der Dampfmaschine. In nur wenigen Jahren verdoppelte sich die produzierte Menge und steigt seit dem, nur unterbrochen durch die Rüben-Produktionsprobleme während der beiden Weltkriege, stetig an.

»Tatsächlich hat die Weltproduktion von Zucker im Lauf von 500 Jahren nicht ein einziges Mal einen Rückgang zu verzeichnen gehabt, der länger als zehn Jahre angehalten hätte…«. (MINTZ) Kein anderes Lebensmittel hat in der Weltgeschichte je eine vergleichbare Rolle gespielt. Zucker liefert inzwischen mehr als 10% der gesamten von der Weltbevölkerung verbrauchten Kalorien.

In Europa trägt die Zuckerwirtschaft nur 2,2% zur gesamten Agrarproduktion bei. Die Zuschüsse für erwirtschaftete Zuckerüberproduktionen machten jedoch bis 2005 rund 6% des EU-Garantiefonds aus, die letztendlich vom Steuerzahler – ob Zucker-Konsument oder nicht – finanziert wurden. Die Weltzuckervorräte liegen bei rund 50 Mio. t, Europas Jahresbedarf liegt bei rund 14 Mio. t.

Die Nahrungsmittelindustrie verwendet Zucker nicht nur zum Süßen, sondern für technische Zwecke wie die Konservierung von Lebensmitteln; Zucker erhöht den Siedepunkt und senkt den Gefrierpunkt, dient als Füllstoff und wirkt als Aromaverstärker.

Einen starken Zuwachs erfährt der Zuckerkonsum in Ländern, in denen traditionell der Alkohol verboten ist. Der Durst auf Softdrinks hat die Zuckermenge pro Kopf ansteigen lassen. Nach Berichten der russischen Marktforschungsagentur RIA Novosti ist der Pro-Kopf-Verbrauch in Rußland zwischen 1996 und 2000 um 1,5 kg auf 10 kg gestiegen.

Den größten Zuwachsmarkt verspricht China. Vor zwei Generationen gab es für jeden Chinesen pro Jahr 1 kg Zucker, in Taiwan ist der Verbrauch inzwischen auf ca. 30 kg gestiegen, wobei der Festland-Chinese heute nur 7 kg konsumiert, Tendenz steigend.

Der Großteil des weltweit produzierten Zuckers wird im jeweiligen Erzeugerland verbraucht, in den Welthandel gelangen nur 25% – 30%, von denen wiederum ein Teil bi- und multilateralen Handelsabkommen unterliegt. Der Rest wird zum Weltmarktpreis angeboten, der von den Zuckerbörsen in London, Paris und New York bestimmt wird. Der Verbrauch scheint in den Industriestaaten langsam zu sinken. Im Zeitraum 1960 bis etwa 1990 sank der dänische Zuckerverbrauch von 53,3 kg auf 43 kg, in Großbritannien von 52 kg auf 37,5 kg. Die Produktion nimmt derweil weiter zu.

In der DDR der 80er ging 40% des Zuckervorrates an Privathaushalte und 60% in die Nahrungsmittelverarbeitung. »Innerhalb der DDR schwankt der direkte Zuckerverbrauch in gewissen Grenzen. Einmal sind sie auf Traditionen (z.B. des Backens) zurückzuführen und zum anderen auch vom Grad der Berufstätigkeit der Frau abhängig.« (HOLZAPFEL) Klingt kryptisch. Galt seine folgende Warnung den Naschpaketen aus dem Westen?: »Der hohe Energiegehalt des Zuckers ist beim gegenwärtigen Ernährungsstand der Bevölkerung von Nachteil. Ein reicher Genuß von süßen Leckereien fördert die energetische Überernährung mit all den vielen Gefahren.«

Die im neuen Groß-Deutschland verbrauchte Zuckermenge überstieg in der Saison 2001/2002 erstmals 3 Mio. t. Davon wurden 16,4% direkt im Haushalt verwendet, 20,6% in der Süßwarenindustrie, 19,8% in Getränken, 11,0% in Nährmitteln und Dauerbackwaren, 3,1% in Konditorwaren, 6,1% in Speiseeis, 5,8% in Marmeladen und Konserven; weitere 17,2% werden anderweitig versteckt. In den alten Bundesländern scheint der Zuckerverbrauch seinen Zenit überschritten zu haben – stattdessen drängeln sich hier alternative Süßen auf die Zungen der Konsumenten. Ganz im Gegensatz zu den Entwicklungsländern und China, in denen die Zahnärzte in Zukunft mehr Arbeit bekommen werden.

Die Welterzeugung in Zahlen

	Rohrzucker	Rübenzucker	
1800	250.000 t		
1830	580.000 t		
1850	910.000 t	170.000 t	(16%)
1890	2.600.000 t	3.560.000 t	(58%)
1920	11.562.000 t	4.843.000 t	(29%)
1950	22.280.000 t	14.046.000 t	(38%)
1966	39.042.000 t	27.462.000 t	(41%)
1990	75.000.000 t	39.000.000 t	(52%)
2004	111.300.000 t	34.500.000 t	(24%)

Zuckerverbrauch in den Kontinenten; in kg Weißzucker pro Kopf im Jahr 2002

Welt Durchschnitt	19,8
Amerikas ca.	35,0
Ozeanien	31,5
Europa	30,9
Afrika	13,6
Asien	13,1

Zuckerverbrauch in einigen Ländern; in kg Weißzucker pro Kopf im Jahr 2002

Israel	56,7
Kuba	56,1
Brasilien	54,9
Neuseeland	51,8
Mexiko	45,8
Schweiz	39,9
Polen	37,9
Kanada	35,8
Marokko	33,3
USA	30,7
Kolumbien	28,9
Thailand	28,6
Türkei	27,2
Pakistan	22,5
Albanien	18,8
Indien	16,1
China	7,0
Ghana	6,9

Zuckerexporte 2001 (in Tonnen)

Brasilien	10,2 Mio.
EU der 15	7,0 Mio.
Australien	4,0 Mio.
Thailand	3,7 Mio.
Kuba	3,2 Mio.
Südafrika	1,4 Mio.
Guatemala	1,2 Mio.
Kolumbien	982.000
Türkei	690.000
Indien	634.000
Mauritius	619.000
Swasiland	519.000
VAE	453.000
Polen	408.000
China	366.000

Zuckererzeugung weltweit 2003/4

Europa	26.310.000 t
– davon EU	16.369.000 t
Amerika	56.015.000 t
– davon Südamerika	35.185.000 t
Asien	48.352.000 t
Afrika	10.042.000 t
Ozeanien	5.481.000 t

Zucker in deutschen Gauen – vor der Rübe

Die deutschen Besonderheiten zeigen sich darin, daß Zucker und seine verführerische Metaphorik in der deutschen Sprache frühzeitiger eine verbreitete Rolle zu spielen scheint als der alltägliche handgreifliche Konsum des Zuckers für breite Bevölkerungsschichten. MEDICK

WOLFRAM VON ESCHENBACH war wohl der erste, der Zucker im mitteleuropäischen Mittelalter erwähnte. Im PARZIVAL heißt es »... für Zucker äßen ihn die Frau'n«. Doch Zucker sollte noch für einige Jahrhunderte ein fremdländisches Produkt bleiben – geheimnisvoll, rar, begehrt und unbezahlbar.

Vor allem die vielen Zölle auf dem Weg aus dem Süden belasteten den Genuß: »1372 entsprach 1 kg Zucker dem Preis von zwei Mastochsen, 1393 sogar dem von zehn. 1437 waren knapp 4 kg Zucker ein Rind wert; 1687 wurde auf der Michaelis-Messe in Leipzig eine türkische Frau für 1 Zentner Zucker verkauft. Heinrich von Uechtritz kaufte man aus der Sklaverei in Barbados für acht Zentner Zucker frei, der sächsische Edelmann war nämlich 1651 in England in Kriegsgefangenschaft geraten, wurde als Beute nach Barbados geschafft und als Sklave behandelt. Keine 400 € wären heute der Preis für die 400 kg Zucker, mit denen damals der adelige Kriegsheld ausgelöst worden ist. Was das bedeutet hat, wird deutlich, wenn man die Tagewerke zum Maßstab nimmt, die 1651 für 1 kg Zucker aufzuwenden waren. Der Würzburger Steinbrucharbeiter hätte damals seinen Lohn für die Arbeit von rund vier Jahren und acht Monaten für den Wert aufbringen müssen, den die acht Zentner Zucker, mit denen der Adelige ausgelöst worden ist, damals hatten.« (ZUCKERMUSEUM)

Nicht nur im Menschen-, auch im Waffenhandel wurde Zucker wichtig. »Der Tausch von Zucker gegen Waffen blühte. So hat die Ravensburger Handelsgesellschaft 1460 für etwa 3 kg eine ganze Ritterrüstung vermittelt. Teurer waren Gewehre. Zucker wurde immer mehr zum Machtfaktor. Sein Besitz und Konsum waren mit der herrschenden Schicht verknüpft und verliehen sozialen Status, Prestige, Geld und Kaufkraft, Waffen und Macht. Der gewöhnliche Bürger hatte vom Zucker – außer an einigen Festen, wo es ihm erlaubt war, sein Brot in Melasse zu tauchen – lediglich Vorstellungen und Träume.« (IMFELD 1983)

Dementsprechend handelte es sich beim Zucker in Deutschland um 1650 noch um eine Rarität, 1750 war er ein Luxus- und um 1850 ein schlichter Bedarfsartikel. Wie kam es zu dieser rasanten Entwicklung?

Zur Entwicklung deutscher Raffinerien

Bei MARTIN LUTHER heißt es: »Wer will des Vaters, Sohnes und Heiligen Geistes Taufe schlicht Wasser heißen? Sehen wir denn nicht, was für Gewürz Gott in dies Wasser wirft? Wenn man Zucker in Wasser wirft, so ist's nicht mehr Wasser, sondern ein köstlich Claret oder sonst etwas [Ähnliches]... so ein köstlich Zuckerwasser, Aromaticum und Apothek ist daraus worden, da Gott sich selbst eingemenget hat«. Der Historiker RANKE erörtert in der DEUTSCHEN GESCHICHTE IM ZEITALTER DER REFORMATION die damaligen Wirtschaftsverhältnisse und unglaublichen Zuckerpreise: »Die alten Handelswege waren noch immer im Gange [...] Venedig stellte nach dem Frieden seinen Markt wieder her: allein der Glanz dieses Betriebes erbleichte doch, verglichen mit dem Aufschwung, welchen seit der Entdeckung beider Indien der überseeische Verkehr nahm. Große Handelshäuser von Oberdeutschland setzten sich mit Lissabon in unmittelbare Berührung, oder sie hatten an den westindischen Unternehmungen der Spanier Anteil. In Deutschland war jedoch nicht jedermann hiermit zufrieden. Die strenger Gesinnten mißbilligten die Einführung neuer Genüsse und neuer Bedürfnisse; andere beklagten, daß man soviel Geld aus dem Lande gehen lasse; fast alle waren mißvergnügt, daß man die Waren so ungebührlich teuer bezahlen müsse. Besonders in den Jahren 1516 bis 1522 bemerkte man ein allgemeines Steigen in den Preisen derselben. Das Pfund Zimmet, langer oder kurzer, war um mehr als einen Gulden, der Zentner Zucker von 12 auf 20 Gulden, einige ostindische Gewürze waren auf das Vierfache ihres früheren Preises gestiegen.«

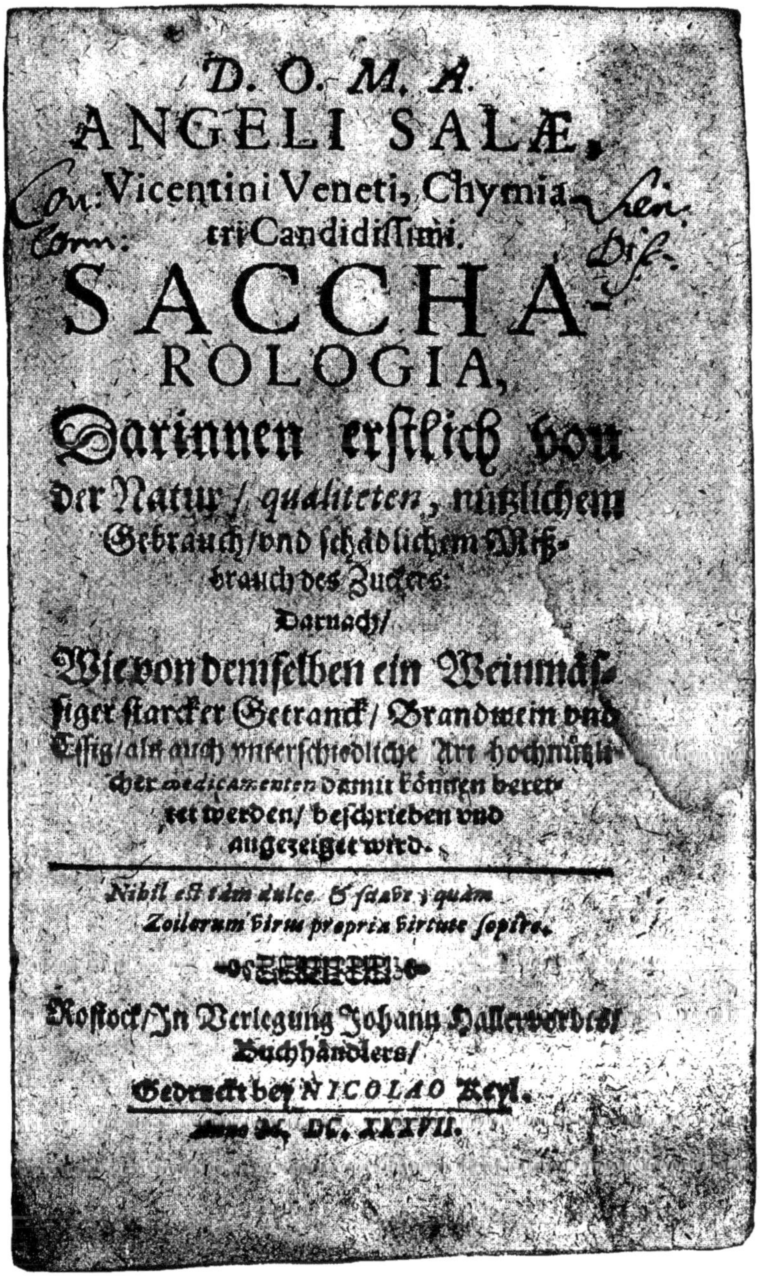
D. O. M. A.

ANGELI SALÆ,

Vicentini Veneti, Chymiatri Candidissimi.

SACCHAROLOGIA,

Darinnen erstlich von der Natur / qualiteten, nützlichem Gebrauch / vnd schädlichem Mißbrauch des Zuckers:

Darnach /

Wie von demselben ein Weinmässiger starcker Getranck / Brandwein vnd Essig / als auch vnterschiedliche Art hochnützlicher medicamenten damit können bereitet werden / beschrieben vnd angezeiget wird.

Nihil est tam dulce & suave, quam Zoilorum virus propria virtute sopire.

Rostock / In Verlegung Johann Hallervords Buchhändlers /

Gedruckt bey NICOLAO Keyl.

Anno M. DC. XXXVII.

Titelblatt der SACCHAROLOGIA des ANGELUS SALA (1637).

Erste deutsche Zuckerraffinierien wurden 1573 in Augsburg und bald darauf in Dresden in Betrieb genommen; sie versorgten nur die regionalen VerbraucherInnen. Eine größere Reichweite erreichte die erste Hamburger Zuckersiederei 1585, die von vor den Spaniern geflüchteten Holländern betrieben wurde. Im Jahr 1676 kam es unter Kaiser Leopold I zu einem Zucker-Konkordat; demnach habe er: » ... in reifer Überlegung befunden, daß der Handel mit holländischem Zucker dem Heiligen Römischen Reich höchst schädlich sei, da große Geldsummen ausgeführt werden, der Handel im Reiche vernachlässigt und gestecket, Gewerbe und Nahrung gehindert und ganz Teutschland an Geld gänzlich erschöpft werde.« Das Zucker-Dope aus Holland wurde zum großen NoNo und der Handel mit selbigem mit hohen Strafen bedroht.

Zur Entwicklung deutscher Raffinerien

1594 erschien zu Eisleben die MEDULLA DESTILLATORIA des KONRAD KHUNRATH, der über die Entwicklung deutscher Raffinerien folgendes zu berichten wußte: »Der Zucker ist ein fremdes Gewächs, ein gar lieblicher, große Süßigkeit habender, anmutiger Saft, eine reichliche Gabe Gottes, die er uns als ein hochnützbares Ding mildiglich mitgeteilt hat, daß wir ihn sollen zur Arznei und anderen Notdürftigkeiten gebrauchen und seiner göttlichen Allmacht für solchen Segen billigst aufs höchste zu danken haben. In Deutschland sind genugsam Leute, die der Örter, da der Zucker wächst, gewesen sein, die, wie er aus dem Rohre gepreßt, in hölzerne Kisten eingemacht und zu uns gebracht wird, genugsam wissen; die ihn also, roh und unbereitet, stracks nur von dem Gewächs kommend, zu uns bringen. So siehet man in Hamburg, Nürnberg und anderen vielen Örtern deutscher Nation mehr, wie solcher Zucker finieret und zurecht gesotten, auch in Hüte formieret, desgleichen in Zuckerkandis braun und weiß gemacht werde. Der schöne, rein weiße Zucker ist warmer und feuchter Natur, temperiert und mittelmäßigen Wesens, je älter er aber wird, desto mehr hitzt und trocknet er. Er heilt Wunden und schützt sie vor dem Brand, auch giebt er köstliche Arzeney in vielerlei Gestalt; wie man den Zucker gemeiner Weise nach zu deren Bereitung und für Sirupe und Konfekte gebrauchen soll, ist den Apothekern und Zuckermachern genugsam wissend. Die Quintessenz des Zuckers heilet aber und stärket mit besonderer wundersamer Kraft, auch erhöhet man solche durch Beigabe von Goldblättchen und macht damit Wein, Rosen, Veilchen, Borrätsch, Endivien und Skabiosen, sowie Hühner- und Fleischbrühe für Kranke und Schwache zurecht, die davon eine große Kräftigung haben. Solche Quintessenz verbleibt, so man Zucker mit Weingeist kocht und abbrennen läßt oder destilliert; da krystallisieren rote durchscheinende Stücke, die gleichen einem Rubin oder sonst einem philosophischen Stein, ohne eine jede Unreinigkeit darinnen. Daselbst sind aber die vier Elemente ganz lauter und sauber beieinander, nicht mehr gleichwie in anderen Dingen voneinander zu scheiden, sondern ganz fix und beständig beisammen. Derowegen ist dies eine höchst herrliche Medizin, denn in ihr ist die sanguinische Röte hervorgebracht und das rechte ›*Sacchari coeleste arcanum*‹ vorhanden.« Gute Propaganda, aber diese Medizin hatte ihren Preis.

In Deutschland hielt sich die Zuckerraffination nach dem Dreißigjährigen Kriege nur in Hamburg, wo sie seit der Zerstörung Antwerpens festen Boden gefaßt hatte; bereits um 1601 wurde brasilianischer und St.-Thomas-Rohzucker über London bezogen und raffinierte Ware dahin zurückverkauft. In anderen Gegenden Deutschlands blieb Zucker vom Ende des Dreißigjährigen Krieges an bis weit in das 18. Jahrhundert hinein ein ›teurer Artikel‹, ja vielfach ein ›Symbol des Luxus‹, weshalb es vielfach für angezeigt galt, seinen Verbrauch entweder zu verbieten oder zumindest auf besondere Gelegenheiten einzuschränken. In manchen Städten war noch 1662 der Genuß von Zuckerwerk und Konfekt bloß dem Adel und den vornehmen Bürgern gestattet, während die übrigen sich ›mit Gartenfrüchten und Gebackenem‹ zu begnügen hatten.

GRIMMELSHAUSEN äußert sich hierüber 1672 im RATSSTÜBEL PLUTONIS: »Ich rate abzuschaffen den Überfluß des gewöhnlichen Gewürzgebrauches, [...] Schleckwerk von candirtem und anderem Zucker, [...] auch komme hinaus und sei verworfen allerhand Marzaban, mit Zucker überzogener Zimmt, Coriander, Enis, Mandel, in Summa Summarum alles was von dergleichen Schleckerey Beyden, dem Zuckerbäcker und Apotheker, unter die Hand gehet«.

›SACCHAROLOGIA‹ (Zuckerkunde) war der Titel des ersten Zuckerfachbuches deutscher Sprache. Geschrieben hatte es mitten im 30jährigen Krieg der Leibarzt Herzogs Adolf Friedrich von Mecklenburg-Schwerin, ANGELUS SALA, in Rostock. Sein Wissen über die Rohr-Zucker-Raffinade hatte er aus den Zuckersiedereien seiner Heimat Venedig mitgebracht. Er unterschied vier Sorten der Raffinade: a) fein; b) feiner; c) finissimo (aufs allerfeinste); d) Candit oder Zuckerkandel, weiß oder braun.
Das Raffinieren beschrieb SALA als die Befreiung einer Materie oder Substanz von allen Unreinheiten und Fremdstoffen. Raffiniert soll sie reiner und schöner als im Urzustand sein. Um dieses Ziel zu erreichen gilt es beim Zucker, den Rohzucker aufzulösen, zu sieden, zu schäumen und zu klären. Anschließend wird der Sirup gekocht und eingedickt in Formen gegossen, der Zuckerkegel manuell von äußerlichen Fremdstoffen und schwärzlicher Melasse gereinigt, aus der Form genommen und getrocknet. Ein wichtiges Hilfsmittel ist dabei Kalklauge, die zur Absonderung der Melasse beiträgt. Kritik an dieser Herstellungsweise, die unterstellte, man würde dann ja Kalk mitessen, widerlegte SALA, indem er seinen raffinierten Kristallzucke verbrannte, ohne daß Kalkrückstände blieben.
Anfangs war dieser Vorgang eine gefährliche und anstrengende Arbeit. In den frühen Londoner Raffinadefabriken waren selbst irische Arbeiter, jene Muster an geduldiger Plackerei, nicht bereit, sich auf so schreckliche Bedingungen einzulassen. Also holte man deutsche Gastarbeiter, Krauts, nach London und Liverpool. Diese übernahmen dann für mehr als zwei Jahrhunderte die tragende Rolle in diesem Gewerbe. Sie kamen aus Norddeutschland, des Verdienstes wegen oder um sich durch solche Flucht außer Landes dem Militärdienst zu entziehen. »Sie waren gute Kerle, arbeitsam, munter, treu und zuverlässig«, lebten in den Raffinerien, hielten unter sich zusammen, hatten außerhalb kaum Kontakt und erwarben wenig Sprachkenntnisse. Die Arbeit war hart, heiß und ungesund: oft von drei Uhr morgens bis acht Uhr abends bzw. bei Schichtbetrieb zwölf Stunden. Die Temperatur war durchweg hoch; in den Trockenstuben, in denen die Männer täglich zu arbeiten hatten, betrug sie 60° C. Bier, ein billiges Eigenbräu, gab es unbegrenzt; der durchschnittliche Tagesverbrauch lag pro Kopf bei neun Litern. (ZUCKERMUSEUM)

Auch eine Raffinerie in Deutschland war kein angenehmerer Arbeitsplatz. An diesem widerlichen Ort waren die Arbeiter fast unbekleidet tätig und Unannehmlichkeiten ausgesetzt durch Zuckerkrusten an ihren Körpern vom überschwappenden heißen Inhalt aus den unhandlichen, bis 1,5 Zentner schweren Gefäßen, die in der Enge in Eile zu schleppen waren. Hamburg entwickelte sich zu einem Zentrum der Zuckerraffination. 1690 sollen etwa 8000 Menschen davon gelebt haben. 1750 gab es 365 Hausbetriebe, 1825 waren es noch 250, aber 1842 nur noch 80. Hamburger Kaufleute gründeten 1848 in St. Pauli eine ›Dampfzuckersiederei‹, ausgestattet mit modernen Maschinen und Geräten, um durch möglichst rationelle Verarbeitung des Rohzuckers im Geschäft zu bleiben. Als dieser Betrieb 1885 stillgelegt wurde, war die Zeit der Zuckersiedereien vorüber, aber Hamburg zum größten Exporthafen für deutschen Rübenzucker geworden. (ZUCKERMUSEUM)

Versuche, die Hamburger Industrie nach Preußen herüberzulocken, mißglückten: »In der Berliner Fremdenliste, die ihm täglich vorzulegen war, fand FRIEDRICH DER GROßE einen Zuckerraffineur ROSEN aus Hamburg aufgeführt, den er sich unverweilt kommen ließ, um ihm mitzuteilen, daß er in Berlin eine Zuckerraffinerie errichtet zu sehen wünsche, für die jener ihm umgehend einen Plan vorlegen solle; ROSEN, der im Geiste schon eine neue Konkurrenz entstehen und sein Absatzgebiet vermindern sah, bat indessen, ihn zu entschuldigen, da er noch am selben Tage in dringenden Geschäften heimfahren müsse. Der König durchschaute ihn ohne weiteres, ließ ihn beobachten, und kurz vor Mitternacht erschienen im Gasthof ein Unteroffizier mit zwei Mann, weckten ROSEN und meldeten ›Seine Majestät erinnern ihn an seine dringlichen Geschäfte und befehlen ihm, zu solchen sofort heimzureisen‹; vor dem Haustor wartete schon der Wagen, der Überraschte mußte einsteigen, der Unteroffizier nahm mit Platz und geleitete ihn in ununterbrochener Fahrt (denn für Pferdewechsel war vorgesorgt) zurück nach Hamburg.« – Wohl durch derlei Erfahrungen belehrt, beschloß der König, selbständig vorzugehen und erließ in diesem Sinne am 20. Mai 1748 eine »Instruktion an das Generaldirektorium«, in der es heißt: »Das meiste Geld, was außer Landes geht, ist vor Wein, Brandtwein, Tsucker und seidene Waren; [...] Raffinerie vor

Tsucker wird angelegt werden, [...] recommandire vor allen Dingen das Generaldirektorium diese Etablissements zu protegiren, auch darauf zu sehen, daß die fremden Waren verboten werden, so bald wir solche entbehren können.«

Zucker war das Öl des 17. Jahrhunderts

Schon Swift wußte: »Völker, die keinen Überfluß an Gold, Silber, Zucker und Tabak besitzen, [...] sind kein passender Gegenstand für unsere Tapferkeit.« Frankreich schätzte den Wert der westindischen Inseln weit höher ein als den Besitz von Kanada, das im Frieden von Paris (1763) gegen die Rückgabe von Martinique, Guadeloupe und Santa Lucia mit Großbritannien ausgetauscht wurde. »Wenn wir die Zuckerinseln verlieren«, schrieb 1779 der englische König Georg III., »wird es unmöglich, das Geld aufzubringen, um den Krieg gegen die rebellischen Neuengland-Staaten fortzuführen.«

Langsam entwickelte sich Zucker in Europa vom adligen zum Volksgut. Dann kam das koloniale Rohr, das Angebot stieg, die Preise fielen in Volksnähe. Und was süßte der kleine Mann damit? **»Die erste Tasse gesüßten heißen Tees, die von einem englischen Arbeiter getrunken wurde, war ein bedeutsames historisches Ereignis, weil es die Transformation einer ganzen Gesellschaft, eine völlige Neugestaltung ihrer ökonomischen und sozialen Basis urbildlich vorwegnahm.«** (MINTZ)

Der Kaffee, der Tee und die Schokolade waren es, deren Genuß sich mit überraschender Schnelligkeit allerorten verbreitete und einbürgerte und so zugleich dem Zucker allgemeine und massenweise Anwendung sicherte. So z.B. verboten 1764 Herzog CARL VON BRAUNSCHWEIG und 1766 Landgraf LUDWIG VON HESSEN »um das Geld daheim zu behalten« den Genuß von Kaffee, »der nur der Lüsternheit der Zunge dient und viele Verschwendung von Zucker mit sich bringt«, bei 10 Taler Geldstrafe oder 14 Tagen Gefängnis; 1768 untersagte die kurfürstliche Regierung in Bonn bei Geld- und Zuchthausstrafe den Kaffeegenuß und -handel, das Verteilen oder Verschenken von Kaffee sowie den Ankauf im Auslande unter 112 Ztr., bewilligte jedoch Ausnahmen gegen eine jährliche Lizenz von 4 Talern; ähnliche Verordnungen bestanden noch bis 1781 in den Fürstentümern Waldeck, Paderborn und Schwarzburg sowie im Kurfürstentum Hannover, ja Waldeck bezahlte 1775 sogar für jede Denunziation 10 bare Taler.

Im letzten Viertel des 18. Jahrhunderts nahm der Zuckerverbrauch allerorten erheblich und rasch zu und wenn man noch 1768 die gute Hausfrau daran erkannte, daß sie wenig Geld für Zucker und Kaffee ausgab, so stellt man bereits 1778 mit Bedauern fest: »Zucker, Kaffee und Tee gehören jetzt schon zu den Bedürfnissen der Bettler und erschöpfen Deutschland.« 1799 kursierte das Gedicht eines anonymen Autors: DER SCHÖNE COFFEE IM THIERGARTEN ZU BERLIN, in dem die Hoffnung auf die Rübe besungen wurde.

Im Zuckerschälchen ist, bei jetz'gem hohen Preise,
Mehr als man nehmen will;
Kommt künftig nur die Runkelrüb' ins Gleise,
Gibt's wohl noch mal soviel.

Neue Preiserhöhungen und eine bis dahin unerhörte Zuckernot brachte NAPOLEONS Kontinentalsperre, mit deren Einführung die ›Konfiskation und Verbrennung sämtlicher englischer Waren‹ Hand in Hand ging, so auch die des Zuckers, der unter allen Umständen, auch wenn er aus neutralen Ländern kam, als ›englischen Ursprunges‹ angesehen wurde. Die anbefohlenen Ablieferungen betrafen auch die häuslichen Vorräte bis zu 1/4 Pfund herab und wurden durch scharfe Hausdurchsuchungen kontrolliert; mit der Vernichtung nahmen es die Franzosen allerdings nicht wörtlich, vielmehr konnte man z.B. den Zucker gegen Bezahlung einer Gebühr von 50-56 Taler für 1 Ztr. (300-336 M Sw. für 1 dz) nachträglich wieder auslösen, das Ganze ging also vornehmlich auf eine Erpressung hinaus.« (LIPPMANN)

Dann kam die Rübe

Und damit Zucker von der heimischen Scholle. (siehe auch die Kapitel über Waghäusel, Statistiken, die Rübe). In den 80er Jahren des 19. Jahrhunderts kam es zu einem Überangebot von Rübenzucker, die Zuckerpreise fielen so drastisch, daß Teehändler in England ihren Kunden den zum Genuß notwendigen Zucker als Gratiszugabe anboten.

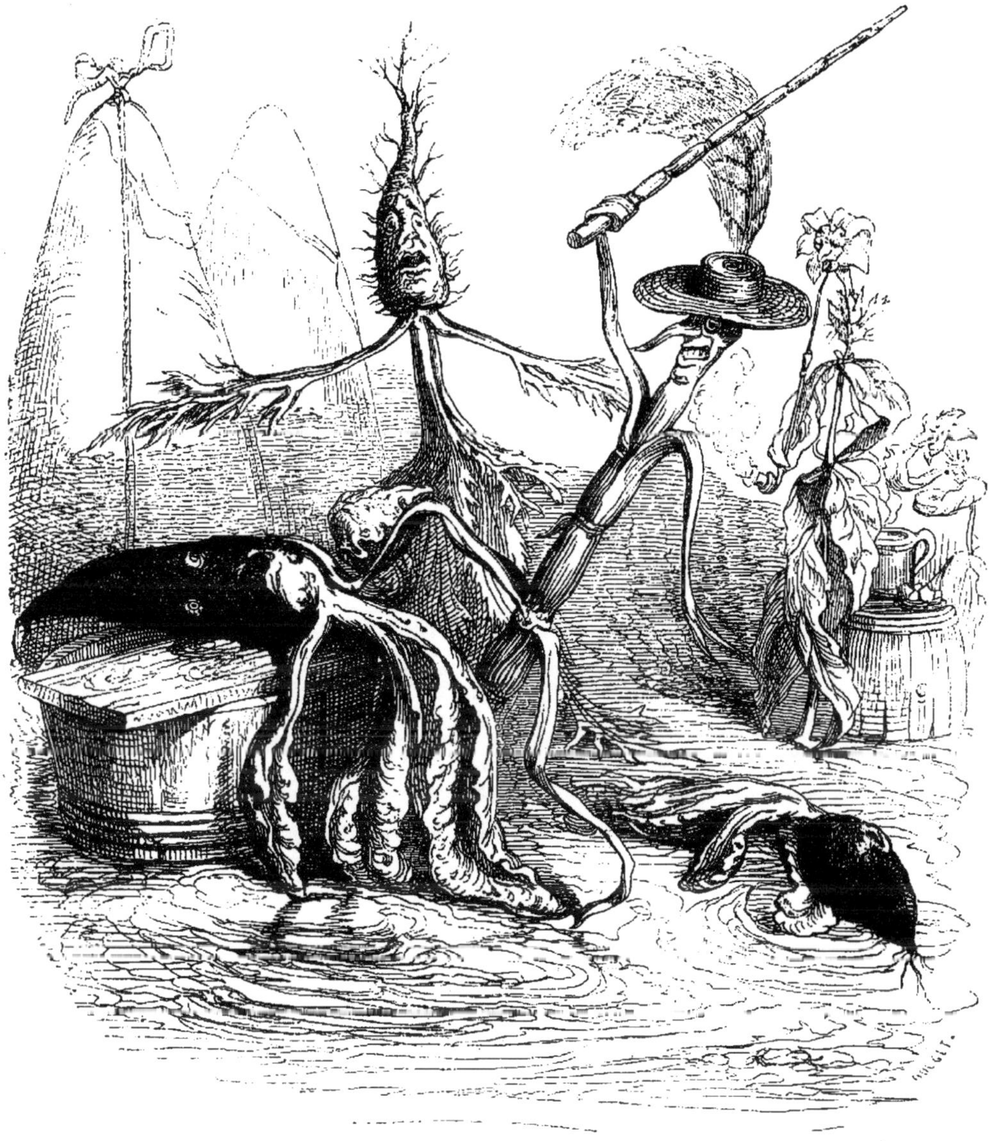

DUELL ZWISCHEN ZWEI RAFFINIRTEN.

Das Rohr attackiert die Rübe, im Hintergrund links Zuckerhüte, rechts eine rauchende Tabakpflanze.

Von Gottes Gnaden, Wir, Wilhelm, Herzog zu Braunschweig und Lüneburg rc. rc.

Da unter den Zollvereinsstaaten eine anderweite Vereinbarung über die bei der Erhebung und Controlirung der Rübenzuckersteuer zu befolgenden Grundsätze stattgefunden hat, so erlassen Wir unter Zustimmung des damit beauftragten Ausschusses Unserer getreuen Stände und mit Aufhebung des diesen Gegenstand betreffenden, unterm 21. December 1841 publicirten Gesetzes, die nachfolgenden gesetzlichen Bestimmungen:

§. 1.

I. Allgemeine Bestimmungen.

1. Höhe der Steuer.

Der aus Runkelrüben oder aus andern zuckerhaltigen Rüben erzeugte Rohzucker wird mit einer Steuer belegt, deren Höhe je für eine dreijährige, mit dem 1. September beginnende Periode festzusetzen ist.

Die Steuer wird von den zur Zuckerbereitung bestimmten Rüben erhoben, und dabei bis auf weitere Bestimmung angenommen, daß zur Hervorbringung von Einem Centner Zucker zwanzig Centner rohe Rüben erforderlich sind.

»Gesetz die Besteuerung des im Inlande erzeugten Rübenzuckers betreffend, Braunschweig, den 24. August 1846«, das 34 Paragraphen hat. GESETZ- UD VERORDNUNGS-SAMMLUNG FÜR DIE HERZOGLICH BRRAUNSCHWEIGISCHEN LANDE, 33. Jahrgang, S. 209 – 222. Zur Ausführung dieses Gesetzes wurde zwei Tage später eine »Instruction für die Steuerbehörden …« erteilt mit 32 Paragraphen und 15 Anhängen, die 55 Seiten umfaßt.

1888 erhoben Deutschland und Österreich eine Zuckersteuer, die auf das Endprodukt beim Verbrauch im eigenen Land erhoben wurde. Exportzucker hingegen wurde mit offenen Prämien subventioniert. Für Außenstehende ist es schwer nachvollziehbar, warum 1994 die Zuckersteuer ›im Zuge der EU-Steuerharmonisierung‹ abgeschafft wurde. Sie betrug damals rund 6,00 DM pro Doppelzentner (1946 noch 40 RM, 1949 30,50 DM). Noch vor dem 1. Weltkrieg gehörte diese Zuckersteuer zu den Säulen des öffentlichen Haushaltes, stellte zwischen 7% und 10% der Reichseinnahmen dar, verkam aber nach dem 2. Weltkrieg, als Zucker beileibe kein Luxusgut mehr darstellte, zu einer sogenannten Bagatellsteuer. Eine hohe Zuckersteuer wäre sicherlich im Sinne der allgemeinen Gesundheit, ist aber in der heutigen EU nicht mehr durchsetzbar.

Die Einsicht, daß im Export nicht mehr viel zu holen sei überzeugte die Zuckerindustrie von der Notwendigkeit, die Konsumenten im eigenen Lande zu einem gesteigerten Konsum zu verleiten. Man versuchte einen Imagewechsel: weg vom ›Genußmittel‹, hin zum nahrhaften ›Kräftigungsmittel‹. 1897 bemühte man sich auch um das Militär. Der DEUTSCHE ZUCKERVEREIN wandte sich an das Kriegsministerium, damit der gemeine Soldat in seiner Verpflegung mehr Zucker untergejubelt bekäme.

1899 betrug der Rübenzuckeranteil weltweit 65% und das Deutsche Reich war der wichtigste Zuckerexporteur Europas, ja, der Welt. Zucker war eines der ersten Güter, für die man im Kolonialwarenladen oder beim Apotheker unbedingt mit Geld zahlen mußte. Sowohl im Klein- wie im Fernhandel gehört Zucker zu den großen Schrittmachern des Handels-Kapitalismus. Seit Mitte der 1990er Jahre hat das Rohr wieder die süße Weltvormachtstellung zurückerobert.

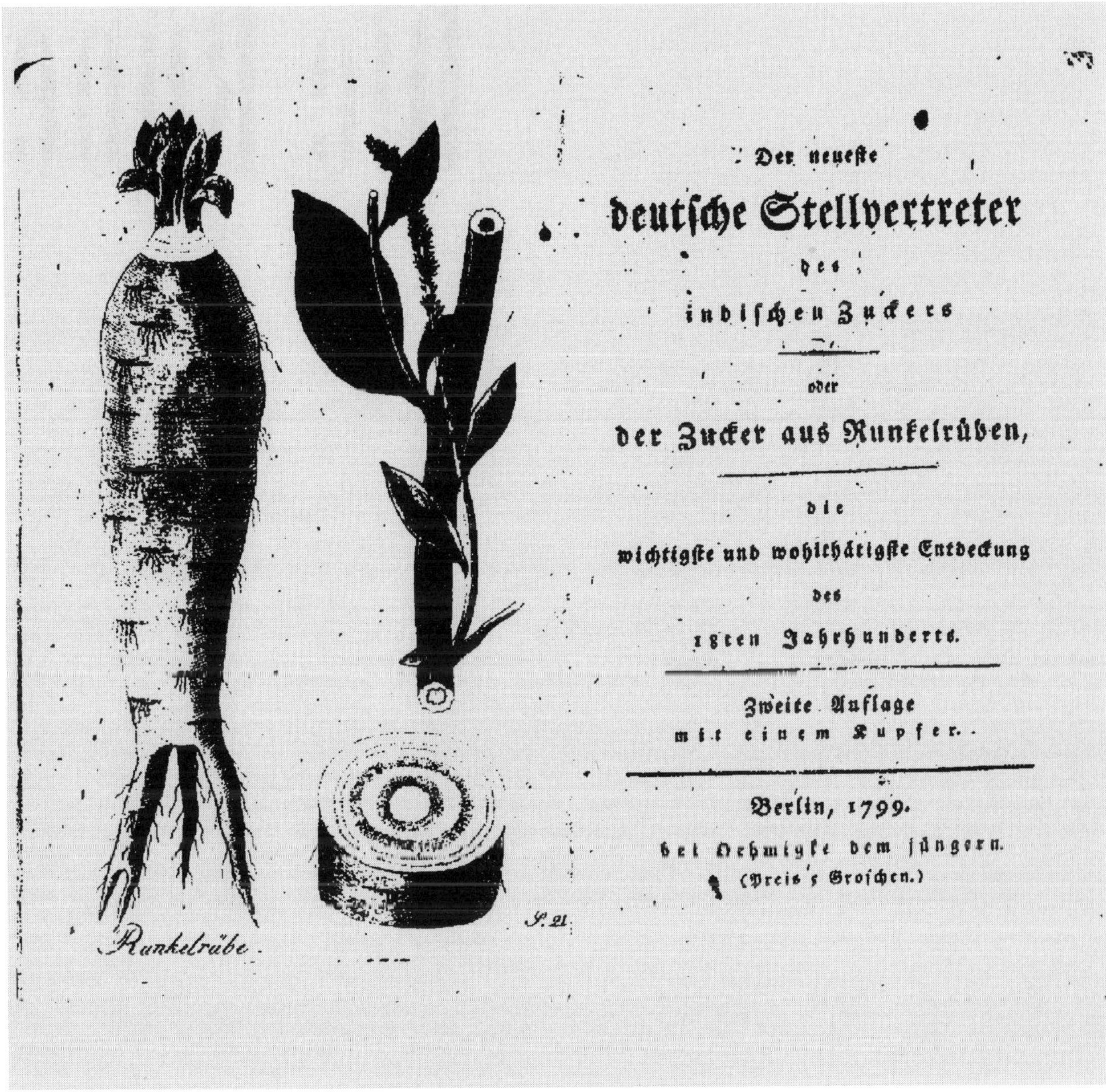

Der neueste

deutsche Stellvertreter

des

indischen Zuckers

oder

der Zucker aus Runkelrüben,

die

wichtigste und wohlthätigste Entdeckung

des

18ten Jahrhunderts.

Zweite Auflage
mit einem Kupfer.

Berlin, 1799.

bei Oehmigke dem jüngern.

(Preis 5 Groschen.)

Das neue Zeitalter deutschen Zuckers bricht an.

Die Rübe

DIE DEUTSCHE RÜBE, BETA VULGARIS

O wundervolle Runkelrübe!
Dir welkt das blut'ge Zuckerrohr,
Bald steigt beim Knall der Peitschenhiebe
Des Negers Schrei nicht mehr empor.
Der Franke wird des Kampfes müde,
Der Brite fürchtet Deine Macht,
Und eh' Europa es gedacht
Wird's einer Rübe wegen Friede.
Anonym, Neue Berlinische Monatsschrift von 1801

Ich möchte des Teufels werden, wenn ich denke,
daß unsere Kühe so viel Zucker gefressen haben,
den wir hätten zu unserm Kaffee brauchen können.
Clemens von Brentano

Die Zuckerrübe, *Beta vulgaris var. altissima*, stammt ursprünglich von der wilden Meeresstrandrübe ab, die man an manchen Stränden des Atlantik und Mittelmeeres finden kann. Sie gehört zu den Gänsefußgewächsen und ist mit den Roten Beten, der Runkelrübe und dem Mangold verwandt. Schon Hippokrates ordnete der Rübe Heilkräfte zu. Die Rübe ist ein zweijähriges Gewächs. Im zweiten Jahr schießen die Blätter bis zu 2 m hoch. Die Frucht ist ein Knäuel mit verwachsenen Samen. Die frostempfindliche Rübe braucht ein Klima über 4° C, einen tiefgründigen fruchtbaren Boden, der durchlässig, humus- und nährsalzreich sein sollte, sowie eine gute Wasserversorgung. Heute wird die Saat als Einzelkornsaatgut ausgebracht. Im Oktober, wenn die Blätter gelb werden, ist Erntezeit.

Es war der Berliner Chemiker Marggraf, der gegen Ende des 18. Jahrhunderts den Zucker in der Rübe entdeckte. In seinem Buch über die Zuckerrübenerzeugung bezeichnete sein Nachfolger Achard den Rübenanbau ausdrucklich als einen Weg, der brutalen Sklaverei ein Ende zu machen. Achard setzte Marggrafs Forschung in die Praxis um und Dank Napoleons Kontinentalssperre war Europa zu Beginn des 19. Jahrhunderts plötzlich vom Kolonialzucker abgeschnitten. Zucker-Pionier Achard starb unbeachtet 1821. Der Zuckergehalt von Marggrafs Runkelrübe lag noch bei 3-4%. Durch Züchtung stieg der Zuckergehalt bis 1880 auf fast 10%, 1930 auf ca. 18% und liegt heute bei bis zu 20%.

Die ursprüngliche Rüben-Raffinade in Archards Worten: »Für die Reinigung der Rüben leitet man das Wasser aus dem Brunnen in einen Holzkasten, der zu Dreivierteln mit vorgeputzten Rüben gefüllt wurde. Zum Zerkleinern der Rüben diente eine Kartoffel-Schneidemaschine mit im Zickzack gewundenen Messern. Das Auspressen des Saftes besorgte ein Walzwerk – eine Rolle, die auf langer Bahn hin und her bewegt werden mußte. Ein System, das an alte Obst- und Weinpressen erinnert.« Den so gewonnenen Saft reinigte Achard mit Hilfe von Schwefelsäure, die er mit gebranntem Kalk neutralisierte. Geklärt wurde der filtrierte Saft in einem Klärkessel, und anschließend in Ensiedekesseln konzentriert. Anfangs wurden diese Kessel noch direkt überm Feuer beheizt, was die Gefahr des Anbrennens erhohte. Ab 1802 ging Achard zur Dampfbeheizung über. Die Reinigung zur weißen Masse gelang anfangs mit der Hutreinigung, später mit Hilfe der Zentrifugentechnik. In heutigen

Wie die Krähwinkler Runkelrübenzucker fabriziren.

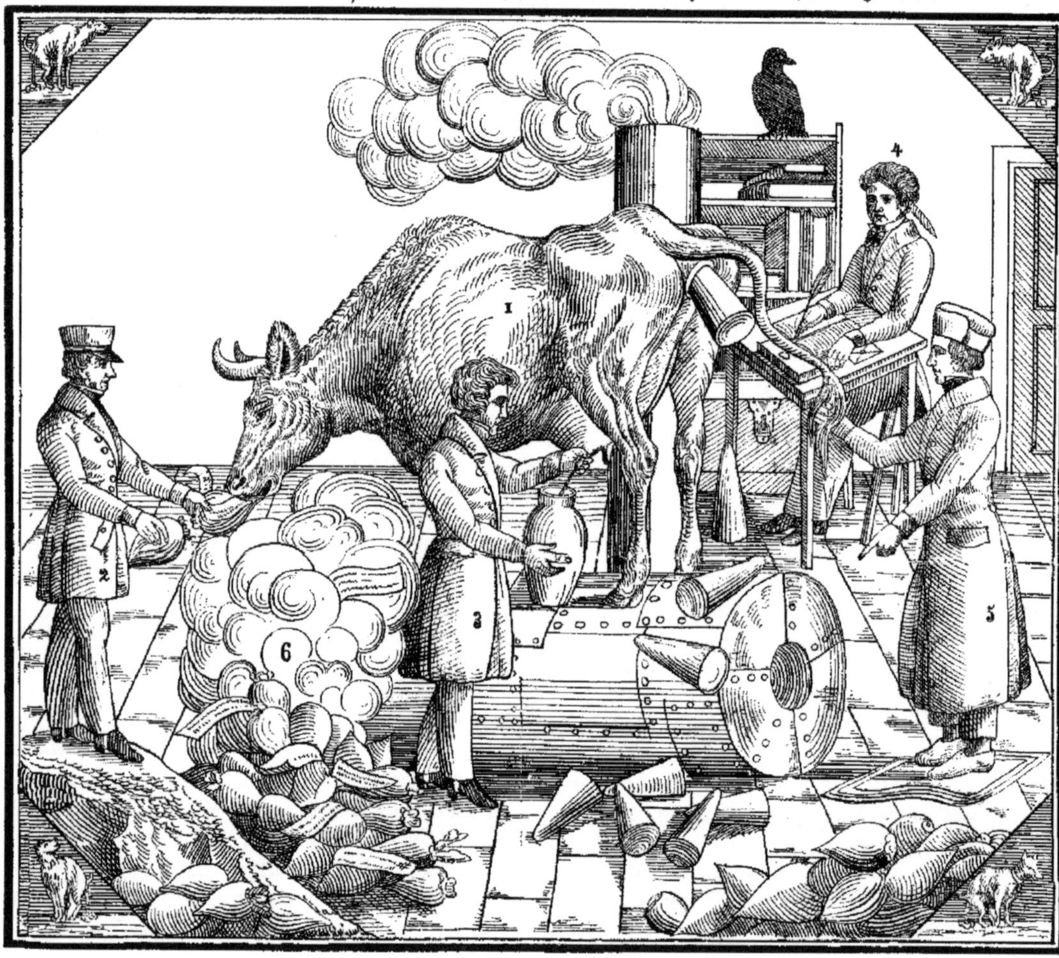

1. *Fröhlich brüllt die Kuh*
   Werft mir nur gute Rüben zu
2. *Fürstlich will sie vorn dir geben*
   Dann wird man hinten gleich Zucker aufheben!
3. *Meine Herrn soll es rentiren*
   Muß durch die Finger ich Syrup spendiren
4. *Ist der Zucker fein*
   Und der Syrup rein
   Trag ich ihn in's Hauptbuch ein
5. *Ei das trägt Ducaten ein,*
   Wenn sie nur nicht schon beschnitten sein,
   Zu drei ein halb sie angebracht,
   Zu fünf drei Viertel den Louis'dor
   So wird ein reicher Mann gemacht,
   So kommt alles noch in Flor!
6. *Wie die Rüben in Dampf aufgehen*
   Und die Zinsen feste stehen.

Satirische Darstellung, Anfang des 19. Jh.

Produktionsstätten werden die Rüben zu Schnitzeln zerkleinert und in 70-Grad-Wasser erhitzt, um den Zucker aus den Rübenzellen zu lösen, wodurch der Rohsaft entsteht. Durch Hinzugabe von Kalk und Kohlensäure wird der Rohsaft von Nichtzuckerstoffen getrennt und es bleibt ein klarer Dünnsaft mit ca.16 – 20% Zuckergehalt zurück. Dieser wird in mehreren Stufen eingedickt, bis ein goldbrauner Saft mit 67% Zuckergehalt übrigbleibt, der so lange gekocht wird, bis sich goldgelb leuchtende Kristalle bilden, die mit Sirup überzogen sind. Dieser Sirup wird durch Zentrifugieren und Spülen mit Wasser und Dampf von den Kristallen getrennt, so daß durch mehrfache Wiederholung das Endprodukt – eine Raffinade von hoher Reinheit – entsteht.
Die Zeit der Ernte und Verarbeitung, die meist bis Weihnachten beendet ist, nennt man Kampagne. Diese wird bei uns meist mit Hilfe von sechsreihigen Rübenrodern durchgeführt, die in einer Stunde bis zu einem Hektar abernten können. Die Rüben werden anschließend auf riesigen Zuckerrübenmieten zwischengelagert, bis sie mit Hilfe einer ›Lademaus‹ vom gröbsten Schmutz befreit auf LKW o.ä. zum Abtransport in die weiterverarbeitende Fabrik befördert werden.
Dort wird die Rübe ›geschwemmt‹ und gereinigt, geschnitzelt und anschließend ausgelaugt, d.h. von allen Unreinheiten und Fremdstoffen befreit. Dazu muß man die Rübenschnitzel sieden, den gewonnenen Zuckersaft schäumen und durch Ätzkalk & Kohlensäure klären. Anschließend wird der so gewonnene ›saturierte‹ Sirup mit Kalziumsulfit behandelt (wodurch schweflige Säure entsteht), gebleicht, gefiltert, gekocht und eingedickt in Formen gegossen und getrocknet. Kristalliner weißer Zucker, mit 99,9 % reiner Saccharose nennt sich Raffinade. Konkret: Nicht die Gewinnung von Zucker ist Sache der Zuckerproduktionsstätten, sondern die Entfernung des NichtZuckers.
Mit keiner Ackerfrucht verdient der deutsche Landwirt mehr als mit der Zuckerrübe. Die 270.000 Rübenbauern in Europa erhalten pro Tonne Rüben 46.60 €. Es zeichnet sich ein neuer Trend ab: gab es bislang den Kampf Rohr versus Rübe, so kämpft nun auch in Europa – die Ost-Rübe gegen die West-Rübe, EU-Rübe gegen WTO-Rohr. Und alle Anbauer um Subventionen.
Ein Argument gegen die Rübe: der große Verbrauch von chemischem Dünger und Pestiziden; für die Rüben wird rund doppelt so viel wie bei anderen Feldfrüchten versprüht. Die Rübe braucht auch das 3-fache an Wasser wie das Rohr. Im Forschungszentrum Karlsruhe wurde ein neues Verfahren entwickelt, das nur einen Bruchteil der traditionell gebrauchten Energie zur Zuckergewinnung beansprucht: Dort werden die Zuckerrüben elektrogeschockt: Zehnmal pro Sekunde treffen kurze Impulse von 300.000 Volt bei einer Frequenz von 10 Hertz mit 1 Millionstel Sekundendauer auf die Rübe. So werden in den Membranen der Rübe Poren erzeugt, durch die der Zucker ohne den bisherigen Energieaufwand flutschen kann.

Der weiße Freund

Hatte der Deutsche um 1900 etwa 6 kg Zucker zu sich genommen, stieg der Konsum vor dem 1. Weltkrieg auf 20 kg, eine Menge, die man nach dem Krieg erst 1925 wieder verzehrtete. 1938 war der Pro-Kopf-Verbrauch auf über 25 kg gestiegen, nach dem Krieg wurde diese Menge erst wieder Mitte der 50er Jahre verbraucht.
Die beiden Weltkriege des 20. Jahrhunderts trafen auch die Rübenbauern, vor allem in Deutschland, schwer. Der Export war eingeschränkt, die Inlandsnachfrage stieg nicht wie vom Zuckerbauern erhofft, obschon es zu mannigfaltigen Werbemaßnahmen kam. So hingen 1928 auf 8000 Bahnhöfen Plakate mit dem Spruch

An Zucker sparen grundverkehrt!
Der Körper braucht ihn. Zucker nährt!

Es folgte ein mit Bildern und Verschen ausgestattetes Rezeptheft für Süßspeißen aller Art EINE LEHRE FÜR DIE HAUSFRAU UND MUTTER. Diese Broschüre, sogleich in einer Auflage von 2,5 Millionen Stück hergestellt, fand unter den Hausfrauen eine willige Aufnahme. In den nächsten Jahren wurden noch weitere Drucksachen, u. a. ein neues vierzigseitiges Rezeptheftchen in einer Auflage von einer Million herausgebracht, dann aber vor allem eine belehrende Broschüre, in der den Hausfrauen alles für sie Wissenswerte über den Zucker mitgeteilt wurde und die üblichen Angriffe gegen den Genuß des Zuckers als Erreger der Zuckerkrankheit, als Zerstörer der Knochen und

Zähne, als der »Kalkräuber« widerlegt wurden. Die mit reizvollen Illustrationen versehene Schrift erschien in einer Auflage von 625 000 Stück. Dann war auch die Zeit für Zucker im bewegten Bild gekommen: der Film KRISTALLE DES LEBENS ist von der UNIVERSUM-FILM-AKTIENGESELLSCHAFT (Ufa) als ein 1000 m langer, stummer Kulturfilm hergestellt worden, aus dem ein etwa 300 m langer kleiner Film herausgeschnitten wurde, der als Gratisbeigabe beim Verleih von Ufa-Filmen in 900 Kinos lief. In diesem wurde die populärwissenschaftliche Seite des Zuckers, vom Anbau der Zuckerrübe, ihre Pflege auf dem Acker, ihre kulturelle Bedeutung für die Landwirtschaft, ihre Verarbeitung bis zum fertigen Erzeugnis mit erklärendem Begleitvortrag propagandistisch dargestellt. Dann kam der größte Zucker-Film-Hit: DER WEIßE FREUND – EIN FILM VOM ZUCKER.

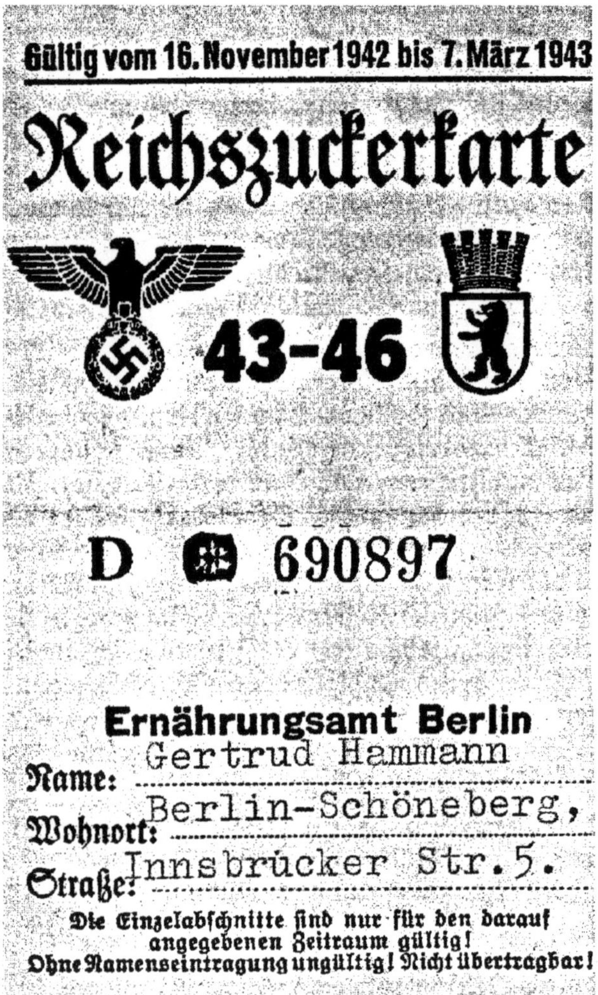
Gültig vom 16. November 1942 bis 7. März 1943

Reichszuckerkarte

43-46

D 690897

Ernährungsamt Berlin

Name: Gertrud Hammann

Wohnort: Berlin-Schöneberg,

Straße: Innsbrücker Str. 5.

Die Einzelabschnitte sind nur für den darauf angegebenen Zeitraum gültig! Ohne Namenseintragung ungültig! Nicht übertragbar!

Heißhunger auf Süßes im 3. Reich

1931 betrug der Inlandsüberschuß 43% der Zucker-Gesamterzeugung – und das bei sinkenden Weltmarktpreisen. 1933 wurde die deutsche Zuckerindustrie grundlegend neu organisiert. Man versuchte, den Inlandsabsatz besonders für industrielle Zwecke durch wirtschaftspolitische Maßnahmen zu fördern und stellte die Werbung unter die Devise ›Zucker statt Fett‹. Der Arbeiter hatte den Wandel von der traditionell deftigen Hausmannskost zu Weißbrot & Zucker noch nicht wirklich vollzogen, aber er war auf dem Weg. So stieg zum Beispiel der Absatz von süßen ›Teilchen‹ in der Krupp-Kantine zwischen 1932 und 1939 um das 8-fache. Ab 1934 wurde – im Unterschied zum Zucker – das Fett knapp, so daß ab 1937 z.B. die Herstellung von ›Berliner Ballen‹ stark eingeschränkt werden mußte. Sie wurden nur noch an zwei Tagen pro Woche gebacken. Die NS-Machthaber wußten, wie wichtig eine ausreichende Ernährung – auch für die Moral – des Volkes war und welche Rolle dabei der gelegentliche Genuß spielte: Gaumenfreuden als politisches Bindemittel.
In den 30er Jahren kam es zu einer Frühform von Dopingpropaganda. Die Zuckerindustrie verteilte z.B. Postkarten mit Sprüchen wie:

Ob du zu Fuß, ob auf dem Rade,
stets stärkt dich Zucker und Schok'lade

oder

Durch Zucker deine Kraft vermehr,
Dann fällt der Schneeschuhsport nicht schwer.

Anfangs als ›sportlicher‹ Antrieb fürs Volk gedacht, später extremer für die Wehrmacht dosiert, jubelte man ab 1938 z.B. bei Tengelmann manchen Pralinen und anderen Süßigkeiten Amphetamine wie PERVITIN unter. Das sollte die Volksgenossen wach für den Aufbau und die ›Erweiterung‹ des Reiches machen. So mischten die Hersteller den legendären SCHO-KA-KOLA-Dragees, mit denen U-Boot- und andere Piloten sich längere Zeiträume ›über Wasser‹ hielten – neben Kaffee und Kola-Beimengungen – Unmengen von Pervitin bei. (PIEPER, 2002) Im Oktober 1943 stellte Backpulverhersteller Oetker fest: »Der Grund zu der großen Nachfrage nach Backpulver [...] der Wunsch der deutschen Hausfrau ist, ihren im Felde stehenden Männern, Söhnen und Brüdern Liebesgaben in Form von Gebäck zu senden [...] Die Verbundenheit zwischen Front und Heimat kann eben nicht allein im Seelischen liegen [...] Der Feldsoldat hat ein ausgesprochenes Bedürfnis, ja oft einen Heißhunger auf Süßigkeiten und Süßspeisen...« Christstollen und andere süße Gaumenfreuden erinnerten die Soldaten – während sie sich ihre massenmörderischen Aktivitäten ›versüßten‹ – an glücklichere Zeiten daheim. Es handelte sich nur um eine scheinbare Idylle, denn für die Millionen von Zwangsarbeitern, KZ-Häftlingen und Kriegsgefangenen gab's nichts Süßes, nur Saures.

Das Volk sollte fit gemacht werden, ebenso wie die Bewirtschaftung der süßen deutschen Scholle. So blieb es nicht nur bei der plumpen Werbung, nein, das Volk sollte die Rüben kennen und lieben lernen. So wurde es rübentechnisch populärwissenschaftlich aufgeklärt: der Anbau, seine ernährungswissenschaftliche Bedeutung für den ›Volkskörper‹, sein physiologischer und diätischer Wert, seine Wirkung als schneller Kraftspender und der Kampf gegen die ›Ernährungsreformer‹, die dem Zucker falsche Theorien über seine Schädlichkeit anlasten wollten. Der Deutsche sollte volles Vertrauen in die Rübe und seinen Zucker aufbauen. Aber die Herren der Rüben hatten umgekehrt kein absolutes Vertrauen in die deutschen Rübenverarbeiter. In einem Aktenvermerk hieß es schon 1920 »Für solche Arbeiten sind deutsche Arbeiter und Arbeiterinnen nicht geeignet.« Zu Kriegsanfang beschrieb man die deutschen Helfer als »zusammengewürfelte Belegschaft mit nur unvollkommenen Leistungen. Schuld ist zum Teil die mangelnde Leistungsfähigkeit der Leute, zum Teil auch eine gewisse Arbeitsunlust.« Kein Wunder, bei 12-Stunden-Schichten. Also holte man – damals während des 3. Reiches wie heute – Polen und Polinnen, ab 1940 vermehrt auch als ZwangsarbeiterInnen. 1944 lag der Großteil der westdeutschen Zuckerindustrie in Asche, ein Jahr später das ganze Reich. Viele der damaligen Zwangsarbeiter trauten sich anschließend nicht mehr nach Polen zurück, da sie befürchteten, als Kollaborateure behandelt zu werden. Diese Angst zumindest ist den heutigen Arbeitskräften innerhalb Europas genommen.

Im Zuge des 2. Weltkrieges wurde die Eingliederung der ›Amtsgruppe III: Ernährungsindustrie‹ in das Produktionsamt (beim Reichsminister für Rüstung und Kriegsproduktion) erwogen und Anfang 1944 durchgeführt. Die Errichtung der Amtsgruppe erfolgte im Einvernehmen mit dem Reichsminister für Ernährung und Landwirtschaft. Es handelte sich dabei um die Lebensmittelindustrie, die Brauerei und Mälzerei, die Zuckerindustrie und die Spiritusindustrie, sowie die zentralen Innungsverbände der Müller, Bäcker und Konditoren, Fleischer, Brauer und Mälzer. Es ging dabei insbesondere auch um Förderung der innerbetrieblichen Rationalisierung. Es blieb dabei, daß die Verantwortung für die Ernährungssicherung beim Reichsministerium für Ernährung und Landwirtschaft lag.

Im Verlauf des Krieges wurde im Reich der Gedanke des Recycling, bzw. der ›Wiederverwendung von Rohstoffen‹ hoch gehalten; natürlich auch in der Zuckerindustrie. In der Praxis ging es um gebrauchte Filtertücher zur Herstellung von Arbeitsschutzkleidung u.a. Es kam aus Rohstoffmangel zu einer Verknappung der Zuckersäcke und des Brennholzes für die Siedereien. Ein weiteres Problem: die Arbeitskräfte, die vor allem in den zuckerlastigen Ostgebieten zusehends für die Front bzw. Schanzarbeiten abgerufen wurden. Auch konnte die Bahn zur Rübenernte nicht mehr die erforderliche Menge an Waggons bereitstellen...

Deutsche Opfer

E.O. VON LIPPMANN (1857-1940), Zuckerindustrieller aus Halle und Verfasser der klassischen – auch wiederholt von mir zitierten – Arbeit zur GESCHICHTE DES ZUCKERS, starb von den Nazis verfolgt. Der letzte von ihm bekannte Brief an den damaligen Direktor des INSTITUTS FÜR ZUCKERINDUSTRIE in Berlin vom 31.5.1940 betrifft den Druck eines Manuskripts zur GESCHICHTE DES ZUCKERS. Zum von der Institutsleitung beantragten Honorar für das Manuskript findet sich auf dem Brief der lapidare Vermerk, daß aufgrund telefonischer Mitteilung der ›Wirtschaftsgruppe Zuckerindustrie‹ ein Auszahlungsverbot verhängt sei, ›weil v. L. Nichtarier war‹.« (MEDICK)

»In der Wahrnehmung der Öffentlichkeit galt die badische SÜDZUCKER AG [der 20er Jahre] als jüdisches Unternehmen, gestützt durch ausländisches Kapital und die Deutsche Bank, die im Hintergrund die Fäden zog.« (POHL) Diese ›Wahrnehmung‹ verdankte die AG vor allem den Flegenheimers. Moses Flegenheimer saß im Aufsichtsrat der Stuttgarter Zuckerfabrik, Isidor Flegenheimer in der Heilbronner. Vor allem aber war es Albert Flegenheimer (1890-1972), der im Laufe der Jahre auch in der Zuckerindustrie Bulgariens, Rumäniens und vor allem Italiens arbeitete und dabei wichtige internationale Kontakte knüpfte. Sein Bruder Josef rückte in den 30ern in den Aufsichtsrat bei Südzucker, ebenso wie Familienmitglied Eugen. Ein Kurt Flegenheimer diente zur selben Zeit der Deutschen Bank. Zur Zeit der Machtergreifung der Nazis saßen fünf Familienmitglieder der Flegenheimers in Gremien der Südzucker.

80% der Südzucker-Aktien lagen in nicht-deutschen Händen, 10% gehörten der Familie Flegenheimer und 10% der DEUTSCHEN BANK. Die Flegenheimers haben aber wohl auch Teile der ausländischen Interessen mit vertreten. Ab Mitte 1935 begann die NSDAP eine Verleumdungskampagne gegen die Familie Flegenheimer; so wurde Albert Flegenheimer immer mehr isoliert und verlor 1937 seine letzten Verbündeten in der Firma. Er versuchte von Mailand aus, wohin er gezogen war, seine Stellung zu festigen. In einem ›geheimen Aktenvermerk‹ hieß es schon 1936 »Es sei zwar bekannt, daß Herr Flegenheimer ein außergewöhnlich tüchtiger Mann sei‹, aber darum ging es nicht mehr. In der folgenden ›Schlammschlacht‹ (POHL) zog er nach langem Kampf 1938 den Kürzeren und floh nach New York. Zuvor hatte sich noch sein italienischer Partner für ihn eingesetzt, doch dem wurde mitgeteilt: »Auch die Tüch-

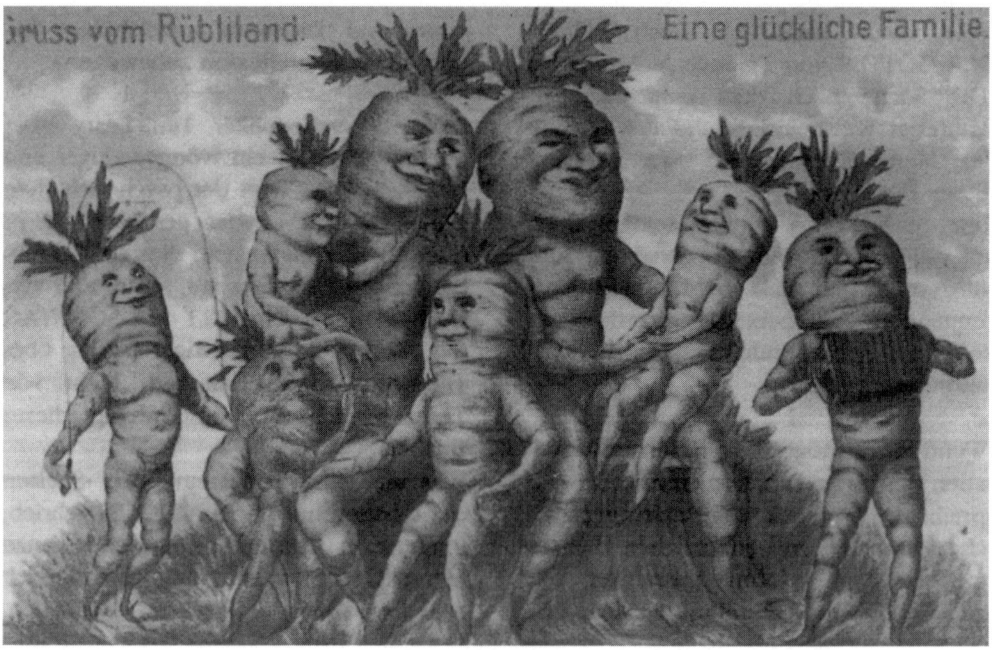

Die süße Rübenfamilie,
Postkarte ca. 1917.

tigkeit des einen oder anderen jüdischen Herren könne kein Hindernis sein, denn man könne doch nicht behaupten, daß es nicht gleich tüchtige arische Herren gebe«. (POHL) Zum 1. Juli 1938 war die Verwaltung der Südzucker ›nicht arierfrei‹. Die Posten wurden mit Parteimitgliedern besetzt.
Schon 1945 kehrte Albert Flegenheimer nach Deutschland und auch in den Aufsichtsrat der Südzucker zurück.
»Die bedingungslose Kapitulation Deutschlands vom 7. Mai 1945 hatte eine Aufteilung des bisherigen Staatsgebietes und damit der Rübenanbaufläche mit den Zuckerfabriken zur Folge. Von der Rübenanbaufläche entfielen 27% auf Westdeutschland, 47% auf Mitteldeutschland und 26% auf die polnisch besetzten Gebiete. Von den 201 deutschen Fabriken kamen 44 östlich der Oder-Neiße-Linie unter polnische Verwaltung, 84 entfielen auf die sowjetisch besetzte Zone Mitteldeutschlands, 63 auf die britische, 8 auf die amerikanische und 2 auf die französische Besatzungszone. Durch Kampfhandlungen waren viele Fabriken stark beschädigt oder zerstört worden, und die Sowjetunion demontierte 15 technisch besonders wertvolle Fabriken. In Westdeutschland wurden neue Gebiete für den Rübenanbau erschlossen, besonders in Süd- und Norddeutschland.« (BAXA) Die West-Bevölkerung bekam 1946/7 Rohrzucker (Anfang '46 125 g, Ende '46 500 g im Monat; 1948 dann 1,5 kg), obschon genügend Rübenkapazitäten zur Verfügung standen. Der Grund: man mußte Kohlen sparen. In Ostberlin gab es nach dem Krieg pro Person & Woche je 15 g.

Der süße Heinrich

Im Hungerjahr 1947 überlegte der Landwirtschaftsminister von NRW (und spätere Bundespräsident) Heinrich Lübke, welche Möglichkeiten sich für eine Sonderration zu Weihnachten bieten könnten [...] Es gelang ihm, die erforderlichen Mengen für eine größere Zuteilung an Zucker aufzutreiben. Ehe es jedoch zur Auslieferung kam, schaltete sich die britische Militärregierung ein.
Die Briten erließen ein striktes Verbot, der Zucker durfte nicht ausgegeben werden. Lübke, der schon einiges über die Sonderration hatte verlauten lassen und diese nunmehr in Gefahr sah, protestierte. Schließlich drohte er mit dem Rücktritt. Die Militärregierung, über diese Widersetzung aufgebracht, sprach von Verhaftung des Ministers und ließ klar erkennen, daß sie dieses drakonische Mittel anwenden würde. Als sich Lübke dessen ungeachtet beharrlich weigerte, die Forderungen der Besatzungsmacht zu akzeptieren und auf der Zuckerlieferung bestand, siegte schließlich die Einsicht bei den Briten. Auf einen Eklat wollten sie es nicht ankommen lassen. Lübke wurde nicht in Haft genommen, die Bevölkerung erhielt zu Weihnachten die in Aussicht gestellte Sonderzuteilung an Zucker, eine Maßnahme, die nach Auffassung des Ernährungsministers möglich, aber auch gerechtfertigt war.
Hungernden Arbeitern im Kohlenpott erzählte er 1948: *»Wenn in früheren Zeiten eine Hungerkatastrophe wie heute bei uns eintrat, hat man den Verantwortlichen lebendig begraben oder aufgehängt. In der Regel soll auch eine Besserung eingetreten sein. Wenn wir dies hier auch so halten wollen, dann bitte sofort, dann kann ich mir die Rede ersparen.«* Er durfte weiterreden. (PIEPER, 2004)
Die Zuckerrübenernte stieg 1950 auf 7 Mio. t, eine Menge, die die westdeutschen Fabriken nicht bewältigen konnten. Ein Überschuß von 165 000 t mußte im Lohnveredelungsverkehr in benachbarten österreichischen Fabriken verarbeitet werden, wobei die Rüben zollfrei aus- und der daraus erzeugte Zucker wieder zollfrei eingeführt wurden. Im Mai 1951 wurde in der BRD die Rationierung, die in der DDR noch bis 1959 Bestand hatte, aufgelöst.

Der Geist vergangener Zeiten schwang noch Mitte der 50er Jahre mit, als der Vorsitzende des VEREINS DER DEUTSCHEN ZUCKERINDUSTRIE, Schütte, stolz zurücksah:
»Wenn wir mit Stolz auf die Leistungen der Vergangenheit zurückblicken, so berechtigt uns dies zu der Hoffnung, daß die deutsche Zuckerindustrie durch innere Geschlossenheit und unermüdliche zähe Arbeit die Bedeutung im In- und Ausland wiedergewinnen wird, die sie sich von ihren Uranfängen an durch Arbeit und hochwertige Leistung erworben hat. Möge die Zeit nicht mehr fern sein, in der die heute durch Deutschland gehende Grenze verschwindet, und möge die deutsche Zuckerindustrie wieder – auf eine breitere Basis gestellt – ihre alte Bedeutung zurückgewinnen. Dann wird die deutsche Zuckerindustrie und Zuckerwirtschaft, im Herzen des Kontinents liegend, auch wieder ihre geschichtliche Mission für Europa und eine friedliche Welt erfüllen können.«

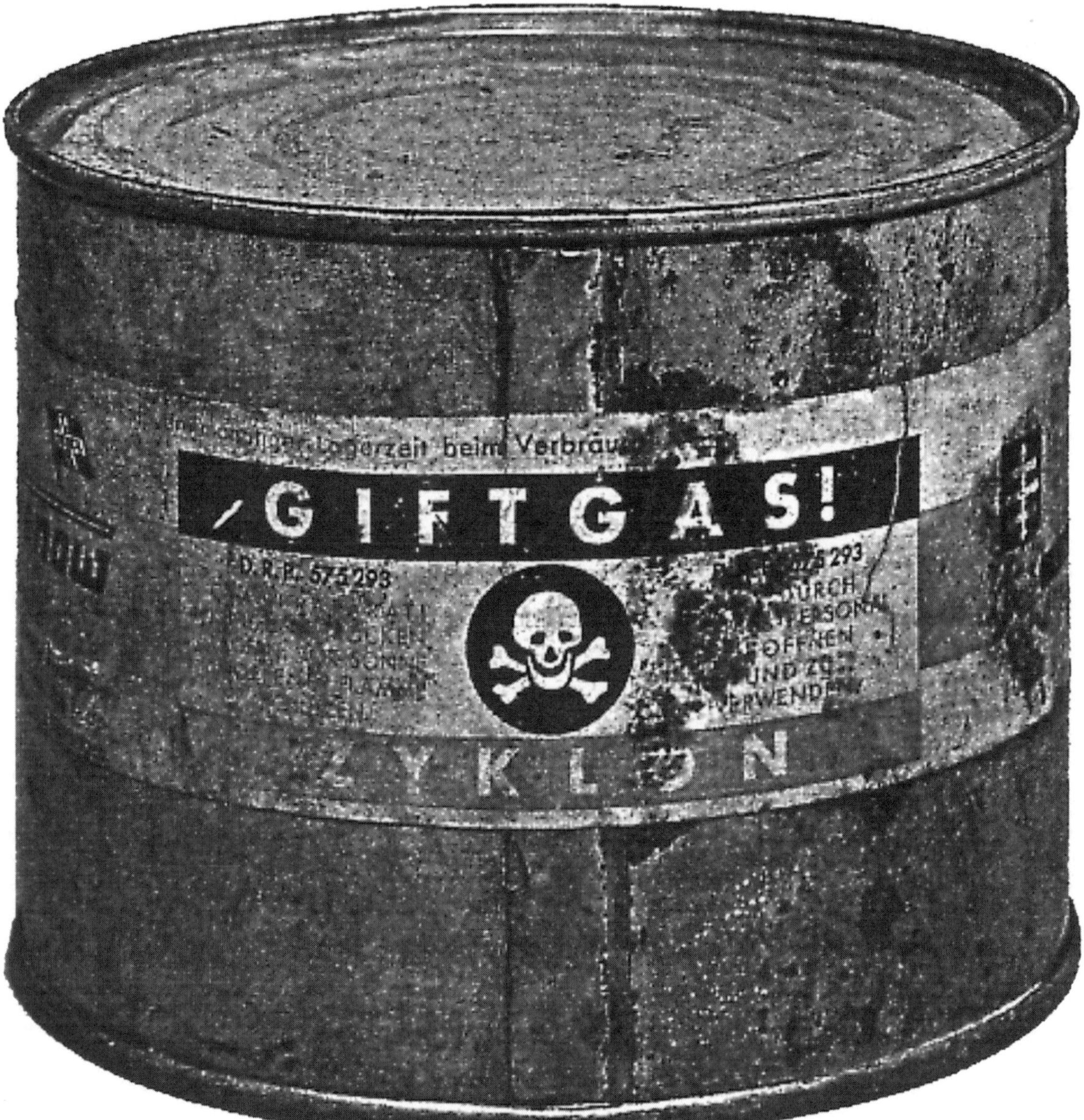

Original Zyklon-BDose aus Auschwitz: ›500 gr Cyangehalt‹.

Des Zuckers bitterste Pille: Zyklon B

Die wohl bitterste Kehrseite des deutschen Zuckers brachte deutsche Forschung im 3. Reich hervor. Mit Hilfe der Zuckerindustrie wurde der Todesstoff ZYKLON B hergestellt. Hergestellt? Es handelte sich um ein Abfallprodukt, Rückstände bei der Herstellung von Kristallzucker. Die anfallende Melasse ließ sich als süßer Sirup zur Gewinnung von Rum, Branntwein und Brennspiritus, als Viehfutter, in der Hefegewinnung und als Düngemittelgrundlage verwenden. Neue chemisch-technische Verfahren eröffneten der Melasse immer weitere Nutzungsmöglichkeiten. Durch starke Erhitzung konnte nun aus entzuckerter Melasse, der sogenannten ›Dickschlempe‹, eine hochgiftige Substanz für die ›Schädlingsbekämpfung‹ gewonnen werden. Im ›Rekordjahr des Grauens‹, 1943, wurden insgesamt 12.174 kg ZYKLON B nach Auschwitz geliefert.

JOCHEN GARTZ schreibt dazu in seinem Buch CHEMISCHE KAMPFSTOFFE: »Die Verwendung von Blausäure als IG-FARBEN-Fabrikat ZYKLON B mit ihrer großen Giftwirkung in geschlossenen Räumen stellt den größten staatlich gelenkten Giftmord aller Zeiten dar. Von Mai 1942 bis Dezember 1943 wurden allein in den Gaskammern von Auschwitz 2,5 Millionen Männer, Frauen und Kinder getötet.« GARTZ führt weiter aus, wie die Nazis auf Zyklon B kamen, beschreibt die Ironie der Geschichte, daß sich schlußendlich die Goebbels-Familie mit Blausäure aus dem Leben verabschiedete. Zwei Zitate aus Schriften des Zucker-Museums:

• »Wannsee-Konferenz (20. Januar 1942): Dem Beschluß der Naziführung zur ›Endlösung‹ der Judenfrage folgten bis 1944 durchgeführte Vergasungen in Vernichtungslagern mittels ZYKLON-B (Blausäure, Zyanwasserstoff, HCN), hergestellt aus Rübenmelasse-Dickschlempe, dem konzentrierten Destillationsrückstand der Melassebrennerei. Seit 1889 versorgte die Pyrolyse des Schlempebestandteils Betain einen verzweigten Bedarfsmarkt mit Zyanverbindungen. Die in drei Kriegsjahren zur Tötung von Menschenmassen mißbrauchte Menge entsprach kaum der Wochenproduktion der beiden Anlagen zur Schlempeverarbeitung in Dessau und in Kolin bei Prag.

Die Herstellung von Zyanprodukten ist eine nachgeordnete Stufe der Melasseverwertung, aber ein besonders schreckliches Beispiel der facettenreichen Geschichte, die mit der Zuckerindustrie nichts mehr zu tun hat, aber über die Melasse zum weiten Rahmen der historischen Verflechtungen führt, die man als Wettlauf um das Primat der Schande bezeichnet hat, angeführt von den Scheußlichkeiten der planmäßigen Menschenjagd, des Sklavenhandels und der Sklavenarbeit in den Zuckerkolonien vom 16. bis zum 19. Jahrhundert.« (TU BERLIN)

• »Jährlich werden in der Bundesrepublik Deutschland etwa 4 bis 6 Mio. m^3 durchgast: Mühlen, Nahrungsmittelbetriebe, insbesondere Fabrikationsstätten für Teigwaren, Schokoladen und Kindernahrungsmittel, ferner Silos, Kirchen, Museen, Schiffe, Waggons. Bis zum Ende des letzten Weltkrieges gab es für die Praxis kein anderes Gas als Blausäure. Ihr segensreicher Einsatz zur Verhütung einer Fleckfieberepidemie ist unbestritten. [...] Die Verpackungseinheiten liegen zwischen 50 g aufgesaugter Blausäure bis 1,5 kg pro Dose. Ausgebildete Techniker, die entsprechende Masken tragen, schneiden diese Dosen mit einem Spezialöffner auf. Die Beschickung eines Gebäudes mit mehreren Stockwerken geschieht von oben nach unten. Dadurch ist sichergestellt, daß im Falle eines Unfalls ein gasfreier Fluchtweg gewährleistet ist. Erst wenn die Techniker das Gebäude verlassen, kommt es zur tödlichen Konzentration, die jedem verbietet, selbst mit angelegter Maske, ein solches Gebäude nochmals zu betreten.

Das Naziregime hat mit dem Einsatz von Zyklon-B zum Massenmord dem Namen eine Schandmarke eingebrannt. Zyklon-B ist heute noch auf dem Markt. Aus Melasse-Dickschlempe wurde es bis 1968 noch in Kolin bei Prag hergestellt, inzwischen auf petrochemischem Wege.« (OLBRICHT)

Zum Auf- und Abstieg der deutschen Zuckerindustrie am Beispiel Waghäusel

Nachdem der Autor einige der exotischen Zuckerplätze besucht hatte, dachte er: Warum nicht auch einmal die Rübenproduktion in der Nachbarschaft anschauen? Konkret: das legendäre badische Waghäusel. Dort, in der Nähe Heidelbergs, fand 1848 eine der entscheidenden Schlachten der bürgerlichen Revolution statt. Während der Scharmützel verschanzten sich die Preußen gar temporär in der neuen Zuckerfabrik. Diese Anlage bedeutete lange Jahre für die Bewohner Waghäusels Butter & Brot. Doch zu spät: mit der Wende 1990 kam das Aus für die waghäuslerische Zuckerproduktion. Der Grund: das neue Großdeutschland produzierte zu viel Zucker. Die Abteilung Südzucker-West gab notgedrungen nach, zum Wohle von Nordzucker-Ost.

Für die Rübenbauern in der Rheinebene war dies nicht der letzte Schlag. Als nächstes steht nun also die Reform der Zuckermarktordnung der EU an und die ist für die örtlichen Landwirte natürlich ›absolut inakzeptabel‹. Im Herbst und Winter 2004 kam es an vielen Stellen zu Protestkundgebungen, so gingen z.B. die Rübenwirte in Heddesheim an der Bergstraße und anderswo ›auf die Barrikaden‹. Die Ankündigung von EU-Agrar-Kommissar Fischler, daß die Rübenpreise um bis zu 37%, die Zuckerquote um 16% gesenkt werden sollen, provozierte kollektiven Zorn und Unmut. Der Zucker-Bauer ist mal wieder sauer.

Hier ein kleiner Nachruf auf die häufig wechselnden Herren der Zuckerzentrums Waghäusel:
Es begann mit dem badischen Erfinder CARL SEBASTIAN SCHUZENBACH, der 1836 ein neues Verfahren der Rübentrocknung patentieren ließ. Noch im selben Jahr errichtete die BADISCHE GESELLSCHAFT FÜR ZUCKERFABRIKATION eine Probefabrik in Ettlingen. Schon einen Monat nach Fertigstellung bestätigte die Prüfungskommission 1837 die Vorzüge der neuen Trocknung.
Auf der Suche nach einem optimalen Standort für eine neue Zuckerfabrik wurde man mit dem ehemaligen Jagdschloß des Speyerer Kurfürsten Hugo von Schönborn fündig. Das Gebäude diente ab sofort als Fabrik- und Wohngebäude und die Armut war in jener Region so verbreitet, daß es keinen Mangel an Arbeitskräften gab. Ein frühes Problem: die Landwirte im Umfeld bauten nur sehr wenig Zuckerrüben an, es kam immer wieder zu Unstimmigkeiten mit den Fabrikanten. Die Waghäuseler Zuckerfabrik war offensichtlich eine Fabrik der Aktionäre, nicht der Bauern. Um 1850 wechselte die Anlage schon zum 4. Mal ihre Besitzer: dieses Mal waren die Bankiers Rothschild mit im Boot.
Rund zwanzig Jahre später wurde Waghäusel ans Eisenbahnnetz angeschlossen. Der Vorteil lag auf der Hand: eine praktikablere Anlieferung der Rüben, ein schnellerer Versand der fertigen Ware. Der Nachteil für die Fabrik: plötzlich ergaben sich für die Arbeiter Waghäusels alternative Arbeitsmöglichkeiten außerhalb des Ortes. Zu steigenden Löhnen kamen mehrere Mißernten gegen Ende des 19. Jahrhunderts. Man versuchte die Umsatzeinbrüche durch weitere Fusionen einzudämmen. 1897 entstand das DEUTSCHE ZUCKERSYNDIKAT, 1898 das SYNDIKAT DER DEUTSCHEN ZUCKERRAFFINERIEN; beide fusionierten 1900. Um die Jahrhundertwende ging es wieder aufwärts, auch wenn das neue Kartell schon drei Jahre später platzte.
Vor dem 1. Weltkrieg stand die BADISCHE GESELLSCHAFT FÜR ZUCKERFABRIKATION, die 1913 Teil der SÜDDEUTSCHEN RÜBENERWERBSVEREINIGUNG wurde, in ihrer höchsten Blüte. Aus dem Jagdschloß war eine große Fabrikanlage mit 110 Gebäuden gewachsen. Dazu gehörten nicht nur die Produktionsanlagen, sondern auch eine Schule, ein Spital, eine Gaststätte mit Restaurant, eine Arbeiterunterkunft, eine Badeanstalt mit Duschen und Badewannen, eine Fahrradhalle, eine Poststelle und ein evangelischer Gebetssaal. Dennoch gärte es in der Region.
Es kam zu einem ›Aufstand‹ der Rübenbauern gegen die Monopolisten. Die Bauern gründeten bei Worms die KAMPFFABRIK RHEINGAU. Diese wurde 1919 von der BADISCHEN GESELLSCHAFT und der SÜDDEUTSCHEN DISCONTO-GESELLSCHAFT übernommen. Probleme erwuchsen aus den Verlusten der deutschen Ostgebiete. Es haperte an Nachschub von Rüben. Also schloß sich Waghäusel 1920 mit der ZUCKERFABRIK FRANKENTHAL zu einem INTERESSENVERBAND DER RÜBENANBAUER zusammen.

Schon im Jahr darauf ging die Konzentration der Zuckerindustrie weiter. Der Interessenverband und andere taten sich in der Zuckerrübenkontor GmbH zusammen, um dem Verband Süddeutscher Zuckerrübenpflanzer e.V. Paroli bieten zu können. Vergeblich, denn schon 1926 schlossen sich die Kontrahenten zur Süddeutschen Zucker AG zusammen.
1925 hatte der Staat unter dem Druck der neu gebildeten Ausfuhrvereinigung der deutschen Rübenzuckerfabriken GmbH neue Zuckerzölle eingeführt, um die deutsche Zuckerindustrie gegen Billigware aus dem Ausland zu schützen, nachdem die Geschäfte versauerten: die Ernte süddeutscher Rüben lag 1924 um 55% unter dem Vorjahr. Also kam es 1926 in Heidelberg zu einer weiteren Fusion, zur Süddeutschen Zucker AG.
Auch sie konnte nicht verhindern, daß es bis zum Ausbruch des 2. Weltkrieges zur permanenten Beschränkung von Produktion und Export kam. Um die Zuckerversorgung der deutschen Bevölkerung zu sichern, bildete sich 1929 die Vereinigung für Verbrauchszuckerverteilung GmbH. Trotz der Verdoppelung des Zuckerexports im folgenden Jahr erzielte man einen bitteren Anstieg der Ausfuhrverluste von 9 auf 62 Mio. RM. Also entschloß sich die Regierung 1931 in Berlin, die deutschen Zuckererzeuger zur Wirtschaftlichen Vereinigung der Deutschen Zuckerindustrie zusammenzuschließen. »Grundprinzip der deutschen rübenverarbeitenden Industrie war, eine Einfuhr von Zucker unbedingt zu vermeiden. Der Anbau müsse daher immer so hoch sein, daß die Zuckerproduktion auch in ungünstigeren Erntejahren den Bedarf im Inland decke. Diese Einstellung der Zuckerindustrie in Deutschland führte natürlich zu hohen Überschüssen, die entweder auf Lager genommen, verfüttert oder ausgeführt werden mußten.« (Pohl) Damals noch alles ohne die Hilfe der EU.
Zu Beginn der deutsch-braunen Zeit wurde die Wirtschaftliche Vereinigung der Deutschen Zuckerindustrie liquidiert und in die Wirtschaftsgruppe Zuckerindustrie umgewandelt, die Erzeugung und Absatz an eine Hauptvereinigung der Deutschen Zuckerwirtschaft übertrug.
International kam es verstärkt zu Konferenzen zum Zuckerproblem. In London trafen sich im Mai 1937 Vertreter aus 22 Ländern, bildete einen – bis 1953 aktiven – Internationalen Zuckerrat und verabschiedeten das ›Abkommen zur Regelung der Zuckererzeugung und des Zuckerhandels‹, das jedoch wegen des nur zwei Jahre später ausbrechendem Weltkriegs in der Praxis keine große Bedeutung hatte.
Die Gründung der Süddeutschen Zuckerverwertungsgenossenschaft ging 1950 der Entstehung einer bäuerlichen Fabrik voraus. Im Laufe der Jahrzehnte vergrößerte sich die 1926 gegründete Süddeutsche Zucker AG, auch durch Übernahmen. 1988 fusionierte sie mit der Zuckerfabrik Franken zur Südzucker AG. Diese beteiligte sich 1990 instrumental an der Restrukturierung der Zuckerindustrie von Thüringen und Sachsen. Im Wirtschaftsjahr 1998/9 stieg die Südzucker AG zum größten Zuckerhersteller in der EU-Rübenzuckerindustrie auf. In den vergangenen Jahren widmete man sich vorwiegend dem Zukauf von Lebensmittelfirmen aus dem Geschäftsfeld von tiefgekühlter Pizza / Tiefkühlkost / Speiseeis. Mit Mövenpick, Schöller und Manhattan besetzt sie einen Anteil von 34% am deutschen Eis. Good sweet fun. Ein weiteres Betätigungsgebiet: andere Süßen wie Inulin und den Zuckeraustauschstoff Isomalt. Damit hat man alles unter einem Dach: Zucker herstellen, verstecken, verkaufen.
Da Deutschland zuckermäßig kaum noch Wachstum versprach, widmete man sich, ebenso wie Konkurrent Nordzucker, in den vergangenen Jahren vor allem der Beteiligung an privatisierten Zuckerfabriken jener Länder, deren EU-Beitritt anstand: Polen, Tschechien, Ungarn, Moldawien, Rumänien und die Slovakei. Das nicht unbedingt, um hier auf Anhieb hervorragende Geschäfte zu machen, sondern um sich potentielle EU-Zuckerquoten zu sichern.

Drogendealer in Waghäusel

Drei mutmaßliche Drogendealer sind der Polizei nach mehrmonatigen Ermittlungen in Waghäusel ins Netz gegangen. Gegen die drei 25, 26 und 27 Jahre alten Tatverdächtigen sei Haftbefehl ergangen. Sie wurden in verschiedene Haftanstalten gebracht. Bei der Durchsuchung von fünf Objekten wurden zwei professionelle Aufzuchtanlagen für Cannabispflanzen sowie automatische Waffen sichergestellt.

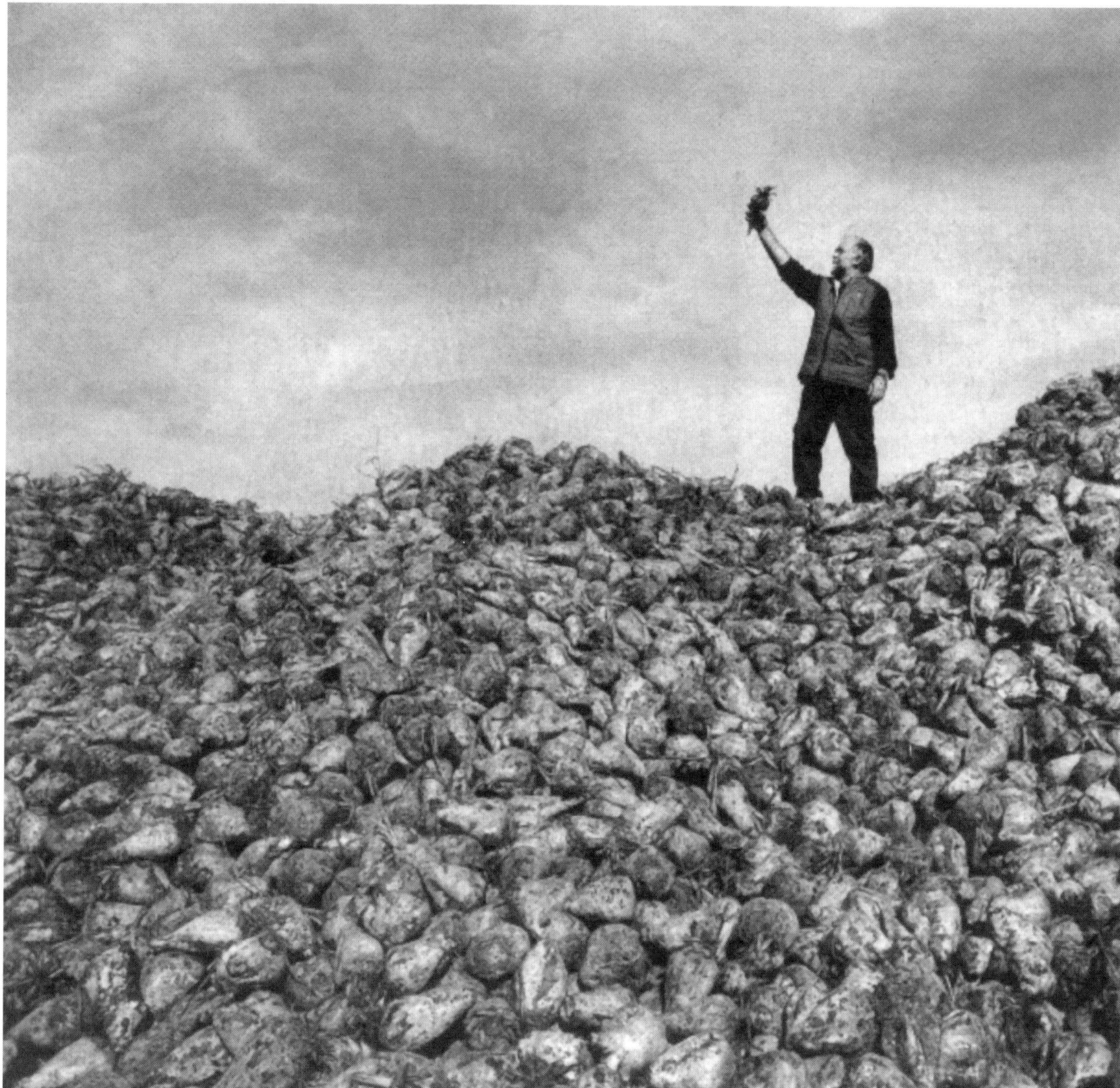

Heute noch ein Rübenberg, bald Vergangenheit.

Wir Süßen – Zuckerverbrauch in Deutschland heute

»Ehedem ein Luxusartikel für Begüterte, ist der Zucker zum Volksnahrungsmittel geworden, ein für jedermann erschwinglicher Energiespender, dazu ein reines Lebensmittel, ein Kristallprodukt, dem Fremdstoffe aus der Umweltbelastung nicht anhaften: eine Visitenkarte der Landwirtschaft, die Jahr für Jahr den Rohstoff liefert.« CONSTANTIN FREIHERR HEEREMANN VON ZUYDTWYCK, PRÄSIDENT DES DEUTSCHEN BAUERNVERBANDES E.V.

Vor gut 150 Jahren betrug der **Zuckerkonsum** unserer Altvorderen ca. 4 Gramm täglich, etwa die Menge, die wir derzeit an Honig verzehren. Zucker ist heute im Gegensatz zu früher ein sehr preiswertes Nahrungsmittel. Mußte zum Beispiel 1950/51 ein Facharbeiter noch 57 Minuten für 1 kg Zucker arbeiten, so braucht er 1990/91 dagegen nur noch sechs Minuten. Obwohl: »Nirgendwo sonst auf der Welt ist Zucker so teuer wie in der EG. Für 1984 hat ein Wirtschaftsdienst die Kosten für Lagerhaltung, Subventionen, Dumpingpreise einmal genau durchgerechnet: Hätte man in Deutschland keinen Zucker produziert, diesen vielmehr an der Pariser Warenbörse gekauft, so hätten die 80.000 deutschen Rübenbauern und die 10.000 in der Zuckerrüben-Industrie Beschäftigten spazierengehen, das ganze Jahr Urlaub machen und den lieben Gott einen guten Mann sein lassen können. Und dennoch hätte man jedem von ihnen pro Monat eine Pension von 2.235,– Mark in die Hand drücken können.« (IMFELD 1989)

Im Wirtschaftsjahr **2002/03** weisen die Verbrauchszahlen in Deutschland einen deutlichen Zuwachs gegenüber dem Vorjahr aus. Dabei haben sich sowohl der Inlandsabsatz als auch die Netto-Einfuhren deutlich erhöht. Insgesamt lagen die Zuckerbestände mit rund 333.000 t deutlich oberhalb des Vorjahresniveaus. Diese Entwicklung ist vor allem auf die im Jahr 2002/03 gegenüber dem Vorjahr um 302.000 t bzw. 8,1% erhöhte Erzeugung zurückzuführen. In der Bundesrepublik Deutschland wurden im Wirtschaftsjahr **2003/04** in 48.183 landwirtschaftlichen Betrieben Zuckerrüben angebaut. Die Zuckerrübenanbaufläche nahm 2003 mit rund 444.000 ha etwa 4% der gesamten Ackerfläche ein. Die auf dieser Fläche angebauten und geernteten Zuckerrüben wurden in 27 Zuckerfabriken zu Zucker verarbeitet. Rübenanbau und Zuckerindustrie sind für den ländlichen Raum von erheblicher wirtschaftlicher Bedeutung: Die Zuckerrübe trägt in hohem Maße zur Existenz vieler bäuerlicher Betriebe bei; die Zuckerindustrie hat im ländlichen Raum eine wichtige wirtschaftliche Funktion, und zwar sowohl als Verarbeiter des Rohstoffs Rübe wie auch als Arbeitsplatz sowie Partner zahlreicher Handwerks- und Zulieferbetriebe.

Im Oktober 2004 gab Europas größter Zuckerproduzent, die SÜDZUCKER AG, ihr sogenanntes ›erstes Halbjahresergebnis **2004/05**‹ bekannt. Stolz konnte ein Umsatz- wie auch Gewinnplus verkündet werden. Die Erlöse waren um 1,5% auf 2,27 Milliarden € gestiegen, das ›operative Ergebnis‹ stieg sogar um 14,7% auf 267 Mio. €. Die Gewinne verdankt SÜDZUCKER vor allem ›Spezialitäten‹ wie Tiefkühlpizzas und Fruchtsaftkonzentraten. Die EU-Osterweiterung werde sich in den kommenden Monaten positiv für Umsatz und Gewinn auswirken.

Zur INTERNATIONALEN SÜßWAREN MESSE 2005 (mit über 1500 Ausstellern aus mehr als 70 Ländern) wurden folgende Statistiken des Jahres 2003 aus der deutschen Süßwarenbranche bekannt: In 279 Betrieben (mit mehr als je 20 Angestellten) haben 58.875 Mitarbeiter rund 770.000 t Schokoladenwaren, 527.000 t Zuckerwaren, 673.000 t Feine Backwaren und 277.000 t Knabberartikel hergestellt; davon wurden über 1. Mio. t ausgeführt, zeitgleich aber auch 865.000 t eingeführt. Der pro-Kopf-Konsum von Süßwaren belief sich in England im Jahr 2002 auf 25,8 kg, in Deutschland auf 22,2 kg und in Italien auf 13,9 kg. Zum internationalen Verbrauch mehr im folgenden Kapitel.

Der Handel

ES GEHÖRT VIEL ZUCKER DAZU, DAS MEER ZU VERSÜßEN

Vom Schlaraffenland zur Süßwarenindustrie

Schon in den alten populären Beschreibungen des Schlaraffenlandes wuchs dort Zucker auf den Wiesen, regnete es Konfekt und Marzipan. E. T. A. HOFFMANNS Märchenszene, MARIES REISE INS ZUCKERWARENLAND, hingegen entfaltet ohne Rücksicht auf erzieherische Restriktionen die bunte Warenwelt der neuen Genüsse des bürgerlichen Zeitalters – eine Art Wunschland der Kinderkultur um 1800. Auch sein Kollege Fallersleben träumte von einem süßen Paradies:

VOM SCHLARAFFENLANDE
(HEINRICH HOFFMANN VON FALLERSLEBEN, 1853)

Kommt, wir wollen uns begeben
Jetzo ins Schlaraffenland!
Seht, da ist ein lustig Leben,
Und das Trauern unbekannt.
Seht, da läßt sich billig zechen
Und umsonst recht lustig sein:
Milch und Honig fließt in Bächen,
Aus den Felsen quillt der Wein.

Und die Straßen aller Orten,
Jeder Weg und jede Bahn
Sind gebaut aus Zuckertorten,
Und Bonbons und Marcipan.
Und von Brezeln sind die Brücken
Aufgeführt gar hübsch und fein.
O wie ist es zum Entzücken!
Ei, wer möchte dort nicht sein!

Der heutige Überfluß würde sie wohl mit Grauen erfüllen. TIM RICHARDSON berichtet in seinem anregenden Buch SWEETS aus der Welt & Geschichte der Süßigkeitenindustrie: »Zum Anfang des 21. Jahrhunderts zeichnet sich bei uns ein Trend zu zuckerfreiem Kaugummi ab. Bei den Süßigkeiten schielt der zeitgenössische Konsument auf nutrazeutrische Neuentwicklungen: Sweets mit beigefügten Vitaminen, die als ›quasi gesundheitsunterstützend‹ vermarktet werden. Der Boom auf Gummi-Sweets wie auf Saures hält ungebrochen an. Es gibt mehr (Marken-)Süßigkeiten für bestimmte Events oder Lebensstile – man mampft nicht mehr jede gefärbte Zuckermischung.
Ein Ziel der Industrie ist der bislang ›unterentwickelte‹ Süßigkeitenmarkt in Asien.

Die Zuckerindustrie setzt weltweit mehr Geld um als die ganze Stahlbranche. Unter den Zuckerunternmehmern finden sich hunderte von Millionären. Die Toblerones und Lofthouses (Familienbetrieb der FISHERMAN'S FRIENDS) gehören zu den jeweils reichsten Familien ihres Landes. Die meisten Süßigkeiten-Marken sind langlebige Dauerläufer. Einige der großen Namen beherrschen den Markt seit den 60er Jahren, andere noch viele Jahrzehnte länger. Süßmäuler sind eine loyale Meute: was in der Kindheit süß war, ist's auch im Alter noch – allerdings in späteren Jahren mit dem Vorteil, daß man die eigene – unschuldige? – Kindheit noch(mal) mitschmeckt.

Andere Länder – andere Sitten: auch, was den Konsum von Süßigkeiten betrifft. Unter bad-candy.com lassen sich Men-

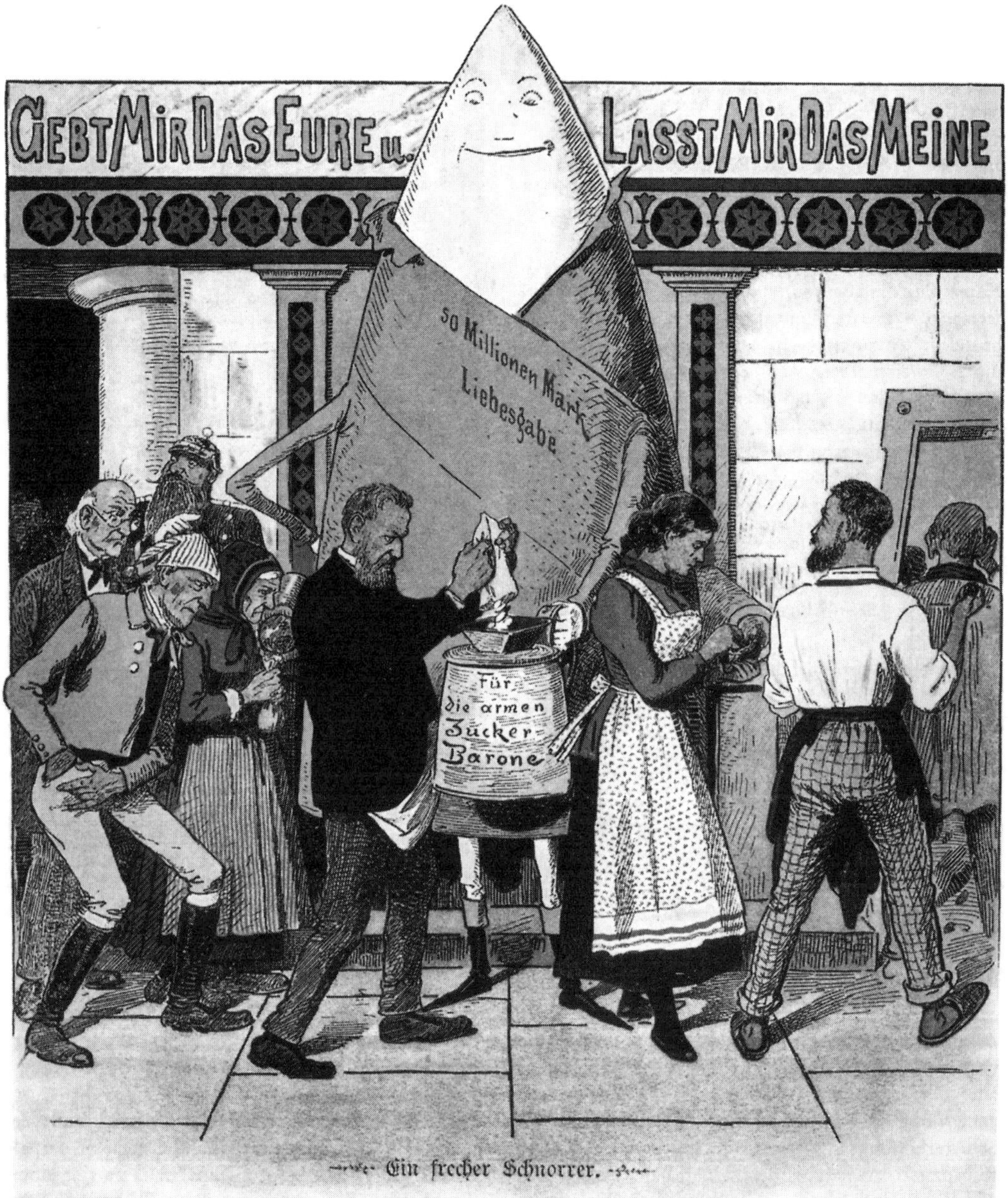
GEBT MIR DAS EURE u. LASST MIR DAS MEINE
50 Millionen Mark Liebesgabe
Für die armen Zucker-Barone
Ein frecher Schnorrer.

Vor 100 Jahren: Der Zuckerhut als Abzocker.

schen aus aller Welt ausführlich über seltsame (bis subjektiv ekelhafte) Süßigkeiten aus anderen Kulturkreisen aus.«

Einmal im Jahr trifft sich die Fachwelt auf der größten Messe für Süßigkeiten, der ISM (Int. Süßigkeiten Messe) in Köln. Über die Messe 2004 hieß es nach eigenen Angaben: »Vier Tage lang nutzten 33.500 Einkäufer aus rd. 140 Ländern die Gelegenheit zur gründlichen Sichtung von Produkten und Marketingkonzepten, die 1.515 Anbieter aus 72 Ländern für sie bereithielten. Dabei wurde erneut bestätigt, wie herausragend international der Handel mit Süßwaren und Knabberartikeln zur ISM in Köln ist: Der Auslandsanteil auf Besucherseite betrug 63 Prozent, bei den Anbietern kamen 82 Prozent aus dem Ausland.«

Auch den Autor dieses Buches zog es, quasi zur Krönung der Recherche dieses Werkes, zum Mekka der Süßwaren. Als Sachbuchautor bin ich noch nie so knallhart abgewiesen worden. Zeitungsjournalisten mit Presseausweis (und vor allem TankstellenPächter!) sind sehr willkommen, aber Buchautoren? No way. Ich versuche es über Zeitschriftenredaktionen und Zuckerhändler: allenthalben große Verblüffung, daß es sich hier um eine geradezu verschwörerisch zusammenklebende Kaste handelt, die meinereinem den Zugang verwehrt. Macht Zucker paranoid?

Doch auch ohne mich sieht es im Inland mit dem Wachstum nicht schlecht aus. Die Süßwarenindustrie mit ihren 279 Herstellerbetrieben beschäftigt 59.000 Personen. Sie konnte ihre Beschäftigtenzahl im abgelaufenen Jahr um 4,1 Prozent oder 2.300 Personen erhöhen. Die Branche bildet in der eigenen Zentralfachschule der Deutschen Süßwarenwirtschaft in Solingen (ZDS) derzeit bedarfsgerecht 348 Auszubildende in den verschiedenen Lehrjahresstufen aus.

In einem Gemeinschaftsprojekt der Bundesanstalt für Arbeit und der Stiftung der Deutschen Kakao- und Schokoladenwirtschaft in Kooperation mit dem Bundesverband der Deutschen Süßwarenindustrie e.V. (BDSI) wurde die Darstellung des Berufsbildes ›Fachkraft für Süßwarentechnik‹ auf den heutigen Stand gebracht. Dabei halfen Filmaufnahmen aus der ZDS in Solingen, sowie Ausschnitte aus Filmen, die von Mitgliedsunternehmen des BDSI und dem Info-Zentrum Schokolade in Leverkusen zur Verfügung gestellt wurden. Als Ergebnis steht ein neunminütiger Videofilm zur Verfügung, der in allen Berufs-Informations-Zentren (BIZ) der Arbeitsämter eingesetzt wird.

Gut ausgebildeter Nachwuchs wird dringend gebraucht, denn die Umsätze zeigen in allgemeinen Frustzeiten nach oben: Das Produktionsvolumen der deutschen **Süßwarenindustrie** nahm 2003 leicht um 0,6 Prozent auf 3,3 Mio. t zu. Der Produktionswert stieg auf knapp 10,8 Mrd. €. Großen Anteil an dem wirtschaftlichen Erfolg des Jahres 2003 hatte der Export. So erhöhte sich das Exportvolumen um 2,5 Prozent. Die Branche weist mit einer mengenmäßigen Exportquote von knapp 33% eine der höchsten in der deutschen Ernährungsindustrie auf.

Die Menge der produzierten **Zuckerwaren** stieg im Jahr 2003 auf 528.491 t im Wert von 1,75 Mrd. €. Es wurden damit 2% mehr Zuckerwaren hergestellt als im Jahr zuvor. Wertmäßig ist die Produktion sogar um 16,3% gestiegen. Dieser enorme Anstieg beruht jedoch im Wesentlichen auf einem statistischen Meldefehler, der korrigiert wurde. Die mengenmäßige Steigerung ist auch im Jahr 2004 hauptsächlich auf das Segment der Gummibonbons, Gelee-Erzeugnisse und Fruchtpasten zurückzuführen, deren Produktionsvolumen um über 20.000 t auf 259.177 t (+8,7%) stieg. Wertmäßig legten diese Erzeugnisse um 10,6% auf 699,2 Mio. € zu. Der Boom bei Fruchtgummi und Lakritz hat damit auch im Jahr 2003 angehalten. Wegen des statistischen Meldefehlers stiegen Hartkaramellen, auch gefüllt (+39,6%), und Weichkaramellen (+56,4%) überdurchschnittlich. Dragees, Komprimate und kandierte Früchte wurden im Jahr 2003 mehr produziert. Diese Segmente konnten auch wertmäßig deutlich zulegen. Im negativen Trend lagen die Husten- und Kräuterbonbons und Pastillen, deren Produktionsvolumen im Jahr 2003 erneut rückläufig war (-15,2% in der Menge und –39,5% im Wert).

Der Pro-Kopf-Verbrauch für Zuckerwaren stieg mengenmäßig um 6,4% und wertmäßig um 20,7%. In Deutschland wurden im statistischen Durchschnitt im Jahr 2003 6,07 kg Zuckerwaren im Wert von 20,83 € pro Kopf verbraucht.

Zur Geschichte der internationalen Zuckerabkommen

Zucker ist das Lieblingskind des Kapitalismus.
Fernando Oritz, 1947

Schauen wir nach England. »Die Stadt London ist auf Zucker gebaut«, sagt Aubrey Sheiham, Professor für Zahnmedizin am University College, »Sehen Sie sich nur die Tate-Gallery an«. In der Tat ist TATE für England, was SÜDZU-CKER für Deutschland: der größte Versorger für den weißen Stoff.

Lange waren die Engländer die Zuckermäuler Europas, und nach wie vor steigern sie ihren Konsum. Das geht so weit, daß selbst der Abführdrink *Slimfast* einen Zuckeranteil von 61.9% aufweist. Und wer darüber aufklären will, hat es schwer. Die Zuckerlobby hat von der Tabaklobby gelernt, meint Prof. James, Leiter des MEDICAL RESEARCH CENTRES in Cambridge: »Verwirr die Öffentlichkeit. Besorg dir Experten, die Kritiker kritisieren, deren Botschaft unglaubwürdig machen, sie als gefährliche Extremisten outen.«

Nichts Neues. Ein Fall gravierender moralischer Geldwäsche wird uns schon aus dem viktorianischen England mitgeteilt: »VISCOUNT PALMERSTONS beißende Ironien in den Debatten von 1841 über eine Regierungsinitiative zur Senkung der Zölle auf ausländischen Zucker, das Ganze in der Absicht, die Staatseinkünfte dadurch zu erhöhen, daß man generell einen höheren Zuckerkonsum anregte – das heißt, die Zuckerpreise für den britischen Konsumenten zugunsten der Staatskasse zu drücken – sind auf köstliche Weise erhellend!« (MINTZ)

»Wir sagen diesen Brasilianern, wir können euch mit Baumwollwaren beliefern, billiger, als ihr sie anderswo kaufen könnt. Wollt ihr sie kaufen? Auf jeden Fall, antworten die Brasilianer, und wir werden euch mit unserem Zucker und unserem Kaffee dafür bezahlen. Nein, sagen wir, euer Zucker und euer Kaffee werden von Sklaven hergestellt; wir sind Leute mit Prinzipien, und unser Gewissen erlaubt uns nicht, Produkte aus Sklavenarbeit zu verspeisen. Nun, jeder wird glauben, daß die Sache hier endet und wir den Brasilianern ihren Zucker und ihren Kaffee zum eigenen Verzehr überlassen. Aber keineswegs. Wir sind zwar Leute mit Prinzipien, aber wir sind auch Leute des Geschäfts, und wir versuchen, den Brasilianern aus ihren Schwierigkeiten herauszuhelfen. Wir sagen ihnen: In unserer unmittelbaren Nähe, sozusagen vor unserer Haustür, leben 40 Millionen fleißige und gutsituierte Deutsche, die nicht so gewissenhaft sind wie wir; bringt euren Zucker zu ihnen, sie werden ihn euch abkaufen, und ihr könnt uns dann für unsere Baumwolle mit dem Geld bezahlen, das ihr von ihnen bekommt. Doch die Brasilianer wenden ein, daß dies gar nicht so einfach sei, daß es da einige Schwierigkeiten gebe. Die Deutschen, sagen sie, leben auf der anderen Seite des Atlantik; wir müssen ihnen unseren Zucker per Schiff schicken; nun haben wir aber nur wenige Schiffe, und die eignen sich nicht für den Kampf mit den Wellen des Meeres. Unsere Antwort läßt nicht auf sich warten: Wir haben viele Schiffe, und sie stehen zu euren Diensten. Es ist wahr, daß Zucker aus Sklavenarbeit unsere Lagerhäuser besudeln würde, aber mit Schiffen ist das etwas anderes. Aber die Brasilianer haben noch ein Problem. Sie sagen, die Deutschen sind eigen und haben eine Schwäche für raffinierten Zucker. Es ist aber nicht einfach, Zucker in Brasilien zu raffinieren, und diese Deutschen wollen die Mühe, ihn selber zu raffinieren, nicht auf sich nehmen. Wieder wissen wir einen Ausweg. Wir werden euren Zucker nicht nur transportieren, wir werden ihn auch für euch raffinieren. Es ist eine Sünde, Sklavenzucker zu essen, aber es ist nichts Schlimmes daran, ihn zu raffinieren, was de facto ja bedeutet, daß man ihn zum Teil von seiner ursprünglichen Unreinheit befreit, ihn reinigt. Die Brasilianer kontern noch einmal. Sie sagen, wir produzieren viel mehr Zucker, als die Deutschen kaufen werden. Unsere Güte ist grenzenlos; wir selbst werden euch euren Überschuß abkaufen. Er kann zwar nicht zu Hause verzehrt werden, weil die Leute in diesem Land Menschen sind, die ein Gewissen haben, aber wir werden ihn nach Westindien und nach Australien schicken. Die Leute, die dort leben, sind nur Neger und Kolonisten, welches Recht auf ein Gewissen sollten sie haben? Und damit ihr uns nun nicht länger mit diesen Dingen belästigt, sagen wir euch gleich, daß, falls der Preis unseres eigenen

Zuckers eine bestimmte Höhe übersteigt, wir mehr von eurem Sklavenzucker kaufen und ihn auch selber essen werden.«

Als die Rübe den Menschen in Frankreich und Deutschland das Leben versüßte, wurden die Kolonialherren, allen voran die Engländer sauer, denn die Konkurrenz für ihre Zucker-Rohre schmeckte ihnen nicht. Als der Rübenzucker um 1860 als Mitbewerber auf dem globalen Zuckermarkt Furore machte, verfielen die Kolonialherren in Panik. Um den Kolonien zu helfen, versuchte das englische Mutterland die FestlandEuropäer zu überreden, eingeführte Subventionen und Exportprämien abzubauen. So kam es 1864 in Paris zu einer ersten internationalen Zuckerkonferenz, die jedoch ohne weitreichende Folgen blieb. Diese Zuckerkonferenzen wiederholen sich nun seit fast 150 Jahren und haben bis heute, wo sich die WTO vehement einmischt, wie wir sehen werden, trotz aller Ups & Downs noch nie zu einem dauerhaften für alle Seiten akzeptablen Ergebnis geführt.

Österreich fing im 19. Jh. an, seinen Zucker nach Indien auszuführen. Der Absatz verzehnfachte sich innert drei Jahren und schon protestierten die Zuckererzeuger auf Mauritius gegen diese europäische Einmischung in ihren indischen Markt. Heftigere Einschnitte verursachten dabei die beiden Weltkriege. Da die Hauptkriegsschauplätze in WK I, Nordfrankreich, Belgien, Ostpreußen, die Ukraine u.a. wichtige Rübengebiete waren, deren Felder und Fabri-

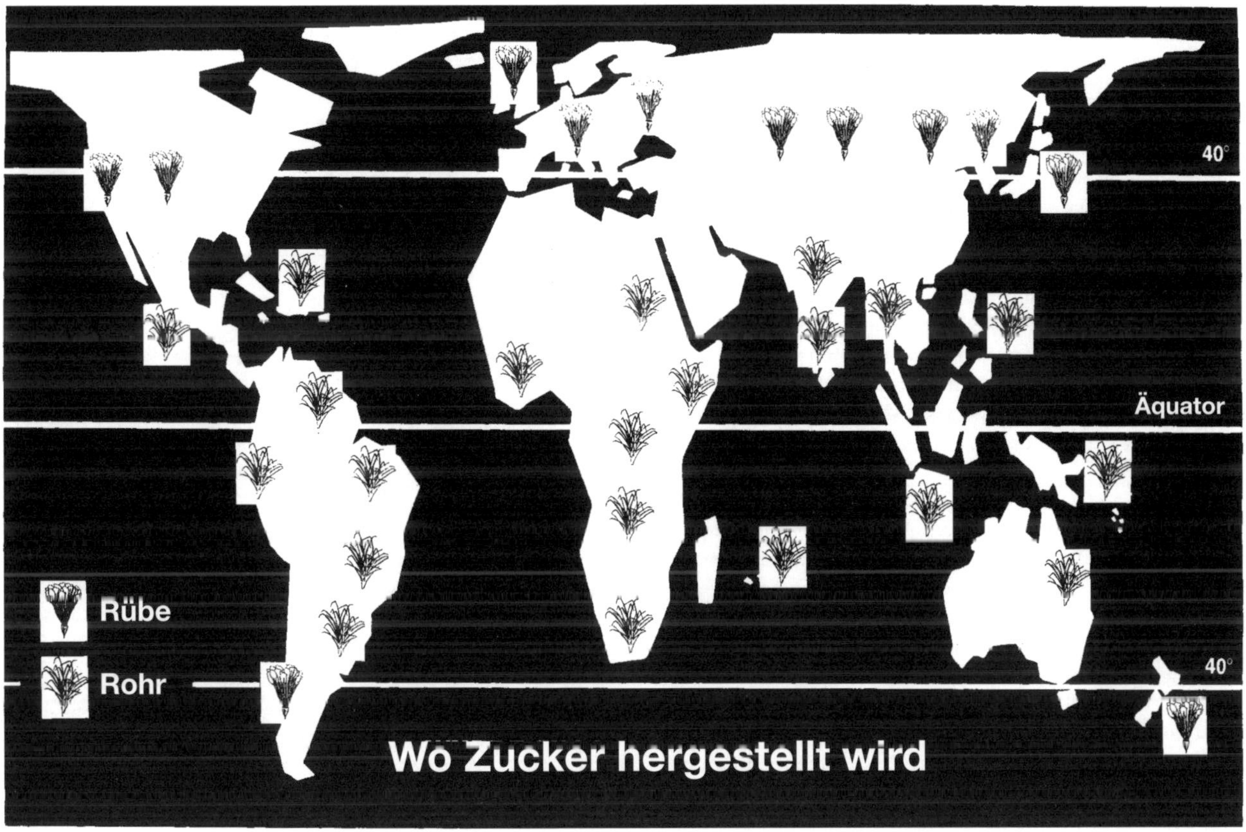

ken stark unter den Kriegsauswirkungen litten, mußte man hier ab 1915 zu einer Rationierung übergehen. Das erfreute die Rohrbauern auf Kuba und Java – zumindest kurzfristig.

Der zweite Weltkrieg sorgte für flächendeckende Verknappung. Die Welterzeugung an Zucker fiel um ein gutes Drittel, die Zuckernotierungen an der Börse von New York verzwölffachten sich. Aber schon 1952 betrug die Zuckererzeugung wieder fast das Doppelte aus der Vorkriegszeit. In England konnte die Rationierung jedoch erst 1953 aufgehoben werden.

Im Herbst 1958 luden die Vereinten Nationen zu einer großen Zuckerkonferenz nach Genf ein, auf der internationale Zuckerquoten verabschiedet wurden und man sich auf Richtwerte beim Weltmarktpreis einigte.
Es hatte sich die Erkenntnis durchgesetzt, daß nicht nur die nationalen, auch die internationalen Zuckermärkte irgendwie reglementiert werden müssen. Nur wie, das blieb eine ungelöste Frage, auch als sich die neuen Wirtschaftsgremien der Neuzeit dieses Problemes annahmen.
Eine Zuckersteuer gibt es nur noch bei unseren nördlichen Nachbarn. Dänemark langt – für unsere Verhältnisse – bei den Steuern seiner Bürger gnadenlos zu – verteilt aber auch entsprechend großzügig. Alle Genußmittel, welche die Gesundheit schädigen können und damit der Allgemeinheit potentiell medizinische Behandlungskosten aufbürden, werden in Dänemark mit schwindelerregenden Steuern belegt. Dazu gehört neben Tabak und Alkohol auch Zucker, da dieser Karies verursacht.

Seit zweihundert Jahren liegen Rübe und Rohr, sowie Protektionisten und Monopolisten im ständigen Streit mit den Fiskalisten und Liberalen, Kolonialwarenhändlern und Bauern. Regulierte Preise, Steuern, Zölle, Importe, Exporte, Reimporte, Ausfuhrsubventionen, Anbauquoten – man muß befürchten, daß oft Bürokraten mehr am Zucker verdien(t)en als die landwirtschaftlichen Erzeuger.

Ein Gewerkschaftler der Zuckerrohrarbeiter auf den Philippinen, vor Jahren danach befragt, wer denn den Zucker-Preis bestimme, antwortete: »Wir wissen es nicht. Irgend jemand da drüben in London.« Auf dieselbe Frage antwortete ein New Yorker Börsenspezialist in BUSINESS WEEK: »Die Hausfrauen. Denn wenn diese nicht kaufen, läuft nichts. Beginnen sie zu hamstern, dann klettern die Zuckerpreise.« Gill & Duffus antwortet karg und klar: »Timing!«

Da war die kaltkriegerische Antwort von der Hannoverschen Zucker AG klarer. Preis habe mit Freiheit zu tun. Nur in der freien Marktwirtschaft gibt es Preise. Da jedoch ein Großteil des Zuckers mit der Sowjetunion gehandelt werde, also mit einem unfreien Land, ist der Preis ›unfrei‹. Zudem lüge die Sowjetunion: »Einer der größten Zuckerimporteure, die UdSSR, verunsichert durch falsche Vorhersagen über ihre Eigenproduktion den Markt.« OK, die Zeiten sind vorbei, Glasur drüber.

Mit Zucker wird weiterhin leidenschaftlich spekuliert. An den Zuckerbörsen in London und New York überwiegen die Termingeschäfte: Zucker wird bis zu 18 Monate im voraus ge- und verkauft. Bis zu zwanzigmal wechselt er auf dem Papier seinen Besitzer, ehe er wirklich die Raffinerie erreicht. Diese Geschäfte werfen die größten Gewinne ab. Daran wird auch eine neue Zuckermarktordnung der WTO & Kollegen nichts ändern.

WTO & EU

»An dieser Stelle ist es unvermeidlich, sich dem Ungetüm Zuckermarktordnung anzunähern, das mit freier Marktwirtschaft so viel zu tun hat wie die DDR.« (FASZ, Mai 2005) Viele Länder der 3. Welt dürfen sich heute ›unabhängig‹ nennen, etliche vegetieren aber nach wie vor in einer ›süßen‹ Abhängigkeit. »Für die Entwicklungsländer war Zucker 1990 [erstmals] das wichtigste Exportprodukt; zum ersten Mal lag Zucker vor Kaffee. Insgesamt nahmen die Entwicklungsländer 8,6 Mrd. $ (13,9 Mrd. DM) beim Zuckerexport ein, was 10 % ihrer Agrarausfuhren entsprach.« (ZUCKERINDUSTRIE NR. 1/1993) Hat der Stoff erstmal die Hände der Produzenten vor Ort verlassen, fließen Rubel, Dollars, Pfunde und Euro.

»Einige Länder der Dritten Welt beziehen bis zu 80 % ihrer Exporterlöse aus dem Verkauf von Zucker. Die EG ist inzwischen zum größten Exporteur von Zucker auf dem Weltmarkt aufgestiegen und daher maßgeblich verantwortlich für den seit Anfang der 80er Jahre stattfindenden Preisverfall. […] Die sinkenden Importe lassen sich vor allem auf den zunehmenden Einsatz von Zuckerersatzstoffen, die mit Hilfe von Bio- und Gentechnologie hergestellt werden, zurückführen. In den USA hat inzwischen die gesamte Softgetränke-Industrie ihre Produktion von Zucker auf Isoglukose umgestellt. Auch die kalorienarmen bzw. -freien künstlichen Süßstoffe wie z. B. Aspartam und Acesulfam, zu deren Produktion kein Stückchen Land benötigt wird, erfreuen sich zunehmender Beliebtheit. Durch den Verfall der Weltmarktpreise erlitten die Entwicklungsländer enorme Devisenverluste.« (UNAB. BAUERNSTIMME)

Die Weltmarktpreise für Zucker sind ruinös subventioniert und zu niedrig

Bei Zucker handelt es sich heute um eines der meist gehandelten Agrargüter der Welt. Zucker wird in 110 Ländern hergestellt und wohl in allen konsumiert. Obschon 70% des produzierten Zuckers in den Erzeugungsländern verbraucht wird und weniger als 20% der Welterzeugung auf dem Freien Markt gehandelt wird, boomt der Zuckerhandel nach wie vor. In der EU gibt es ein System des A-Zuckers, B-Zuckers und C-Zuckers. Mit A-Zucker wird die voraussichtlich benötigte Menge bezeichnet, mit B-Quote eine sich auf etwa 30% der A-Quote belaufende ›Sicherheitsmenge‹ – diese werden zu von der EU festgelegten Preisen inklusive Absatzgarantie bezahlt. Der C-Quote hingegen gehören die darüber hinaus gehenden Mengen, die aufgrund ihres stol-

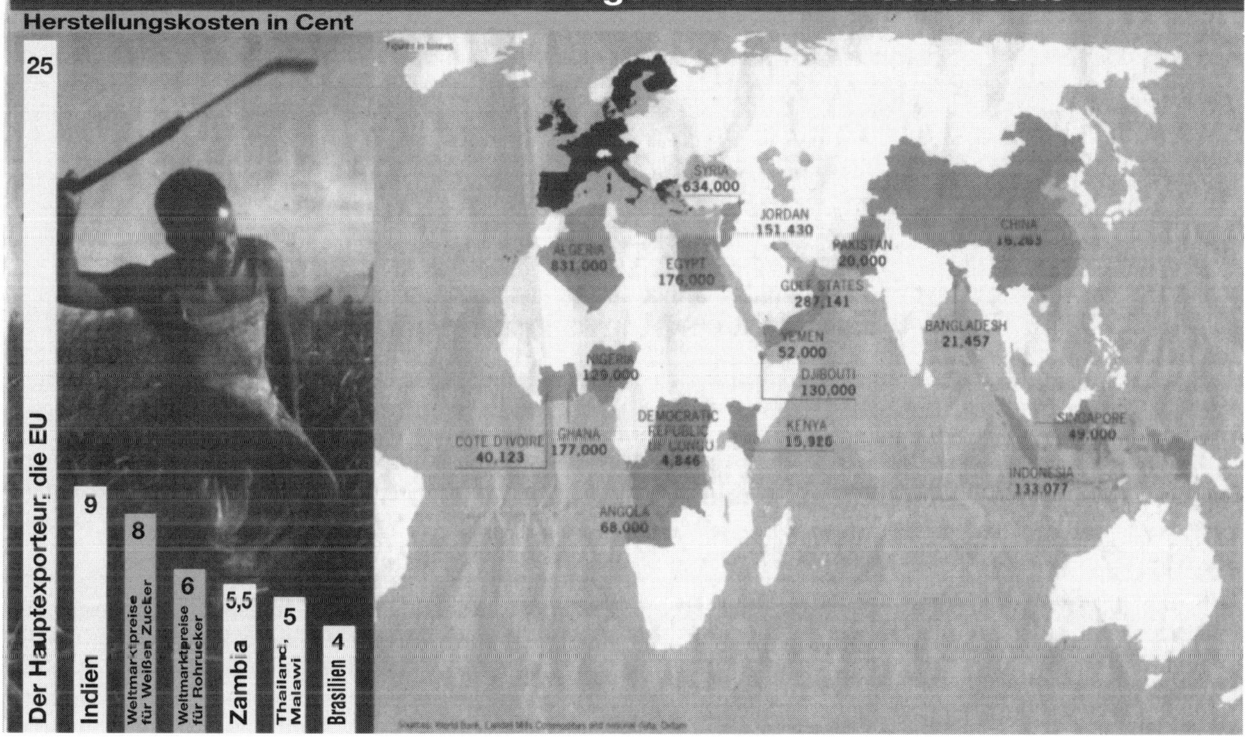

Wo die EU 2002 ihren überflüssigen Zucker verscherbelte

zen Preises auf dem Weltmarkt keinen Absatz finden. Also wird diese jährlich etwa 3,5 Mio. t umfassende Überproduktion als ›Zuckerwelle‹ auf folgende Jahr verschoben. Allein an Lagerkosten fallen jährlich pro 100 kg rund 50 Cent an.

In einer wirtschaftlich gerechteren Welt ...

... käme unser Zucker aus Ländern wie Kolumbien, Brasilien, oder Zambia. Rübenzucker ist in der Herstellung gute 50% teurer als Rohrzucker. Aber: Die menschenrechtliche Situation auf den Plantagen in vielen Entwicklungsländern ist problematisch. Nach Einschätzung der Internationalen Arbeitergewerkschaft der Nahrungsmittelindustrie (IUF) haben sich die Arbeitsbedingungen und Lebensverhältnisse der Arbeiterinnen und Arbeiter in fast allen Entwicklungsländern in den letzten 10 Jahren durch die Restrukturierungsprozesse der Zuckerwirtschaft erheblich verschlechtert. Zwangs-, Wanderarbeit und Tagelohn nimmt zu.

Das größte Problem an der ZMO (= Zuckermarktordnung) ...

... ist die gezielte Überproduktion. Obwohl die Produktionsbegrenzung zentrales Element ihrer Ordnung ist, werden 125 bis 150% des Eigenbedarfs produziert. Frankreich und Deutschland produzieren den Hauptanteil des europäischen Zuckers, aber England und Frankreich werfen relativ zu ihrer Produktionsmenge gesehen die größte Menge auf den Weltmarkt – billiger, als es Länder wie Malawi, Mozambik oder Zambia können. Die Finanzierung des Exports der Überschüsse erfolgt dadurch, daß die europäischen Zuckerhersteller Abgaben leisten müssen. Die so subventionierten Exporte haben die Weltmarktpreise gedrückt und die Erzeuger in den Entwicklungsländern verdrängt. Diese haben damit allein die Anpassungslasten der Preisfluktuationen auf dem Weltmarkt zu tragen. Gleichzeitig leiden sie unter dem insgesamt niedrigen Preisniveau auf dem Weltmarkt.

In einer sozial gerechten und ökologisch ausgerichteten Welt ...

... würde jeder Mensch viel weniger Zucker und den aus seiner Region (als teures Genussmittel) konsumieren, auch um die absurd langen Transportwege heutiger Waren zu unterbinden. Leider übersieht die WTO bislang ein Hauptargument der europäischen Rübenbauern: »Wir produzieren Zucker ökologisch, sozial und in hervorragender Qualität!« In der Zuckerwirtschaft der 3. Welt würden die Menschen geschunden, nach zehn Jahren im Rohrfeld sei die Gesundheit der Arbeiter ruiniert. Kleinbauern seien nicht länger konkurrenzfähig und die dort angewendete Monokultur zerstöre Böden und Land.

Seit Jahren streiten sich die deutschen Rübenbauern, die EU und die WTO vergeblich über eine Einigung des Zuckermarktes.

Eine Einigung scheint, trotz Urteilen in mehreren Verfahren, nicht in Sicht, obschon sie seit Jahren immer kurz bevor steht ... »Abkommen im Rohstoffbereich sind viel zu konventionell, um eine neue Wirtschaftsordnung des Zuckers zu begründen. Sie führen den Status quo weiter, sichern ihn ab, verhärten. Kein Abkommen kann zu einer Entflechtung führen. Zucker muß in vielen Ländern der Dritten Welt nicht ausgebaut, sondern abgebaut und diversifiziert werden. Abkommen und Quoten sind dazu die allerschlechtesten Hilfsmittel. Präferenzabkommen wie dasjenige zwischen EG und AKP sind noch viel gefährlicher. Sie spalten zuerst einmal die Entwicklungsländer, da nur wenige diesen vergünstigten Marktzugang erhalten. Das schafft Mißtrauen und böses Blut. Präferenzabkommen mit garantiertem Markt fördern Korruption und Betrug.« (IMFELD 1983)

Aktuelle Infos zur Auseinandersetzung zwischen der EU und der deutschen Rübenwirtschaft:

Die gemeinsame Position des DEUTSCHEN BAUERNVERBANDES (DBV) und der WIRTSCHAFTLICHEN VEREINIGUNG ZUCKER (WVZ) zu den Vorschlägen der Kommission für eine Reform der Zuckermarktordnung:
»Die Zuckermarktordnung ist Existenzgrundlage für 375.000 landwirtschaftliche Betriebe, 230 Zuckerfabriken und rund 300.000 Beschäftigte im Zuckersektor der EU sowie seinen vor- und nachgelagerten Bereichen. Auch für zahlreiche Entwicklungsländer stellt die Zuckermarktordnung eine wichtige Existenzgrundlage dar. Die vorgeschla-

genen Einschnitte in die Preis- und Mengengarantien der Zuckermarktordnung werden zu einem nicht verantwortbaren Rückgang der Zuckerrüben- und Zuckererzeugung führen. Der jetzt vorgelegte Bericht des WTO-Panels stellt zusätzlich die Erzeugung von mehr als 4 Mio. t Zucker in der EU in Frage. Insgesamt sind damit rund 40% der europäischen Rüben- und Zuckererzeugung von gegenwärtig 20 Mio. t und viele Tausend Arbeitsplätze im ländlichen Raum extrem gefährdet.« (14. 9. 2004)

No Future für die gegenwärtigen Subventionen

Zum Nachteil der Entwicklungsländer wandern jährlich mindestens 819 Mio. € an EU-Subventionen allein an die sechs größten EU-Zuckerproduzenten, damit diese ihren in Europa nicht benötigten Zucker exportieren. Dies geht aus einer Untersuchung des internationalen Hilfswerks OXFAM hervor. Entgegen ihren Behauptungen subventioniert die Europäische Union damit den Verkauf von Zucker auf dem Weltmarkt. Zu den im Oxfam-Bericht ›Überzuckert‹ (4/04) namentlich genannten Unternehmen gehören SÜDZUCKER aus Deutschland, BEGHIN SAY aus Frankreich und TATE & LYLE aus Großbritannien. Nach Schätzungen erhielten diese Unternehmen 2001, 236 Mio. € beziehungsweise 158 Mio. € an Exportsubventionen von der EU. Die EU sei nicht, wie selbst behauptet, ein »subventionsfreier Exporteur«, kritisiert Oxfam. Die neue Studie weise nach, daß die EU in Wirklichkeit der größte Subventionszahler der Welt sei und jedes Jahr etwa fünf Mio. t Zucker auf den Weltmarkt werfe. Brasilien und Thailand verlieren durch dieses Preisdumping jährlich schätzungsweise 494 Mio. $ beziehungsweise 151 Mio. $. TATE & LYLE weisen darauf hin, daß sie nur eine Brücke zwischen den Armen und Reichen seien, und natürlich die EU-Subventionen voll an die 3. Welt-Länder weiterreichen würden. Doch Philip Hoskins von der britischen SMALL FARMS ASSC. macht darauf aufmerksam, daß diese Gelder fast immer auf den Konten der großen Zuckererzeuger landen, nie bei den *small-is-beautiful*-Farmern, die ihren Zucker nach wie vor oft unter dem Herstellungspreis verhökern müssen.

Die am wenigsten entwickelten Länder (LDCs) haben im Rahmen der Initiative »Alles außer Waffen« begrenzten Zugang zum EU-Markt. Der Bericht von OXFAM jedoch enthüllt, dass die gesamte jährliche Quotenzuteilung an 49 LDCs lediglich dem Verbrauch von drei Tagen in der EU entspricht. Die karibischen Länder exportieren zwischen 35% – 75% ihres Zuckers, was etwa 10% – 25% ihres gesamten Exporterlöskuchens ausmacht. Drei der ärmsten Länder der Welt, Mosambik, Malawi und Äthiopien, haben wegen dieser begrenzten Quoten seit rund drei Jahren 238 Mio. $ an potenziellen Einnahmen durch Zucker verloren.

Die EU belastet bislang Zuckerimporte mit dem höchsten Importzoll aller Waren der Welt: mit dem von der WTO festgesetzten Maximalzoll von 341%. Dabei unterstützt sie die EU-Zuckerproduktion mit 40% aller produktspezifischen Argrarzahlungen, **6,6 Milliarden € jährlich.** Ende der 90er hat die EU aus den 48 Ländern der AKP jährlich etwa 216.000 t eingeführt, zur selben Zeit jedoch auch 492.000 subventionierte Tonnen dorthin exportiert.

Dänemark ist das einzige europäische Land, das eine völlige Liberalisierung des Zuckermarktes befürwortet. Diese würde nach Aussagen einer EU-Komission bedeuten, daß die Jahresproduktion von rund 20 Mio. t auf 6 Mio. t. abgesenkt werden müßte. Nach der 2004 gültigen Regelung importiert Europa rund 1.9 Mio. t jährlich aus Entwicklungsländern. Dieser Anteil würde auf 10 Mio. t steigen, derweil der Export aus Europa gegen Null tendieren würde. Der Weltmarktpreis würde um 30% ansteigen – gut für die Kleinbauern der 3. Welt, noch besser für die Großgrundbesitzer ebendort, aber verheerend für die europäischen Rübenbauern.

Im August 2004 erklärte die WTO die seit 1995 von der EU festgelegte europäische Zuckermarktordnung für rechtswidrig; im April 2005 wurde die Klage Indiens, Thailands und Brasiliens zweitinstanzlich bestätigt und die Kläger hoffen nun, ihren Export um 10% steigern zu können. Ein Grund: »Die EU zieht von ihren jährlichen Gesamtexporten 1.76 Mio. t. Rohzucker ab, die die AKP-Staaten und Indien pro Jahr zu Vorzugsbedingungen in die EU importieren dürfen. Dieser Rohrucker würde praktisch reexportiert und dürfe daher nicht mehr unter die WTO-Quote angerechnet werden, argumentiert Brüssel.« (TAZ, 22.10.04) Bis sich die ersten Konsequenzen dieser WTO-Entscheidung zeigen, wird noch so manche Rübe raffiniert. Zu erwarten ist eine Hilfe für die ärmeren Länder und ein Rückgang des europäischen Rübenanbaus.

Ein Ende dieser Vorzugsimporte wird nun aber auch das Ende für einige der ärmsten Exporteure, wie die Fidschi-Inseln, auf denen 200.000 Menschen von der Zuckerindustrie leben, oder Mauritius bedeuten. Mauritius genießt aus dem Deal mit der EU bislang die größten Vorteile. Das führt dazu, daß Mauritius mehr Zucker exportiert, als es eigentlich entbehren kann. Also kauft es für den Eigenbedarf seinen Zucker zum Weltmarktpreis in Südafrika ein.
Nicht nur der Laie erkennt die verklebte Absurdität dieses handels: 44% des EU-Budgets wird in Form von Subventionen an die Landwirtschaft gezahlt – die gerade einmal 4% der Bevölkerung stellt.
Auf einem freien Markt würde Europa jährlich nicht 5 Mio. t Zucker exportieren, sondern 7 Mio. t. importieren. Und Algerien würde seine 782.000 t ebensowenig in Europa kaufen wie Nigeria seine 152.000 t. Subventionen sind relativ: insgesamt füttert die EU 48 Milliarden an die europäischen Bauern, das bedeutet 37% von deren Einkommen. Kaum zu glauben, aber in der Schweiz werden Bauern mit 74% subventioniert, in Norwegen mit 72% und in den USA nur mit 18%.

Die österreichischen Rübenbauern in Verbindung mit der NGO-Arbeitsgemeinschaft Entwicklungspolitik wenden sich nun (2005) gegen die schrankenlose Öffnung der Zuckermärkte, wie sie von der WELTBANK gefordert werden. Begründung? »Arme Länder würden ihren Rohzucker zu Quotenpreisen auf den europäischen Markt werfen und ihren Eigenkonsum durch Importe aus Brasilien decken. Sie würden ihre Eigenversorgung, ebenso wie die europäischen Länder nach und nach aufgeben und sich dadurch in eine unkalkulierbare Abhängigkeit bei der Versorgung mit Grundnahrungsmitteln begeben«. (TAZ) Ausgerechnet Tony Blair tritt im Rahmen seiner Afrika-Hilfsaktionen 2005 – im Gegensatz zu EU und WTO – dafür ein, daß spätestens bis 2010 alle Export-Subventionen im Baumwoll- und Zuckerbereich abgeschafft werden.

Die zuständige EU-Kommission schlug 2005 vor, ab 2006 den Stützungspreis einer Tonne Zuckerrüben bis 2007 von 43.63 € auf 25,05 € zu senken, gleichzeitig den Zuckerpreis in drei Jahren stufenweise von 632 € auf 421 € pro Tonne zu senken; den für weißen Zucker um 39%, den für Rüben um 42%. Im selben Zeitraum soll die überschüssig produzierte Menge Zucker um 5.2 Mio. t gesenkt werden. Den Bauern (und in geringerem Maße auch den Zuckerfabriken) werden 60% ihrer Verluste, die durch diese Neurordnung entstehen, von der EU ersetzt. Für Länder etwa ein Dutzend Länder wie Irland, Italien, Griechenland, Portugal und einige der ärmeren afrikanischen Nationen würde dieser Schritt das Ende ihres eigenen Zuckeranbaus bedeuten.

»Zur ganzen Wahrheit gehört aber auch: Der Zucker würde trotzdem nicht knapp werden. Es wimmelt in der Welt von Produzenten, die Zucker viel billiger herstellen als ihre Konkurrenz in der EU.« (FASZ, Mai 2005) Spätestens ab 2009 dürfen, nach einem Beschluß der EU-Minister, die 50 ärmsten Länder der Welt »Alles außer Waffen« zollfrei in die EU liefern – bislang zu den subventionierten EU-Preisen. Billiger können einige Länder Zucker auch garnicht herstellen. So importiert bislang die EU aus den AKP-Staaten (Karibik/Pazifik) rund 1 Mio. t. Nach der Verarbeitung wird dieser wieder komplett mit Exportsubventionen ausgeführt! Das darf nicht sein, sagt die WTO.

Doch für die fast 100.000 Zuckerarbeiter in Swaziland gibt es keine Alternative zum ›Swazi-Gold‹, daß - via EU-Subventionen - 24% zum Bruttosozialprodukt des Landes beisteuert. Swaziland gehört zu jenen 18 armen Nationen, die am Subventionstropf der EU hängen. In einem Land, daß eine Arbeitslosenrate von 40% und der Welt höchste HIV-Rate vorweist, wäre eine Umsetzung der WTO-Forderungen geradezu ein nationaler Suizid, denn selbstredend bedeutet ein Ende der Zuckerexporte auch ein nicht füllbares Loch im Steuertopf des Landes. »Für viele Menschen hier ist der Zuckeranbau kein Geschäft, sondern ihr Leben«, erklärte Muzi Dlamini, Manager einer regionalen Landwirtschafts-Kooperative.

SÜDZUCKER und NORDZUCKER schauen sich derweil schon nach Übernahmekandidaten in Brasilien um.

Klebrige Politik

Die Weltgesundheitsbehörde hatte viele Experten befragt, Untersuchungen durchgeführt und war im April 2003 zu dem Ergebnis gekommen, daß es töricht sei, Lebensmittel mit einem Zuckergehalt von mehr als 10% herzustellen bzw. mehr als 10% der Kalorienzufuhr durch Zucker zu konsumieren. Das erfüllte die Zuckerindustrie der USA mit Abscheu, und sie gingen zum Gegenangriff über. Zum einen hätte sie Beweise, daß es durchaus OK sei, wenn ein Viertel der konsumierten Nahrung und Getränke aus Zucker bestünden; zum andern fordert sie vom Kongreß, daß dieser jegliche finanzielle Unterstützung der WHO streicht – so lange diese wessen Zuckerkonsum auch immer einschränken möchte.
Prof. James – eine Weltkapazität zum Thema ›Nahrungsmittel‹ – stand 1990 einer WHO-Taskforce zum Thema Übergewicht vor. Er erinnert sich nur allzugut, mit welchem Elan die Industrie den WHO-Bericht auskonterte. Vierzig Botschafter schrieben Briefe an die WHO und warfen der Taskforce vor, mit ihren Warnungen die wirtschaftlichen Interessen ärmster Entwicklungsländer zu unterminieren. James fand heraus, daß die Zuckerindustrie die besten Lobbyisten Washingtons verpflichtet hatte – was ihnen damals inhaltlich nicht half.

Doch auch die Zuckerindustriellen lernen. So ist zwischenzeitlich das von Coca-Cola®, General Foods und andern Lebensmittelfirmen gegründete INTERNATIONAL LIFE SCIENCES INSTITUTE sowohl bei der WHO wie der Lebensmittel- und Landwirtschaftsorganisation der UN als NGO akkreditiert.

Im Oktober 2004 schlug die Zuckerlobby einen neuen Weg ein, da sie mit den alten Strategien nicht wirklich Erfolge erzielte. Nun sponsert sie zunehmend Organisationen, die u.a. für die WHO zum Thema ›Übergewicht‹ forschen. So wird z.B. der britische Vorsitzende der WORLD SUGAR RESEARCH ORGANISATION von der Zuckerindustrie bezahlt. Diese läßt nachforschen, welche Offiziellen in der WHO sich für ihre Zwecke eingespannen lassen – und welche am besten bald entlassen werden sollten. Immerhin wurde bislang, trotz immensen Druckes der USA, verhindert, daß diese ZuckerLobby einen NGO-Status erhält. Die BBC deckte auf, daß die Zuckerindustrie 1998 in der Tat eine UN-Untersuchung über Ernährung finanziert und bestimmt hatte. Damals titelten Zeitschriften: »Experten können im Zucker keine Gefahr erkennen – gute Nachrichten für Kinder«. Die BBC meldete, daß damals in der Tat 60.000 $ in die Hände zuckeriger Experten flossen, ohne daß die unabhängigen Teilnehmer der Forschungsgruppe davon erfuhren.

Ein anderes Beispiel klebriger Politik: Der US-Agrargigant Cargill hat in der Westtürkei eine illegale Zuckerfabrik gebaut. Seit 1999 werden dort illegal Süßstoffe und Maissirup hergestellt. Das höchste Revisionsgericht des Landes verfügte die Schließung, aber dieses Urteil wird in der Praxis einfach ignoriert. Pikant: der größte Abnehmer von Cargill-Produkten ist die Firma Ülker, deren Produkte wiederum von der Familie des Ministerpräsidneten Erdogan vertrieben werden; dessen Finanzminister Unakitan war früher Finanzchef bei Ülker. In der Türkei gibt es einen florierenden Zuckerrübenanbau, und der scheint nun in Gefahr. Noch bis in die 90er Jahre bauten 500.000 Kleinbauern Zuckerrüben an, insgesamt lebten sieben bis acht Millionen Menschen von der Rübe. Nun wird auch in der Türkei vermehrt mit in den USA stark subventioniertem Genmaissirup gesüßt. Sticky stuff.

In der Türkei fordert die Opposition nun – nach europäischem Vorbild – eine Beschränkung des GenZuckers auf 2%. Genmanipuliertes Material soll verboten sein, nur lassen sich diese Einfuhren z.Zt. nicht überprüfen: das einzige Testlabor des Landes in Ankara ist Out-of-Order, wie die TAZ berichtete.

Zuckerstückli

Knallzucker und alternative Zucker-Anwendungen

Ein weitgehend unbekanntes Anwendungsgebiet des Zuckers war die **Gewinnung von Sprengstoffen.** Ende 1846 hatte Ascanio Sobrero (1812-1888) in Turin durch Einwirkung eines Gemisches aus Salpeter- und Schwefelsäure auf Glycerin das Nitroglycerin entdeckt, das erst 1867 durch Alfred Nobel (1833-1896) in die sprengtechnisch verwendbare, feste Form des Dynamits verwandelt und angewendet werden konnte. Etwa zu dieser Zeit konnte Rohr- und auch anderer Zucker mit dieser Säuremischung in einen explosiven ›Nitrozucker‹ verwandelt werden, der weiß und als klebriger Feststoff anfiel und unbeständiger als das Nitroglycerin war. Sowohl Glycerin als auch Zucker enthalten die gleichen chemischen Gruppen (Hydroxygruppen), die mit der Salpetersäure zum Sprengstoff reagieren, wobei die Schwefelsäure das entstehende Wasser bindet. Durch die Unbeständigkeit und Klebrigkeit waren die ›Nitrozucker‹ nicht unvermischt anwendbar. Seit 1911 wurden in den USA Lösungen des Rohrzuckers in Glycerin durch Reaktionen mit den Säuren in ein Gemisch aus Nitroglycerin und ›Nitrozucker‹ verwandelt, das flüssig blieb und gut zu reinigen war. Die resultierende Mischung hatte fast die gleiche Sprengkraft wie reines Nitroglycerin und wurde technisch über mehrere Jahrzehnte als Explosivstoff angewendet, da zu jener Zeit Zucker billiger als Glycerin war. Im 1. WK wurde durch den Glycerinmangel das Verfahren auch in Deutschland angewendet. Zu dieser Zeit wurden riesige Mengen an Nitroglycerin und damit Glycerin als Zusatzstoff für die militärisch verwendeten rauchschwachen Geschützpulver benötigt.

Verschiedene Zucker sind auch die Grundbestandteile von Nährmedien zur Anzucht von Bakterien, Hefe- und Schimmelpilzen. Sie spielen daher eine Hauptrolle bei der Gewinnung von Antibiotika und Penicillin, einer Vielzahl chemischer Produkte wie z.B. Zitronensäure und auch zur Gewinnung von Krankheitserregern im Rahmen der **Herstellung von biologischen Kampfstoffen.**

Bemerkenswert ist, daß bei der Vielzahl der verwendeten **mikrobiellen Nährmedien** in den meisten Fällen als einfachster Zucker die Glukose (Traubenzucker) angewendet wird, weil dieser allgemein durch Mikroorganismen verwertbar ist. Der ›gewöhnliche‹ Rohrzucker kann nur von wenigen Spezialisten wie z.B. Hefen oder Schimmelpilzen aufgespalten und so verwertet werden. Er besitzt daher bei weitem nicht die Bedeutung der Glukose bei mikrobiellen Arbeiten und wird gewöhnlich auch nicht von den höheren Pilzen (Basidiomyceten) in Mycelkulturen verwertet.

Vor dem Hintergrund der Verwendung als Nährmedium überrascht es, daß im 19. Jh. herausgefunden wurde, daß staubförmiger Rohrzucker in Hautwunden *hervorragende desinfizierende Wirkungen* hat. Die aus Zucker und Wundsekret resultierenden, konzentrierten Lösungen zerstören durch den hohen osmotischen Druck auch gefürchtete Erreger der Bakteriengattungen *Pseudomonas* und *Staphylococcus*. Vor wenigen Jahren wurde diese Wirkung wiederentdeckt und wenige Stämme, die den Zucker tolerierten, konnten bei zusätzlicher Gabe des Desinfektionsmittels *Povidon Jod* abgetötet werden. Diese Mischung kann als ungiftiges Mittel erneut ausgeprägte klinische Anwendung erlangen. (JOCHEN GARTZ)

Vom Zucker als alternative, gewaltlose Waffe berichtet WILLIAM DUFTY: »Im Sommer 1965 traf ich einen weisen Mann aus dem Osten, einen japanischen Philosophen, der gerade von einem mehrwöchigen Aufenthalt in Saigon zurückgekehrt war. ›Wenn ihr wirklich Nordvietnam erobern wollt‹, sagte er mir, ›dann müßt ihr Sachen aus eurem Armeesupermarkt abwerfen: Zucker, Candybars und Coca-Cola®. So werdet ihr die Nordvietnamesen schneller zerstören als durch Bomben‹.« So aber lutschten die GIs noch viele Jahre selbstsüchtig ihre Sweets und mußten derweil zusehen, daß ihre Bomben außer Leid politisch nichts einbrachten.

Mauritius

In Zeiten absehbarer Verknappung der fossilen Energievorräte sind vor allem die Zukunftsperspektiven der Entwicklungsländer betroffen. Das Ostafrika vorgelagerte Inselreich Mauritius z.B. gibt zur Zeit rund ein Drittel seiner Geldreserven für Sprit aus – und für die Entwicklung neuer Wege. Wahrscheinlich wird es das erste afrikanische Land, daß einen Großteil seiner Energie aus dem Meer gewinnen wird – und vor allem aus Zuckerrohr.
Gerade in Zeiten, in denen Entwicklungsländer mit billigem Zucker überschwemmt werden, kann eine neue Nutzung des eigenen Zuckerrohrs zur umweltfreundlichen Ethanol- und Energiegewinnung hilfreich sein. Zwei Ingenieure aus Mauritius haben auf Hawai ein neues Verfahren entwickelt, das nun im Heimatland in absehbarer Zeit bis zu 90% des Energiebedarfes decken soll.

Kuba

In der totalen Ausnutzung des ZuckerRohrs ist heute Kuba führend. Alle Nebenprodukte der Zuckerherstellung werden hier – im Gegensatz zur Haltung der meisten andern Zuckererzeuger der Welt – recycelt. Die Bagasse, der fasrige Rückstand, wird als Heizmaterial genutzt. Das ergibt Sinn in einem Land, das, wie viele andere traditionelle Zucker-Hot-Spots im Laufe der Jahrhunderte seinen Wald verloren hat. Außerdem werden daraus inzwischen Papier und Pappe sowie Kunstholz und Faserplatten für die Möbelherstellung hergestellt. Einen Teil seines Zuckers wandelt Kuba zu Gasohol um. (Auch in Brasilien fahren viele Autos mit Zucker-Sprit).

Nachwachsender »Kunststoff«

Das Erzeugnis NATUREWORKS™ der Verpackungsfirma PLA ist auf dem Weg, zu einer echten Alternative für viele Süßwarenhersteller zu werden. Die Leistungsfähigkeit des Materials ist nur eines der Merkmale, die für Markenartikler und den Einzelhandel interessant sind. Ein weiterer Faktor, der NATUREWORKS™ von traditionellen Verpackungsmaterialien für Süßwaren unterscheidet, ist der Rohstoff, aus dem er besteht – Traubenzucker.

Die für die Herstellung verwendete Technologie beginnt bei der ›Ernte‹ von Kohlenstoff aus Pflanzen wie beispielsweise Mais, der mit Hilfe der Photosynthese aus der Umwelt gewonnen wird. 400.000 t Mais sind notwendig, um 140.000 t NATUREWORKS™ PLA herzustellen. Dies geschieht durch Nutzung der Kohlenhydrate, die z.B. als Pflanzenstärke gespeichert sind und dann in natürlichen Zucker aufgespalten werden. Der Kohlenstoff und andere Bestandteile des Zuckers werden für die Herstellung eines Polymer-Werkstoffes unter der Bezeichnung Poly-Milchsäure (PLA) verwendet. Dazu wird ein einfacher Fermentations- und Trennprozess angewandt. Das Ergebnis ist ein Prozess, der 20 bis 50 Prozent weniger fossile Brennstoffe als Kunststoffe auf Erdölbasis benötigt und 15 bis 60 Prozent weniger Treibhausgase erzeugt.« (SÜSSWAREN 9/2003)

Aber nicht nur Süßwaren können in diesen süßen Kunststoff gepackt werden – auch, hm, Frauenbeine. Chemiker der Purdue-Universität in Indiana haben ein Verfahren entwickelt, mit dem sich Traubenzucker in Adipinsäure umwandeln läßt. Und diese Säure ist ein wichtiger Hauptbestandteil von Polyamid, bzw. Nylon. Laut Focus (11/94) ist diese Herstellung von Nylon umweltschonender und energiesparender als die herkömmliche.

Sauber

»Verwendung finden könnte Zucker bei Grundchemikalien wie Lösungsmittel und Kunststoffbausteinen sowie als Feinchemikalie z. B. zur Herstellung bestimmter Tenside und Säuren. So will die Düsseldorfer Henkel AG *Persil, Fakt* und den *Weißen Riesen* jetzt aus Zucker herstellen. In einer Pilotanlage in den USA produziert der Waschmittelkonzern jährlich bereits rund 500 t Zuckertenside. »Das erste Tensid, das zu hundert Prozent aus nachwachsenden Rohstoffen besteht«, so Henkel-Manager Günter Kreienfeld. Und aus Zucker soll noch viel mehr hergestellt werden: Von Entschalungsmitteln für Beton, von Weichmacher und Kernbindemittel für Gießereien, von Desinfektionsmitteln und Pestiziden ist … zu lesen.« (BUKO) Naja, immerhin muß man die nicht oral zu sich nehmen.

Knie-OP – eine süße Sache: Schrauben aus Zucker lösen sich von selbst auf.

Jetzt können auch stabile Schrauben aus abbaubarem Material hergestellt und bei Operationen an den Kreuzbänder des Knies eingesetzt werden. Der Werkstoff ist Zucker – allerdings speziell behandelt. Die Schrauben lösen sich erst nach ein bis zwei Jahren auf, wenn die Bänder gut verheilt sind. Und die Abbauprodukte sind Kohlendioxid und Wasser – ganz natürliche Stoffe, die problemlos ausgeschieden werden. Die Idee ist nicht neu: Wenn bei Operationen verwendetes Material sich im Körper von selbst auflöst, muß es nicht durch einen weiteren Eingriff entfernt werden. Jetzt kommt eben die ›süße Madenschraube› in der Sportklinik Arcus in Pforzheim zum Einsatz, und zwar bei der Implantation eines neuen Kreuzbands im Knie. Bisher verwendete man in der orthopädischen Chirurgie – anders als bei den meisten anderen Operations-Techniken – Dübel, Schrauben und Nägel aus Titan, die sich naturgemäß nicht auflösen.
Beim Kreuzbandersatz im Kniegelenk müssen die Enden des implantierten Bandes im Ober- und Unterschenkel verankert werden. In wissenschaftlichen Studien fanden Materialforscher und Mediziner heraus, daß hier Schrauben, die sich auflösen, viele Vorteile bringen. Doch wo bleibt der Zucker im Körper? »Der wird verstoffwechselt«, schildert Dr. Bös, »wie ein Stück Würfelzucker, auch in der Art und Weise. Es wird im Stoffwechsel zu Kohlendioxid und über die Lunge ausgeatmet und zu Wasser, was über die Niere ausgeschieden wird. So daß es im Grunde normale biologische Stoffe sind, die im Körper anfallen.«

Tierischer Zucker

Als Präsident G.W. Bush die Forschung mit Stammzellen erlaubte, wurde für diese Forschung, auf Druck der Anti-Abtreibungs-Lobby, nur bislang existierendes Zellmaterial freigegeben. Der NEW SCIENTIST meldete (29.1.05), daß dieses zugelassene Urforschungsmaterial mit dem tierischen Zucker Neu_5Gc verseucht ist. Das Problem: dieser Zucker führt zur Abwehr der Stammzellen durch das Immunsystem von Menschen, die Fleisch essen und Milch trinken. Ajit Varki von der Universität San Diego fand heraus, daß viele dieser Stammzellen kontaminiert sind und damit ein Großteil der bisherigen weltweiten Forschung mit ihnen hinfällig.

Zucker-Experimente aus dem Netz

- **Zuckerkristalle züchten**. Ein Faden wird an einen Bleistift gebunden und man läßt ihn in eine konzentrierte Zuckerlösung tauchen. Durch Verdunstung des Wassers scheidet sich Zucker aus, der am Faden kristallisiert.
- **Eine Tropfsteinhöhle zu Hause**, das wäre doch was. Ganz so beeindruckend wird es nicht, aber was in einer Tropfsteinhöhle passiert, kannst du mit dem folgenden Experiment beobachten. http://64.233.183.104/search?q=cache:77YqEX58nCIJ:www.zzzebra.de/index.asp%3Fthemaid%3D521%26titelid%3D3428+kristalle+z%C3%BCchten+zucker&hl=de&ie=UTF-8
- **Riesenseifenblasen**
  http://www.elefantastisch.de/0basteln.htm
- **Zuckerglas.** In vielen Schauspielen oder Filmen geht manchmal Glas zu Bruch: Da zerhaut der eine dem anderen Schauspieler eine Flasche auf dem Kopf, oder Leute springen durch Glasscheiben. Wie geht so etwas ohne Verletzung? Ganz einfach: Dabei ist oftmals Zucker im Spiel. Denn das Film-›Glas‹ wird gern aus Zucker gemacht. http://dc2.uni-bielefeld.de/dc2/grundsch/versuche/gs-v-129.htm
- Zucker wurde auch mit Unkrautex (Chlorat) für **Brandbomben** und dergleichen benutzt. Totalherbizide töten sämtliche Pflanzen ab und werden insbesondere auf Industrie-Geländen, Gleisanlagen, Wegen und Plätzen angewendet. Ein solches Mittel ist z.B. Natriumchlorat (Tue-Herbe), das seit dem brüchtigten 11. September fast schon als Terrorausrüstung angesehen wird... Das wohl bekannte Tue-Herbe lässt sich zumindest noch anderwertig sinnvoll nutzen: »Demonstranten setzten [2003 in Luxembourg] regelrechte Bomben aus Puderzucker und Pflanzenvertilgungsmittel ein. Die Hitze der Verbrennung brachte den Straßenasphalt zum Schmelzen.« (JOHNNY THEISEN: Über den Sinn und Unsinn / Von Unkraut und Schnittblumen...)

DER WIDERSTAND GEGEN GENTECH-RÜBEN

1993 wurde ein neues Kapitel der Anwendung der Gentechnologie in der Pflanzenzüchtung eingeleitet. Am 15. April genehmigte das BUNDESGESUNDHEITSAMT im Einvernehmen mit dem UMWELTBUNDESAMT und der BRAUNSCHWEIGER BIOLOGISCHEN BUNDESANSTALT FÜR LAND- UND FORSTWIRTSCHAFT erstmals Freilandversuche mit gentechnisch veränderten Zuckerrüben und Kartoffeln. Die Betreiber der Freilandversuche sind die PLANTA, eine hundertprozentige Tochter der KLEINWANZLEBENER SAATZUCHT AG (KWS) aus Einbeck und das INSTITUT FÜR GENBIOLOGISCHE FORSCHUNG (IGF) aus Berlin. Die für den Freisetzungsversuch vorgesehenen Zuckerrüben wurden im Labor erfolgreich mit Erbmaterial für Resistenzen gegen das Totalherbizid *Basta* der Firma HOECHST und gegen die Viruskrankheit *Rizomania* (Wurzelbärtigkeit) versehen. Zur Überprüfung der erfolgreichen Genmanipulation wurde eine Antibiotikaresistenz gegen *Neomycin/Kanamycin* eingefügt.

Die Gen-Manipulateure

Die KLEINWANZLEBENER SAATZUCHT AG gehört zu einem der zehn größten Unternehmen der Saatgutbranche weltweit. Wie es bescheiden heißt, ist sie in diesem Bereich das größte mittelständische Unternehmen der BRD. Weltweit ist die KWS in mehr als 50 Ländern ›präsent‹ und beschäftigt etwa 1600 MitarbeiterInnen. Der Chemiekonzern HOECHST stellt 12% des Stammkapitals. Mit etwa 10% ist der schwedische Saatgutkonzern HILLESHOEG, der eine Beteiligung an der belgischen Firma PLANT GENETIC SYSTEM (PGS) besitzt, und mit fast 25% die SÜDZUCKER AG beteiligt. …

Die Risiken genmanipulierter Zuckerrüben

Die KWS bzw. ihre Tochter PLANTA versteiften sich auf die gentechnische Herstellung von rizomaniaresistenten Zuckerrüben. Während die KWS bis zur Vermarktung ihrer Rüben nach eigenen Angaben noch Jahre braucht, wirbt die Konkurrenz (DIPPE und STUBE-DIECKMANN) bereits in der Fachzeitschrift für Zuckerrübenanbau mit rizomaniatoleranten Sorten aus konventioneller Züchtung. Trotzdem halten KWS und PLANTA an dem geplanten Freisetzungsvorhaben mit Zielrichtung zukünftiger flächendeckender Vermarktung fest. Mit Unterschriftensammlungen bei LandwirtenInnen in von Rizomania betroffenen Gegenden versuchen die Firmen ihrer Strategie Öffentlichkeit und Nachdruck zu verleihen. Doch gibt es gute Gründe, die gegen die genmanipulierten Zuckerüben sprechen:

1. Ökologische Risiken:

- Übertragung der Eigenschaften auf nahe Kulturverwandte (Blattmangold, Rote Bete) und Wildverwandte durch Pollen (sog. Kreuzhybride)
- Vermehrter Einsatz von Totalherbiziden durch die vorhandene Resistenz gegen Basta von Hoechst, dadurch Beeinflussung der Bodenflora und –fauna, sowie Ackerrandbereichen und bei Auswaschung von Fließgewässern.

2. Gesundheitliche Risiken:

- Veränderungen im Stoffwechsel der Zuckerrüben und – bei Übertragung der Eigenschaften durch Pollen – nahe verwandter Arten (Gefahr schädlicher Stoffwechselprodukte)
- Verbreitung der Antibiotikaresistenzen im Boden – eventuelle Immunisierung potentieller Krankheitserreger

3. Risiken für LandwirtInnen

- Verstärkte Abhängigkeit von bestimmten Konzernen der Saatgutbranche und der chemischen Industrie durch das Paket Saatgut/Herbizid

– Weitere Verschleppung der Krankheit durch Nichterkennung des Befalls (die den Rüben anhaftende Erde wird unkontrolliert auf die Felder zurückverfrachtet)
– Verlagerung der Ursache der Rizomania auf ein anderes Virus, das ebenfalls an der Krankheit beteiligt ist. Sind beide Viren vorhanden, wird der Krankheitsverlauf durch gegenseitige Hemmung der Viren gemildert. Wird jedoch eines der Viren ›ausgeschaltet‹, kann die Schädigung der Rüben stärker ausfallen.«

(Stark gekürzten Beitrag der AK GEGEN GENTECHNOLOGIE, Göttingen. Aus: BAUERNSTIMME Nr. 147, Mai 1993)

Heute, zwölf Jahre nach diesen Warnungen, hat sich auf diesem Gebiet einiges getan.

In den US-Supermärkten gibt es kaum noch ein Produkt, das nicht mit GenMais in Berührung gekommen ist. Das angebotene Fleisch stammt von Tieren, die höchstwahrscheinlich mit GenMais gefüttert wurden, eventuell angeliefert in aus Mais gepreßten Kisten. Mais ist die am häufigsten gen-manipulierte Pflanze in den USA. Die größten Manipulatoren im Agrobiotech-Business: MONSANTO, DUPONT, NOVARTIS, ADREVO und ZENECA. In Deutschland nach wie vor die KLEINWANZLEBENER SAATZUCHT AG – die sich als Nischenprodukt die Zuckerrübe untertan macht.

In Europa wurde die Entwicklung der GenNahrungsmittel wiederholt ausgebremst: 1992 scheiterte MONSANTO mit GenMais in England, 1999 haben die EU-Umweltminister entschieden, einstweilen keine neuen Freilandversuche zuzulassen.

Durch den globalen Anbau & Handel lassen sich oft die Herkunft einzelner Zutaten, Vitamine und Enzyme nicht mehr eruieren. ›Gentechnikfrei‹ ist ein gut gemeintes Label, dient zur groben Orientierung – aber eine 100%ige Sicherheit kann es dem Kunden nicht versprechen. Zumal in der EU manches lockerer gehandhabt wird, als es der z.Zt. zuständigen Ministerin KÜNAST lieb sein kann. Sie ist jedoch stolz auf ›DIE GRÜNE GENTECHNIK‹: »Die Bundesregierung hat sich entschieden, den gentechnikfreien Landbau und gentechnikfreie Lebensmitel auch in Zukunft zu ermöglichen und zu sichern«. (AB 40, 1/2005)

Im Oktober 2004 stellte die MONSANTO COMPANY wie die KWS-SAAT AG aus Einbeck in den USA einen Antrag für Freilandversuche ihrer neuen Gen-Zuckerrübe H7-1. Das, obwohl vorhergehende Versuche gezeigt haben, daß Zuckerrüben-Pollen in der Lage sind, die die Zuckerfelder umgebenden Hanfbepflanzungen um bis zu 200 m, ja, in einzelnen Fällen auch um 1 km zu überwinden. Zwei Jahre später wurden in wilden Rüben transgenetische Spuren gefunden.

Die aktuelle Entwicklung auf diesem Sektor kann man unter www.transgen.de erfahren. Seit dem 1.2.2005 ist ein neues Gentechnik-Gesetz in Kraft. Mehr Infos über den Anbau von Gen-Mais etc. unter www.bvl.bund.de/gentechnik/index.htm

Zuckerrohr:

Züchtungsziele: Pilz- & Virusresistenz, Produktqualität verbessern, durch das Zellwand-abbauende Enzym Lysozym; höherer Zuckergehalt; höhere Salztoleranz der Pflanzen, um sie auf versalzten Böden anbauen zu können. In der EU ist die Freisetzung – im Gegensatz zur Restwelt – noch untersagt. In den USA gibt es 43 Freisetzungen. In Kuba in den 90er Jahren 4 – dort wird intensiv an der Entwicklung gentechnisch veränderten Zuckerrohrs geforscht. Ebenso gibt es Versuche in Brasilien (18), Australien (9), Ungarn (8), Indien, Ägypten ... Marktzulassungen gibt es bislang keine.

Zuckerrübe:

Auch hier sind die Züchtungsziele Herbizid- und Virusresistenz, Veränderung der Inhaltsstoffe, d.h. mehr Fruktane und Inuline. Außerdem veränderte Stoffwechselwege, um die Zuckerrübe auch als nachwachsenden Rohstoff z.B. für abbaubare Kunststoffe zu nutzen.

Bislang gab es in der EU 247 Freisetzungen, vor allem in Frankreich (67), Italien (40), England (26) und Deutschland (24). Mit einer Zulassung des Anbaus von gv-Zuckerrüben ist in der EU frühestens für 2006 zu rechnen. Bislang wird der Zucker in der EU noch ausschließlich aus konventionel len Rüben gewonnen. Das muß man glauben, denn nachweisen läßt sich bei hochreinen, kristallinen Zucker nicht mehr, wessen Kind die Rübe war.

ZUCKER-KUNST-STÜCKE

Venedig wurde sprichwörtlich auf Zucker gebaut. Die Handelsstadt hatte hervorragende Verbindungen in die arabische Welt und nutzte diese – vor allem fürs Zuckergeschäft. Während der Renaissance ging man vor Ort dazu über, die gerühmten Bronzestatuen jener Zeit als *trionfi*, in Zucker nachzubauen. Als HENRI III. aus Frankreich zu Gast war, gab es für ihn ein Zuckerbanquet: alles, insgesamt 1286 verschiedene Dinge, selbst die Tischecken waren aus Zucker nachgebildet.
Durch die Jahrhunderte wurde Zucker immer wieder als Material für Kunst-Stücke genutzt. Hier einige Beispiele:

• »Außer den bisher besprochenen Zwecken des Genusses diente der Zucker auch solchen der Kunst; der seit altersher zum Verdicken der Malerfarben benützte Honig, der sich zwecks Verhinderung des ›Springens‹ als sehr geeignet erweist, wurde nämlich seit dem 14. Jahrhundert durch Zucker ersetzt. Im BUCHE VON DER KUNST des CENNINI (um 1400) ist dieses Verdicken der für Gemälde und Miniaturen üblichen Farbstoffe sowie der zum Vergolden dienenden Mischungen mit Zucker oder Kandiszucker etwas sehr Gewöhnliches, und zu gleichem Zwecke bedienen sich eine ganze Anzahl Künstler anfangs des *zuccarum rossum* oder *album* und später des *zuccaro fino* oder des *candito, candido, candio.* Der Herstellung und Auffrischung schöner, schwarzer, leichtflüssiger Tinte mit Hilfe von Zucker gedenkt schon CANEPARIUS in seinem 1619 zu Venedig erschienenen Buche DE ATRAMENTIS. Auch nach BÖHMER gebraucht man Zucker oder Zuckersirup mit Vorteil als Verdickungsmittel für Tinte und Malerfarben.« (LIPPMANN)

• »Ludwig XIV. trieb 1664 mit Zucker und Zuckerwaren beim siebentägigen Zaubergartenfest einen so extrem großen Aufwand, daß alles zuvor Dagewesene davon in den Schatten gestellt wurde, auch am französischen Hofe selbst. Die hohen, Luxus-verwöhnten Gäste, darunter auswärtige Fürsten, sparten nicht an Kosten, um den Sonnenkönig nachzuahmen. Doch die Zucker-Extravaganzen in Versailles überstiegen jede Finanzierbarkeit. Eine Insel von unerhörter Luxusentfaltung, umgeben vom Meer kargen Lebenszuschnittes, auch von Armut und Not im weiten Lande. Was in unseren Tagen an Meisterwerken der Zuckerarchitektur gezeigt wird, ist ein schwacher Abglanz des historisch entrückten Aufwandes.« (ZUCKERMUSEUM)

• Mitte des 18. Jahrhunderts spielte der Zucker in der Kunst eine große Rolle. Es wird von großen Zuckermengen, die zur Herstellung von Bildern und lebensechten Darstellungen von Tieren, Früchten und anderem berichtet. Hammelkeulen, Tauben und Hühner, Kalbsköpfe und Enten wurden aus Zucker geformt und bemalt.

König August III. von Polen war ein besonders Süßer: er ließ 1760 seinen Schloßhof und die Heerstraße dicht mit Zucker bestreuen. Nein, das Volk sollte sich ihm nicht auf Knien leckend nähern, er veranstaltete schlichtweg eine ›Schlittenfahrt im Sommer‹ – eine Idee die ja dieser Jahre wieder neu aufgenommen wurde. Der Ski-Langlauf-Weltcup wurde im Herbst 2004 bei warmen Wetter in Düsseldorf ausgetragen – allerdings auf Kunstschnee und nicht auf Zucker.

• Auch auf der Wiener Hofburg wurde 1749 Erstaunliches gebaut: ein ›herrliches Triumphgebäude, 42 Fuß lang, 16 breit und 3 hoch mit Schlössern, Gärten, Bäumen, Blumen, Menschen, Tieren, allegorischen Figuren – und alles ganz aus Zucker.

• In Mexiko wird traditionell der TAG DER TOTEN gefeiert. Eines der überlieferten Symbole jenes Tages sind die Totenschädel aus Zucker. Schon im Neapel des 12. Jahrhundert-wurden Knochennachbildungen aus Zucker am *Tag der Toten* an Freunde und Verwandte verschenkt. In Palermo werden an jenem Tag noch heute Figuren aus Zucker unters Volk gebracht. Auch in Spanien scheint dies vormals Brauch

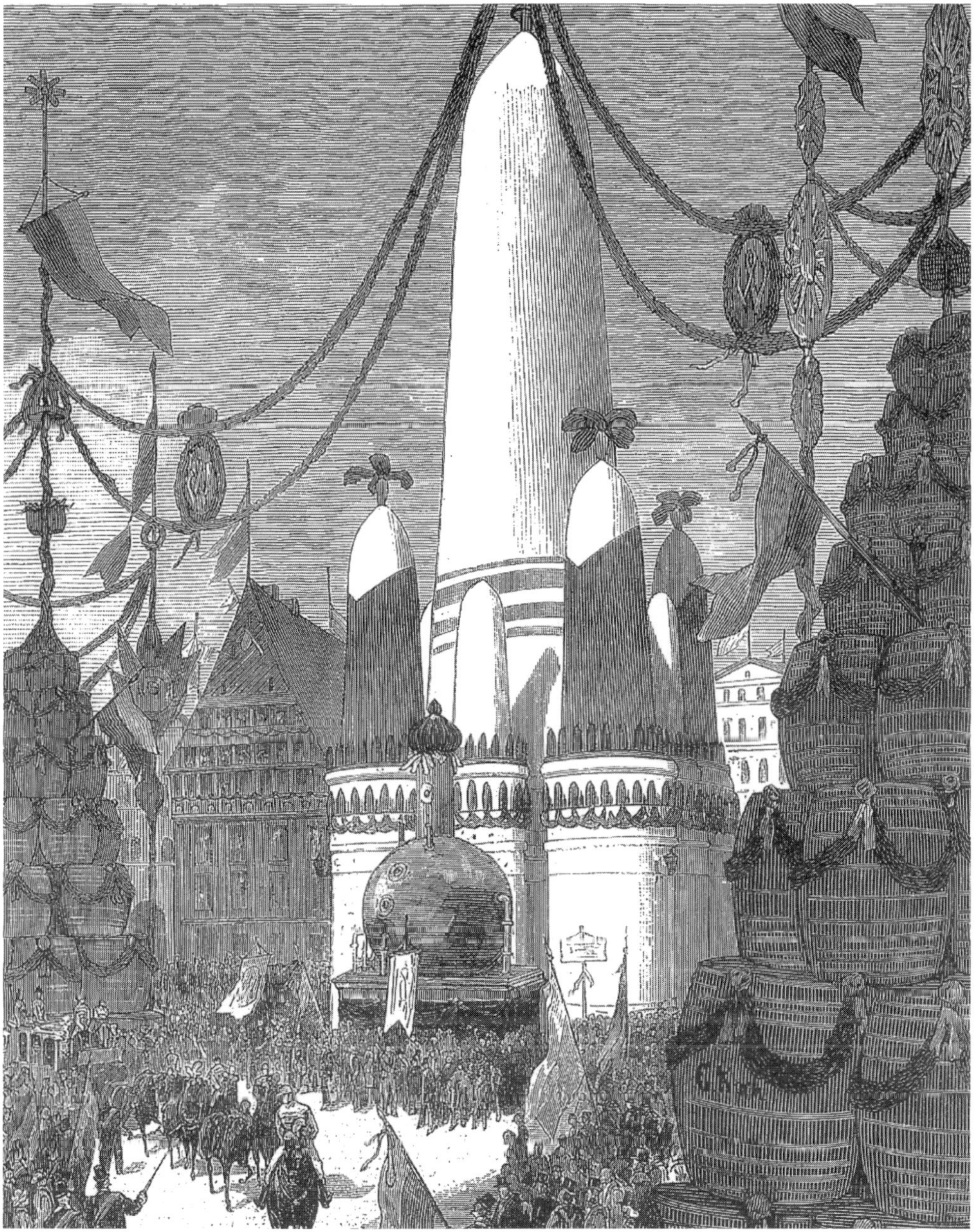

Monument der Zuckerfabriken des Herzogtums Braunschweig, am 25. April 1881 auf dem Kohlmarkt errichtet.

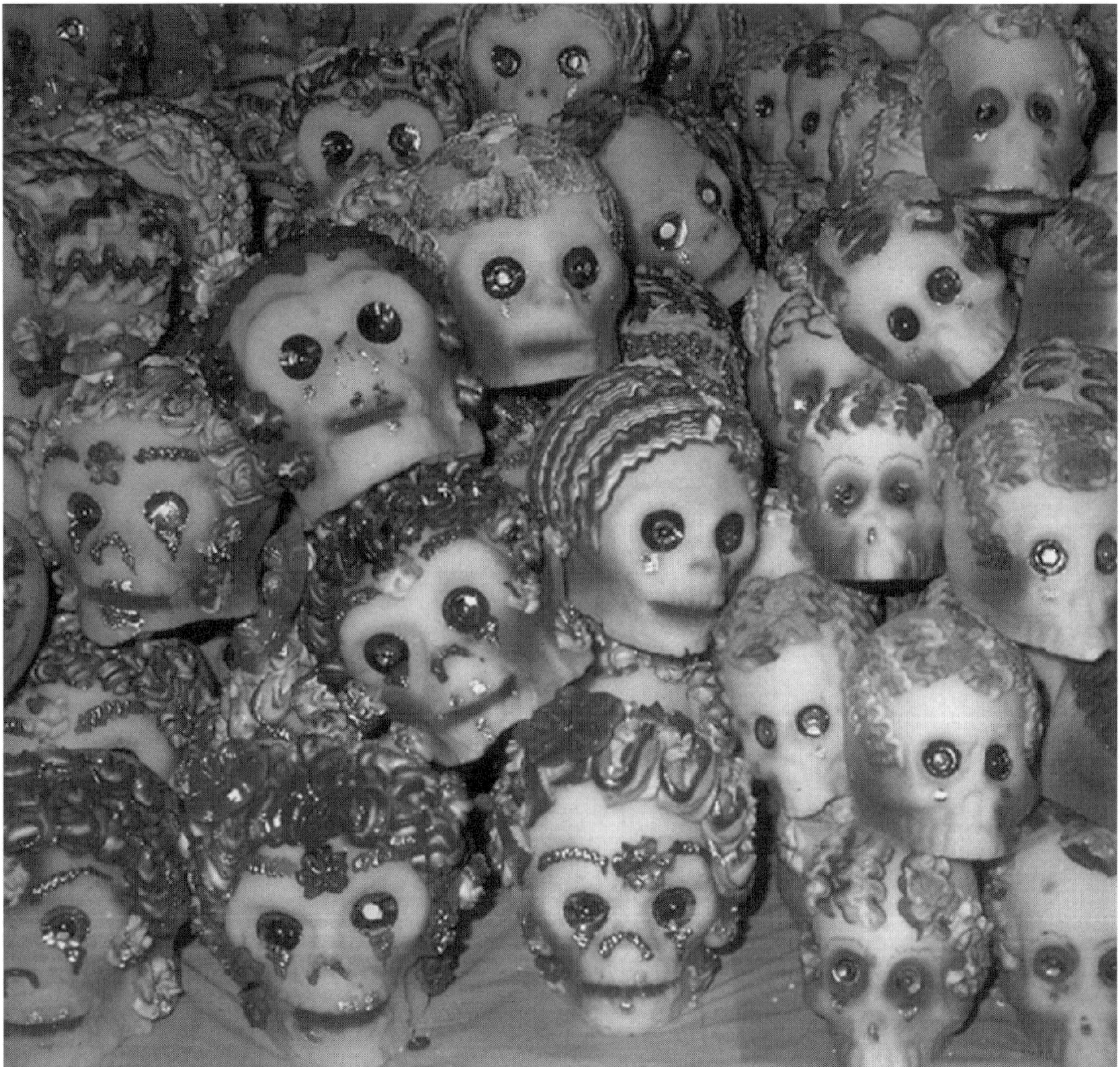

The Sweetful Dead in Mexiko, zahnlos.

gewesen zu sein. Woher genau der mexikanische Brauch kommt, läßt sich heute nicht mehr nachvollziehen. Hugo Nutini vermutet, daß es sich um eine Vermischung alter mexikanischer und spanisch-katholischer Symbole handelt:
»Auf den ersten Blick mag es erscheinen, als ob die Zucker-Schädel aus prä-hispanischen Zeiten überliefert seien. Sie könnten mit jenen Menschenschädeln verwandt sein, die als Trophäen in Haushalten oder den *tepochcallis*, den Männer-Häusern, aufbewahrt wurden. … Andererseits hat der Totenschädel als Symbol für den Tod eine lange Geschichte im Christentum, so daß die Zucker-Schädel in der Tat katholischen Ursprungs sein können.« (CARMICHEAL)
Für letzteres spricht, daß es in prä-hispanischen Zeiten noch keinen Zucker in Mittelamerika gab. So brachte die Kirche (unter anderem) zuerst den Tod, dann den Zucker, und beides zusammen verschmolzen wird als Symbol gefeiert. Wenn das nicht makaber ist. […] Jene Zuckerschädel, vor Ort *calaveras* genannt, werden gegen Ende Oktober als Opfergaben – *ofrenda* – auf dem Zuckermarkt – *feria del alfenique* – angeboten. Der größte Zuckermarkt wird in der Stadt Toluca abgehalten. »An über hundert üppig beladenen Verkaufsständen wird eine unüberschaubare Menge bunt verzierter Totenschädel aus Zuckerguß oder Schokolade feilgeboten. Oft tragen diese Zuckerschädel auf der Stirn den Namen des Toten«. (TRICKSTER)
CONSUELO GARCIA URRUTIA war eine jener Zuckerkünstlerinnen aus Toluca, als sie 1988 78jährig über ihre Arbeit befragt wurde. »Oft fange ich schon im März mit der Arbeit an. Ich habe nie gezählt, wieviele Figuren ich forme, aber in diesem Jahr habe ich rund 150 kg Puderzucker verbraucht – und fast alle Figuren verkaufen können. Meine Zuckerfiguren kann man gänzlich verspeisen oder so lange man will aufbewahren, da sie nach traditioneller Art zubereitet werden. Ich verwende Puderzucker, Eiweiß und ein Spezialpuder, den wir selber aus der CHAUTL-Wurzel herstellen und der alles zusammenhält. Abgeschmeckt wird das Ganze mit Zitronensaft, der auch dafür sorgt, daß der Zucker weiß bleibt.«
Für Kinder waren diese Totengedenktage ein besonderes Fest, gab es für sie doch Zuckerli, *calaveras*, im Überfluß. Im Zuge der Globalisierung jedoch werden in Mexiko die alten Feiertage durch neue verdrängt. Halloween löst nicht nur bei uns die Volkstrauertage ab, sondern auch in Mexiko. Die Kids bitten nicht mehr um *calaveras*, sondern um Geld. Und die zeitgenössischen *ofrendas* zeigen nicht mehr Totenschädel, sondern Hexen, Zauberer und Harry Potters. Ein traditioneller, verzuckerter Totenkult stirbt.

Künstlerische Zuckerwerke sind heute bei uns eher selten geworden, schließlich stehen genügend andere Materialien zur Verfügung. Zum 750. Jubiläum des Bestehens der Stadt Berlin veranstaltete das Süßwarengewerbe jedoch 1987 eine viel beachtete und bestaunte Ausstellung in den Schaufenstern des Kaufhauses Wertheim. Ausgerechnet am 9. November wurde sie abgebaut. Unter den zuckerigen Motiven befand sich der Reichstag, das Brandenburger Tor und das Olympiastadion; letzteres aus Marzipan, Edelschokolade & Blattgold.

Erich Fried

Wozu braucht man Zucker?

Wird der Kaffee süß
vom Umrühren
oder vom Zucker?

VOM UMRÜHREN

Aber wozu
braucht man denn Zucker?

DAMIT MAN WEISS
WIE LANGE MAN UMRÜHREN MUSS

Wird die Revolution
süß
von den Reaktionären?

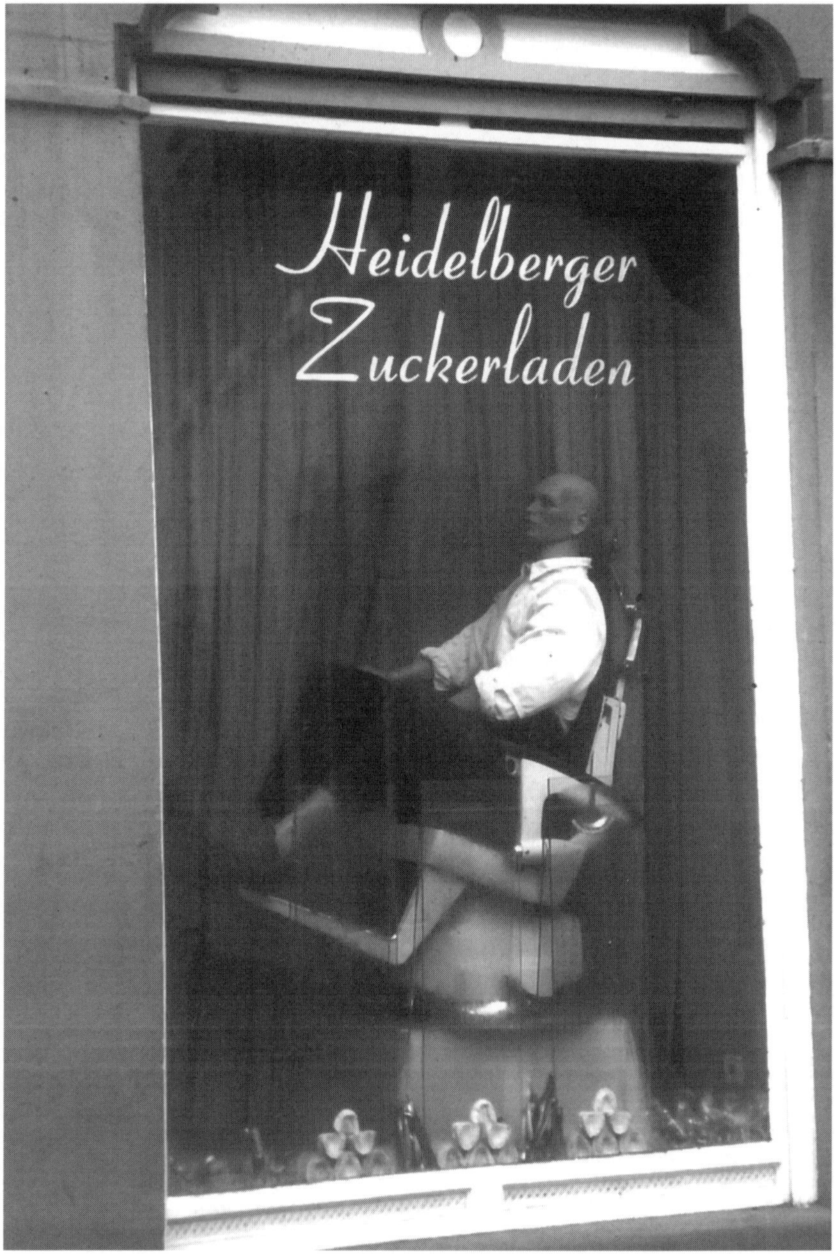

Am Ende der Theaterstraße
in der Plöck, Altstadt Heidelberg.

Eine Insel des Genusses im Meer des hirnlosen Konsums: Der Heidelberger Zuckerladen

Der Laden ist auf den ersten Blick ein Kraftplatz, ein mit Leben & Süßem erfülltes Kunstwerk, das sanft an ein gemütliches Sperrmüllparadies erinnert. Natürlich mit Sitzplätzen. Auf den zweiten Blick fühlt man sich heimisch. Und beim dritten entdeckt man eventuell durch einen Schlitz im Türvorhang, daß in der Hinterstube aus süßen Köstlichkeiten auch künstlerische Auftragsarbeiten gezaubert werden. Die Verwirklichung süßer Träume.

Als potentielles Süßmaul und aus Respekt meiner Zahnärztin gegenüber, lief ich viele Jahre an diesem Laden (in der Plöck 52, Tel 06221-24365, www.zuckerladen.de) vorbei, ohne einzukehren. Auch wenn der alte Zahnarztstuhl samt Unmengen verstaubter Gebisse im Schaufenster für mich etwas faszinierend Einladendes für einen ›Zuckerladen‹ hatte. Als meine Frau eines Tages mit lauter Leckereien und vor allem Erzählungen aus jenem Laden nach Hause kam, mußte ich beim nächsten Stadtbesuch dort einkehren – und schon war es um mich geschehen. Wie meinte ein Kunde? »Alle kommen glücklicher aus dem Zuckerparadies heraus, als sie gekommen sind«. Und ein anderer: »Erst fand ich den Zuckerladen total daneben (Zucker ist schadlich!) wurde aber durch den Humor, die Freundlichkeit und die Geduldigkeit überzeugt.« Seit meinem ersten Besuch bin ich Stammkunde. Es ist schon etwas Besonderes, sich in einer Touristenfalle wie Heidelberg unter lebendigen Menschen zu fühlen.

Die Lage zwischen mehreren Schulen und der Alten Uni könnte man ob der dort feilgebotenen Waren als zynisch und kinderfeindlich interpretieren. Doch die Praxis beweist das Gegenteil: Hier werden keine Kids hirnlos abgefüllt, hier haben sie die Chance, zu bewußten Konsumenten erzogen zu werden. Für manchen wird der Imprint des Kauferlebnisses und der Umstände tiefer ins Hirn gebrannt werden als 99% der Schulstunden. Der Zuckerladen als pädagogisches Zentrum.

Selbstbedienung? No chance. Hier wird jeder Kunde persönlich bedient. Hier geht es nicht in erster Linie um den Umsatz des Ladens oder Völlerei des Kunden, sondern um ein menschliches Miteinander, um wahren Service. Dazu gehört der lockere Umgangston, das Duzen, das verheißungsvolle Ambiente, ein anderes Verhältnis zur Zeit. Ungezählte bunt gefüllte Gläser mit teils höchst obskuren Naschverführungen verheißen Geschmacksoffenbarungen. Hier geht es um Genuß – nicht nur für die Zunge, und als Konsument muß man manchmal lang geduldig sein, bis man seinen Kauf tätigen darf. Langweilig wird es während des Wartens niemandem, denn viele der Begegnungen von Konsument & Verkäufer werden zum spontanen Volks-Theater. Gespräche sind hier öffentlich, man muß sich nicht als Voyeur fühlen, wenn man mithört. Nein, man darf auch schamlos eingreifen.

»Kaufe gemäßigt ein«, rät Jürgen. Und Frau Marion preist den Laden als ›Quelle für den dosierten Einkauf‹. Das mag für manche Kunden anfangs nicht leicht sein, denn in den alten Regalen locken neben zeitgenössischem SüßSauren (mit so leckeren Namen wie: SADO MASO, BIBLIS ALARMSTUFE 2, UNSORTIERTE SCHNÜRSENKEL) auch Klassisches (Karamellen, NAPPOS, ALTOIDS). Fast alles ›lose‹ & einzeln zu erwerben.

Ein kleiner Pressespiegel. Laut Wirtschaftsseiten der FAZ: »Der Traumladen aller Leckermäuler liegt mitten in der

Heidelberger Altstadt«. Der RHEIN-NECKAR-BOTE meint: »... ein wunderbares süßes Märchen mitten im Herzen der Kurpfalz«. Und in den Worten der MANNHEIMER ZEITUNG: »Der anheimelnde Zuckerladen ist mehr [als nur ein Geschäft]: ein Ort des Spielens und des Staunens, der angeregten Unterhaltung, ja für viele eine Art Zuhause.« Aber nichts für ›will-nur-mal-kucken-Hektiker‹. Und: »Wer nicht mit uns reden will«, so Jürgen, »der kann gleich wieder gehen«.
Wäre der Service in Geschäften grundsätzlich so menschelnd, würde man gerne Einkaufen gehen, und nicht nur aus Notwendigkeit oder Frust. Dieser Laden ist eine Begegnungsstätte für den, wie man früher bei souveränem Gebrauch illegaler Substanzen zu sagen pflegte, *Cool User*. Süßes in allen Geschmacksschattierungen. Da werden Kids mit einem 50 Cent-Etat ebenso respektvoll behandelt wie Auftraggeber von größeren, custom-made Sweets-Installationen. Dabei handelt es sich um Kunstwerke, deren Thema und Größe der Kunde vorgibt. Und Jürgen kreiert aus verfügbaren Süßigkeiten, die optisch etwas hergeben, nach thematischen Vorgaben Schlaraffen-Landschaften, farbigste Schätze aus Lutschbarem die den Auftraggebern meist den Atem verschlägt.
Ein Beispiel: Vor Jahren veranstalteten wir größere Parties, für ca. 250 Leute. Für eine hatten wir Jürgen einen entsprechenden Auftrag vergeben. Was wir von ihm erhielten, war bis zur ›Freigabe‹ um Mitternacht ein optischer Mittelpunkt der Party. Nachdem das süße Gebilde zum Genuß freigegeben wurde, bekam jeder Gast seinen Anteil, bis auf die letzten Liebesperlen ... magische süße Träume für Leckermäuler.

Als verantwortungsvolle Menschen verschweigen die Zuckerladner keineswegs die Thematik der potentiellen Schäden ihrer Droge. Nicht nur der schon erwähnte Zahnarztstuhl erinnert zumindest das Unterbewußtsein an Zahnputzpflichten. Auch im Laden findet man entsprechende Hinweise. Dabei handelt es sich keinesfalls um Zynismus, sondern um ehrliche Überzeugungsarbeit. Hier weiß man um & zelebriert das Schöne, Wahre, Gute im Zucker. Den Genuß diesseits von Kalorienparanoia.
Spätestens wenn man seinen Stoff gekauft hat, wird's lebhaft: zum Abschluß jeden Deals wird gewürfelt. Im RORORO-Krimi IM FALSCHEN LICHT von Carlo Schäfer ging Jürgens Leidenschaft gar in die Weltliteratur ein: »Der schon überregional berühmte Inhaber des Ladens, ein weißhaariger, spindeldürrer Fröhlichmacher mit silbrigem Chinesenbart, nickte ihm zu, als seien sie die allerbesten Freunde. Obwohl der Laden ausnahmsweise fast leer war, mußte der Komissar dennoch zehn Minuten lang ein Würfelspiel des Händlers gegen einen fünfjährigen Kunden abwarten. Ein heiliges Ritual, das wußte jeder Heidelberger, der nicht gerade Zucker hatte. Die Spielregeln ändern sich minütlich, und am Ende gewann immer der Kunde«. Notfalls müssen die wartenden Kunden mithelfen. Die Gewinne: eine Auswahl von Cola-Lollis, Brausestangen ...*

Dabei geht es nicht in erster Linie um das Würfeln, sondern um das Spiel miteinander. Die Zuckerladner haben es auch schon mit einem ›Glücksrad‹ (zu laut), Korbball (zu hektisch) und anderen Spielen versucht. Das Würfeln fand die größte Akzeptanz der naschkatzigen Kundschaft.

Der Schreiber Peter Lau erzählte mir, er fühle sich im Zuckerladen nicht nur als Kunde, sondern hier mutiere er wieder zum Kinde: »Was für mich am Zuckerladen von Anfang an den stärksten Eindruck hinterlassen hat: Der Laden hat für mich etwas extrem Archetypisches, der Inbegriff des Pippi-Langstrumpf-Bonbonladens, es ist, als betrete man einen Raum, den man sich als Kind immer nur vorgestellt hat, und ich glaube, daß das auch einen Effekt auf das Verhalten der Besucher hat, sie werden weicher, freundlicher, eben kindlicher, was dann eben auch zu den erwähnten Gesprächen führt und natürlich noch verstärkt wird, wenn die Leute auch noch spielen sollen / müssen / dürfen.«

Jede Kundin, jeder Kunde & jedes Kind wird hier provoziert, den Laden mit einem Lächeln im Gesicht zu verlassen. Nicht nur wegen der süßen Schätze im Einkaufsbeutel.

***

Anmerkung des Autors: a) es gibt auch ausgewählte Süßigkeiten mit Süßstoff, für Diabetiker; *b) mir ist es letzthin nach jahrelangen Versuchen erstmals gelungen, beim Würfelspiel zu verlieren.

Ulrich Holbein

Zuckerrohrsaft in Bangalore

Der Bahnhofsvorplatz von Bangalore – ein horizontsprengender Platz unglaublichen Lebewesengewühls, zum Teil aus Schweinen, die in meterhohen Bananenschalenbergen wühlten, neben denen Greise Gummitiere aufbliesen, neben denen auf ausgebreiteten Deckchen ausrangierte Kugellager feilgeboten wurden, neben denen Papageien präsentiert wurden, die vor zugedeckten Karten auf die richtige Herzdame pickten; dazwischen eingesprengt auch negroide Bergvölker – verdrängte Ureinwohner? –, die keine Lunghis und Saris trugen, sondern Lumpen und Felle, kein Hindu, keine sonstige Landessprache redeten, wandelnde Zitate aus Urzeiten, und neben denen der archaischste Normalbettler hochzivilisiert wirkte, ehe ich zurückstrebte zur Schalterhalle zu Brigitte und Ewald, wo wir seit drei Tagen umsonst in 100 m langen Warteschlangen ein Bahnticket nach Hyderabad zu erwerben strebten und alle Stunden uns abwechselten, sodaß jeder mal ein, zwei Stündchen spazierengehn konnte, mit der Gefahr, nie wieder zurückzufinden. Mittendrin ein Polizist, in der rechten Hand einen Riesenschlagstock, in der linken eine Kette mit Schlagstock, an denen er zwei grinsende Gauner spazierenführte, die nicht schlimmer aussahn als er selber und hierbei ein intressantes goldgelbes Gesöff schlürften. Die Spur der überall Schlürfenden führte zu einem wegrollbaren Verkaufsstand, dessen Kernstück aus einer verbeulten Plattform bestand, die zusammengelötet mit einigen verrosteten Hebeln aus Oldtimer-Zeiten und einem monströsen Schwungrad ein Perpetuum mobile niegesehener Schrott-Assamblage bildete. Daneben, im Straßendreck, lag ein ausgekippter Haufen aus Zuckerrohrstangen, von Buckelzebus benagt. Diese sehr kompakten Strunkstöcke, hart wie Holz, braungrün vergrößerter Riesenschachtelhalm, schob ein Inder in die Vorrichtung hinein, schlug aufs Schwungrad, die Holzröhren samt Schaftblätter wurden tuckernd-ruckelnd reingezogen in die aus letztem Loch pfeifende ›zahnradbetriebene?‹ Maschinerie: schon pladderte aus seitlichem Wasserhähnchen ein goldbraun schäumender, seidig glänzender, sämiger Pflanzenmark-Dicksaft. Wir kauften jeder einen Becher dieser schaumigen Flüssigkeit. Blitzschnell wollte der Verkäufer die frische Suppe mit Eiswürfeln, d.h. irreguläre Eisklumpen, anreichern, wir aber riefen zu dritt: »No ice please, Sir!« Kühlung und Verdünnung wär eigentlich nicht verkehrt gewesen; wir aber hatten Angst vor eingefrorenen Bazillen. Eine völlig neuartige, nie verspürte Süßigkeit durchfloß lauwarm, wohlig, aromareich unsere Münder, Schlünder und Verdauungstrakte, unsagbar süß, naturtrüb, bestens natursüß, eventüll sogar überaus gesund, jedenfalls sagenhaft herrlich. Die Geschmacksnote ist mit nichts zu vergleichen, was man jemals geschlürft hatte, mit keiner bekannten Süße assoziierbar, weder mit UHU-tuben-gelber Eiscreme in Pondicherry, noch mit heillos übersüßter Zebumilch in Madurai, weder mit schottischen caramel logs, noch sizilianischem Pfirsich-Strudelgebäck, weder mit bountys, smarties noch Milky Way, weder türkischem Honig, dessen überpuderter Gummibrotkörper mit Istanbuler Spezialscheren in Scheiben geschnitten werden mußte, noch mit Granini Aprikosensaft, auch nicht mit Jojos Diabetes-Süßstoff, nicht mit Kandiszucker, Gewürzbonbons, in summa: unsagbar unvergleichlich.

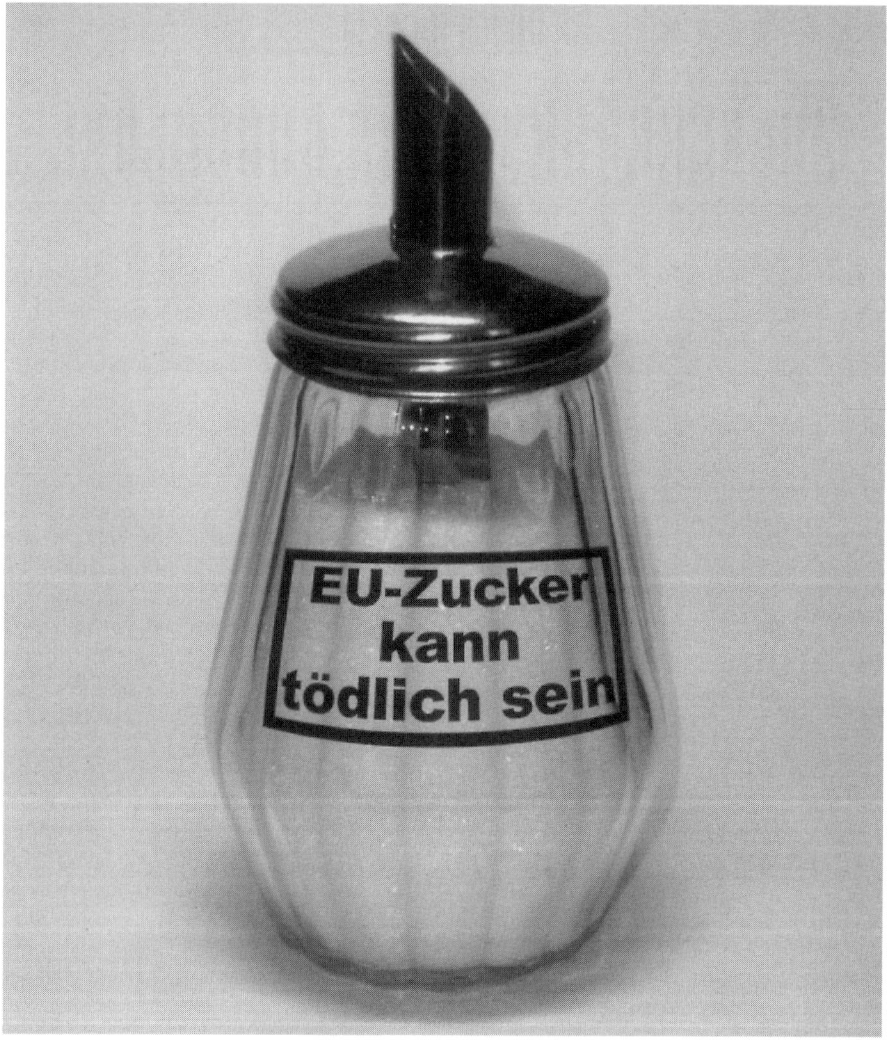

Der Ethik-Minister warnt:

Jedes Kilo Zucker, das die Europäische Union künstlich verbilligt auf den Weltmarkt bringt, enthält mindestens 180 g Zynismus, 250 g Profitgier und 320 g Wirtschaftsfilz. Mit vielen anderen Agrarprodukten, die die Europäische Union zu Kampfpreisen exportiert, verhält es sich ebenso. Kleinbauern in Entwicklungsländern können bei dieser Billigkonkurrenz ihre eigenen Produkte nicht mehr auf dem Markt absetzen und verarmen.

Terence McKenna

DIE NATUR IST NICHT STUMM, DER MODERNE MENSCH IST TAUB

Durch schwindende Ressourcen und Klimaveränderungen angespornt, lernten unsere Ahnen, die Urhominiden, die Produkte der Natur in ihrer Umgebung auf ihre Eignung als Nahrungsmittel hin zu überprüfen. Primaten wie zum Beispiel Paviane machen das noch heute so. Einer ungewöhnlichen Nahrungspflanze oder einer Nahrungsquelle, der sie noch nie zuvor begegnet sind, nähern sie sich ganz behutsam, untersuchen sorgfältig Aussehen und Geruch und legen sie dann versuchsweise in den Mund. Dort behalten sie sie, ohne sie hinunterzuschlucken. Nach einigen Augenblicken entscheidet sich das Tier, ob es den Bissen verschlucken oder ausspucken soll.

Offensichtlich muß ein Gleichgewicht gefunden werden zwischen dem Ausschließen von Nahrungsmitteln, die für die Gesundheit des Individuums und seine Fortpflanzungsfähigkeit ausgesprochen schädlich wären, und dem Einbeziehen so vieler Nahrungsquellen wie nur möglich. Die Logik der Evolution schreibt vor, daß in Situationen des Nahrungsmangels die Tiere, die fähig und bereit sind, viele grenzwertige Nahrungsmittel zu vertragen, evolutionär erfolgreicher sind als Tiere, die nur eine begrenzte Anzahl von Nahrungsmitteln in ihren Speisezettel aufnehmen können. Mit anderen Worten, ein bestimmtes Tier ist dem Druck ausgesetzt, die Grenzen für das, was es als annehmbare Nahrungsmittel definiert, immer weiter zu stecken, indem es sein Geschmacksspektrum erweitert.

Sein Geschmacksspektrum zu erweitern oder sich an einen neuen Geschmack zu gewöhnen, ist ein äußerst komplexer Prozeß mit einer psychologischen und einer biochemischen Komponente, den wir erlernen müssen. Einerseits erfordert er das Überwinden der von bestehenden Gewohnheiten hervorgerufenen Unbeweglichkeit, und zwar der Gewohnheiten, die das potentielle neue Nahrungsmittel ausschließen, es als exotisch, unvertraut, giftig ansehen oder mit Feinden oder aus der Gesellschaft Ausgestoßenen in Verbindung bringen. Andererseits umfaßt er auch den physiologischen Anpassungsprozeß an eine chemisch unvertraute Nahrung. Bei diesem Vorgang kommen der willkürlichen Kontrolle nicht zugängliche Systeme wie das Immunsystem ins Spiel, ferner psychologische Mechanismen wie der Wunsch, das neue Nahrungsmittel vielleicht aus gleichermaßen gesellschaftlichen wie ernährungsspezifischen Gründen heraus zu akzeptieren.

Was ist mit den unzähligen Pflanzen, die einem ein bestimmtes Geschmackserlebnis verschaffen, aber nur einen geringen Nährwert haben und unbedeutende psychoaktive Eigenschaften besitzen? Auch diese Pflanzen haben es geschafft, ständig vom Menschen konsumiert zu werden. Vom Dasein als exotische Luxusartikel für eine winzige Klasse von Müßiggängern zur Zeit Roms haben sie sich zu wirtschaftlichen Handelsgütern gewandelt, die die ungeheuren Anstrengungen Europas bei Forschungsreisen und bei der Kolonisation bündelten und die Europäer zu Merkantilismus und zur Bildung von Imperien trieben, was die introvertierte Stagnation des christlichen Europas im Mittelalter ersetzte.

Daß Abwechslung den besonderen Geschmack, die Würze des Lebens ausmacht, ist eine Stammtischweisheit. Abwechslung ist gewissermaßen das ›Salz in der Suppe‹ oder der ›Pfeffer‹ des Lebens. Wenn wir jedoch den Einfluß von Pflanzen und Pflanzenprodukten auf die Geschichte des Menschen untersuchen, scheint es zutreffender zu sein, zu sagen, daß ›Gewürze Abwechslung ins Leben brachten‹. Das ausgehende Mittelalter ist ein besonders gutes Beispiel dafür.

Die Herrschaftskultur hatte nie kräftigere Wurzeln geschlagen als im christlichen Europa nach dem Untergang des Römischen Reiches. Und es läßt sich mit ziemlicher Sicherheit sagen, daß zu kaum einer anderen Zeit Bevölkerungsgruppen so lange in einer von Drogenknappheit und dem Fehlen chemischer Stimulation geprägten Situation lebten. Abwechslung und Vielfalt fördern Lernprozesse und verringern Langeweile und waren in Europa viel zu lange unterdrückt worden. Das mittelalterliche Europa war eine der am meisten verhärteten, neurotischen und von Frauenhaß erfüllten Gesellschaften, die es jemals geben sollte. Es war eine Gesellschaft, die abstarb, um vor sich selbst zu entkommen, eine Gesellschaft, die besessen war von moralischer Rechtschaffenheit und sexueller Unterdrückung.

Es war eine am Grundbesitz klebende Gesellschaft, die von gichtkranken und Rindfleisch essenden Männern regiert wurde, die Röcke trugen, aber Frauen unterdrückten. Ist es da ein Wunder, daß das mittelalterliche Europa absolut verrückt nach Farben und Gewürzen war – wohl kaum das Strickzeug für soziale Revolutionen? Diese Versessenheit war so stark, daß Schiffbau und Seefahrt, das Bankwesen und die Handelsindustrien nur noch dazu dienten, dieses fast suchtartige Verhältnis der meisten Europäer zu diesen Dingen zu befriedigen. Gewürze machten das Essen und damit das Leben in bis dahin unbekanntem Maße variationsreich.

Noch ein wenig Zucker dazu?

Als die Gier nach Abwechslung durch massive und unaufhörliche Importe von Gewürzen, Farben und aromatischen Geschmacksstoffen befriedigt war, widmete sich die dafür aufgebaute Infrastruktur der Erfüllung anderer Sehnsüchte nach Abwechslung zu – insbesondere dem Anbau, der Produktion und dem Verschiffen von Zucker, Kakao, Tee, Kaffee und destilliertem Alkohol, alles Drogen. Unser gegenwärtiges globales Handelssystem wurde dazu geschaffen, das dem Menschen innewohnende Bedürfnis nach Abwechslung und Anregung zu befriedigen, und es hat das mit einer Zielstrebigkeit und Intensität getan, die keine Einmischungen des Staates oder der Kirche duldete. Weder moralische Skrupel noch physische Barrieren konnten sich ihm in den Weg stellen. Unter den vielen neuen Handelswaren, die während der sich auflösenden Stagnation des Mittelalters ihren Weg nach Europa fanden, war eine, die als bevorzugtes neues Gewürz oder als Droge der Wahl ganz besonders in Erscheinung trat. Die Rede ist von Rohrzucker. Zucker war seit Jahrhunderten als seltene Arzneisubstanz bekannt. Doch die für den Anbau des Zuckerrohrs nötigen tropischen Bedingungen sorgten dafür, daß Zucker in Europa ein seltenes Importgut war.

Zucker erreichte England um 1319 und kam 1390 nach Schweden. Es war eine teure und exotische Neuheit, die meistens in ihrer traditionellen Funktion in der Medizin verwendet wurde: Zucker machte die widerlich schmeckende Mixtur aus Arzneipflanzen, Eingeweiden und anderen für das mittelalterliche Arzneisortiment typischen Materialien schmackhafter. Bevor es Antibiotika gab, war es üblich, mit Zucker Wunden einzupacken, bevor sie verbunden wurden, da vielleicht die desinfizierende Wirkung des Zuckers den Heilungsprozeß förderte.

Die Spanier pflanzten auf ihren Besitztümern in der Karibik Zuckerrohr an, und sie können für sich die fragwürdige Auszeichnung in Anspruch nehmen, für die Zuckerproduktion die transatlantische Sklaverei eingeführt zu haben. [...]

Gehen wir zu weit, wenn wir Zucker im Rahmen einer Geschichte des menschlichen Drogengebrauchs behandeln? Mitnichten. Zuckersucht ist die Sucht, über die am wenigsten geredet wird und die am weitesten verbreitet ist. Und der gewohnheitsmäßige Zuckerkonsum ist eine der Gewohnheiten, von der man am schwersten loskommt. Zuckerabhängige können Zucker auf gleichbleibendem Niveau nehmen oder übermäßig viel davon zu sich nehmen. Die Abgründe einer schweren Zuckersucht werden uns von Bulimikern vor Augen geführt, die große Mengen zuckerreicher Nahrung in sich hineinfressen, dann ein Erbrechen herbeiführen oder ein Abführmittel nehmen, nur um noch mehr Zucker essen zu können. Wir sollten uns nur einmal vorstellen, es gäbe im Zusammenhang mit Heroin eine ähnliche Praxis – wieviel abscheulicher und heimtückischer käme es uns dann vor, Heroin zu nehmen! Wie bei allen anregenden Substanzen folgt auf die Einnahme von Zucker ein kurzer, euphorischer ›Kick‹, auf den Depressionen und Schuldgefühle folgen. Zuckersucht steht selten allein da; mehrfache Abhängigkeiten – zum Beispiel von Zucker und Koffein – sind verbreiteter.

Es gibt noch andere zerstörerische Muster eines Drogenkonsums, die den Zuckermißbrauch begleiten. Einige Abhängige benutzen Schlankheitspillen, um ihr in die Höhe schießendes Körpergewicht zu kontrollieren, und dann Beruhigungsmittel, um die von den Schlankheitspillen verursachte übermäßige Nervosität zu dämpfen. Zuckermißbrauch ist oft mit der Entwicklung von Alkoholismus verbunden, ein eindeutiger Zusammenhang zwischen hohem Zuckerkonsum und einer hohen Alkoholzufuhr außerhalb der Mahlzeiten wurde nachgewiesen. Nach Alkohol und Tabak ist Zucker die schädlichste suchterzeugende Substanz, die der Mensch zu sich nimmt. Sein unkontrollierter Konsum kann Ausdruck einer schweren chemischen Abhängigkeit sein.

Zucker und Sklaverei

Die Entstellung und Entmenschlichung von Institutionen und Menschenleben, die heutzutage von Crack verursacht wird, ist nichts im Vergleich zu dem, was das europäische Verlangen nach Zucker im siebzehnten und achtzehnten Jahrhundert anrichtete. Man könnte dagegen einwenden, daß auch für die frühen Phasen der Kokainherstellung Verhältnisse typisch waren, die der Sklavenarbeit nahekommen. Der Unterschied besteht aber darin, daß es sich dabei nicht um eine Form der Sklaverei handelte, die von verlogenen Päpsten gutgeheißen und von korrupten, aber rechtmäßigen Regierungen offen betrieben wurde. Und noch einen weiteren Unterschied müssen wir feststellen: So brutal der gegenwärtige Drogenhandel auch ist, nichts daran ähnelt den im großen Stil betriebenen Massenentführungen, dem Verschleppen und dem massenhaften Morden riesiger Bevölkerungsgruppen mit dem Ziel einer Förderung der Zuckerproduktion.

In seinem Buch *Fünf Pflanzen verändern die Welt* schreibt Henry Hobhouse über den Beginn der afrikanischen Versklavung. 1443 überbrachte einer der zurückkehrenden Kapitäne Prinz Heinrichs die Nachricht von der Gefangennahme einer aus schwarzen Arabern und Moslems bestehenden Mannschaft auf See: »Diese Männer, Moslems von gemischt arabisch-negrider Abstammung, behaupteten, daß sie einem stolzen Volk angehörten und nicht als Sklaven taugten. Sie argumentierten mit Nachdruck, daß es im Hinterland Afrikas viele schwarze Heiden gäbe, die ›Kinder des Ham‹, die ausgezeichnete Sklaven abgäben und die sie im Austausch für ihre eigene Freiheit als Sklaven liefern könnten. Dies war der Startschuß für die moderne Sklaverei – zwar noch nicht für den transatlantischen Sklavenhandel, der erst noch kommen sollte, aber für seinen Vorläufer, den Handel mit Sklaven zwischen Afrika und dem südlichen Europa.« *

Hobhouse fährt mit seiner Beschreibung der mit Zucker verbundenen Sklaverei in der Neuen Welt fort: »Die moderne Sklaverei war von völlig anderer Machart. Zum ersten Mal seit der Zeit der römischen Latifundien wurden Sklaven massenhaft eingesetzt, um Feldfrüchte im großen Stil als Ware (und nicht nur für den Eigenbedarf) anzubauen. Zum ersten Mal in der Geschichte hatte man auch lediglich eine einzige Rasse zur Versklavung ausgewählt: Spanier und Portugiesen hatten freiwillig darauf verzichtet, Inder, Chinesen, Japaner oder gar Europäer als Sklaven in Amerika einzusetzen.« **

Der Sklavenhandel selbst war schon eine Art Sucht. Die frühe Einfuhr afrikanischer Sklaven als Arbeitskräfte in die Neue Welt diente nur einem einzigen Zweck: Sie sollte eine Landwirtschaft unterstützen, die auf Zucker basierte. Der Drang nach Zucker war so überwältigend, daß eintausend

Jahre ethischer Konditionierung durch das Christentum nichts mehr bedeuteten. Ein Ausbruch menschlicher Grausamkeit und Bestialität von unglaublichen Proportionen wurde von den Institutionen einer kultivierten Gesellschaft gleichgültig hingenommen.

Eins sollten wir uns ganz klar vor Augen führen: der süße Zucker ist als Bestandteil der menschlichen Ernährung völlig überflüssig. Vor dem Auftauchen des aus Zuckerrohr und Zuckerrüben gewonnenen Industriezuckers kam die Menschheit auch ohne raffinierten Zucker, der fast völlig aus Sucrose besteht, sehr gut zurecht. Zucker bringt dem Körper nichts, was nicht auch einer anderen, leicht verfügbaren Nahrungsquelle entnommen werden könnte. Er bringt einen ›Kick‹, nichts anderes. Doch für diesen Kick war die Herrschaftskultur in Europa bereit, die Ideale der Aufklärung zu verraten, indem sie mit den Sklavenhändlern gemeinsame Sache machte. [...]

Zucker & der Stil der Herrschaftsgesellschaft

Wenn die zeitliche Distanz zum ursprünglichen partnerschaftlichen Paradies immer größer wird und die Verbindung mit der pflanzlichen/weiblichen Matrix planetarischen Lebens immer weiter in die Vergangenheit zurückgleitet, verstärkt sich der Einfluß der kulturellen Neurose und die Manifestationen eines ungehemmten Egoismus, sowie vom Begriff der Dominanz beherrschte Theorien der gesellschaftlichen Organisation wuchern nur so. Im Mittelalter, als die gängige Vorstellung von Privateigentum den Besitz irgendeiner Sache auf ein paar Privilegierte beschränkte, war Sklaverei fast unbekannt gewesen. Jetzt kehrte sie mit Macht zurück, um den Bedarf nach Arbeitskräften im arbeitsintensiven kolonialen Zuckeranbau zu befriedigen. Thomas Hobbes Vision von der menschlichen Gesellschaft als unvermeidliche Unterjochung der Schwachen durch die Starken und Jeremy Benthams Gedanke von der letztendlich ökonomischen Basis aller sozialen Werte zeigen, daß für die habgierige Egozentrik einer faustischen Wissenschaft Werte aufgegeben wurden, die darauf abzielen, der Erde das zu geben, was sie braucht, und mit denen ein Leben angestrebt wird, in dem wir in natürlicher, gefühlvoller Ausgewogenheit an ihr teilhaben. Der Seele des Planeten, die der christliche Monotheismus bis zu den Dimensionen eines Menschen zusammenschrumpfen ließ, wird jetzt von den Erben des kartesianischen Rationalismus jegliche Existenz abgesprochen.

Dadurch sind die Voraussetzungen für die Evolution eines menschlichen Selbstbildes geschaffen, in dem der Mensch gänzlich seelenlos in einem toten Universum ohne jeden Sinn und ohne moralischen Kompaß hin und her geworfen wird. Die organische Natur befindet sich danach im Kriegszustand, Sinn wird zu etwas, das aus dem Kontext ersichtlich ist, der Kosmos wird bedeutungslos gemacht. Dieser Prozeß einer sich immer weiter verschlimmernden kulturellen Psychose (einer Besessenheit vom Ego, von Geld und dem aus Zucker und Alkohol bestehenden Drogenkomplex) erreicht Mitte des zwanzigsten Jahrhunderts seinen Höhepunkt mit Sartres entsetzlicher Behauptung, ›Natur sei stumm‹.

Die Natur ist nicht stumm, der moderne Mensch ist taub – taub gemacht worden, weil er nicht gewillt ist, die Botschaft der Fürsorge, des Gleichgewichts und der Kooperation zu hören – die Botschaft der Natur. In unserem Zustand der Verleugnung müssen wir die Natur ja für stumm erklären. [...] Zucker markiert einen Wendepunkt, denn Zucker und die Koffein enthaltenden Drogen, die sich zusammen mit ihm ausbreiteten, verstärken und unterstützen die gedankenlose Betonung von Effizienz in der Industriekultur und geben damit die archaischen Menschenwerte preis.

Gaia-Holismus

Der Abbau der kulturellen Werte der Herrschaftskultur bedeutet die Förderung eines Gespürs für das ganzheitliche oder holistische Prinzip Gaias, etwas, das wir ›Gaia-Holismus‹ nennen könnten. Das ist ein Gespür für die Einheit und das Gleichgewicht der Natur und unsere eigene Stellung innerhalb dieses dynamischen, sich entfaltenden Gleichgewichts. Es ist eine Haltung, die auf Pflanzen beruht, und die Rückkehr zu dieser Perspektive, von der aus das Selbst und das Ego in den größeren Kontext des Lebens auf diesem Planeten und der Evolution eingebettet wird, ist der Kern des archaischen Revivals. .

Ich zögere damit, diese erwachende Bewußtheit religiös zu nennen. Dennoch ist sie mit Sicherheit genau das. Und sie wird eine vollständige Erkundung der von halluzinogenen Pflanzen offenbarten Dimensionen umfassen, wobei insbesondere die Pflanzen eine Rolle spielen werden, die strukturell mit bereits im menschlichen Gehirn existierenden Neurotransmittern verwandt sind. Eine behutsame Erforschung pflanzlicher Halluzinogene wird in die archaischste und sensibelste Ebene vordringen, die das Drama des sich herausbildenden Bewußtseins zu bieten hat: die zwischen Pflanze und Mensch bestehende quasi-symbiotische Beziehung, die die archaische Gesellschaft und deren Religion charakterisierte und über die ursprünglich das numinose Mysterium erlebt wurde. Und diese Erfahrung ist für uns heute trotz der allgemeinen Auffassung, wir hätten das einfache ehrfürchtige Staunen unserer Vorfahren durch philosophische und erkenntnistheoretische Werkzeuge von äußerster intellektueller Differenziertheit und analytischer Kraft ersetzt, überhaupt nicht weniger geheimnisvoll. Als planetarische Kultur stehen wir jetzt vor einer ganz einfachen Wahl: Ergrünen oder sterben. Go green or die!

* Henry Hobhouse, Seeds of Change: Five Plants That Transformed Mankind (New York: Harper & Row, 1985), S. 54, ** S. 63

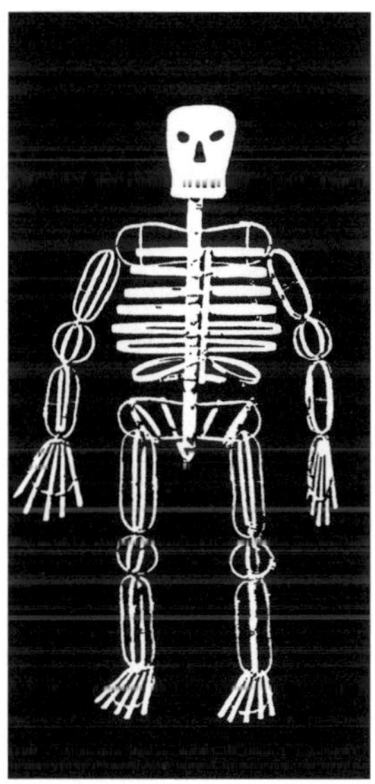

Mexikanische Figur aus Zuckerrohr.

ZUCKER-CHRONIK

ca. **15000** v.u.Z. – Zuckerrohr (Saccharum officinarum) wächst auf Neuguinea.
ca. **8000** Zuckerrohr auf den Salomon Inseln
ca. **6000** v.u.Z. – Das Rohr hat sich östlich bis zu den Fidschiinseln nord-westlich nach China und Indien vorgearbeitet.
325 v.u.Z. berichten Teilnehmer des Feldzuges von Alexander dem Großen von einem ›Schilf, das Honig ohne Bienen hervorbringt.‹
200 v.u.Z. Die Beta-Rübe ist im römischen Kulturkreis bekannt.
129 – 200 u.Z. Galenus von Pergamon kennt Süßholzwurzeln und Zucker
350 – 375 Bower Manuskript kennt verschiedene Sorten kristallinen Zuckers in Indien.
600 wird in Persien und dem Irak Zucker gewonnen.
649 Araber erobern Zypern und pflanzen dort (bis 1571) Zuckerrohr.
700 Zuckerrohr in Marokko
um **750** pflanzen Araber nicht nur im vorderen Orient, sondern auch in Spanien und Sizilien Zuckerrohr an. Mit dem Vordringen des Islam werden etliche Kulturpflanzen nach Europa gebracht, außer dem Zucker auch Baumwolle, Reis, Hartweizen, Bananen, Zitrusfrüchte, Mangos und Auberginen.
1097 überfallen christliche Kreuzritter in Palästina eine Karawane und rauben elf Kamellasten Zucker. Das Abendland wird angefixt.
1100 – ab sofort ist der Heimathafen der Kreuzfahrer, Venedig, Haupthandelsplatz für Zucker (bis ca. 1500).
1205 Wolfram von Eschenbach erwähnt als erster deutscher Schreiber Zucker im ›Parzival‹.
1290 Marco Polo überliefert Infos von Zuckererzeugung und Zuckersteuer in China.
1319 Zucker in England
Um **1400** beginnen die Portugiesen, den Zuckerhandel zu beherrschen.
1420 Läßt Heinrich ›der Seefahrer‹ Zuckerrohr aus Sizilien auf der erst 1350 entdeckten Insel Madeira anbauen. Bald ist Madeira größter Zucker-Exporteur. Auch auf den Kanarischen Inseln wächst das Rohr.
1443 Beginn der transatlantischen Sklaverei durch Prinz Heinrich ›der Seefahrer‹ von Portugal.
1491 – 1495 werden jährlich 9 Tonnen Zucker von der Stadt Köln importiert
1492 landet C. Columbus erstmals in Hispaniola/Haïti.
1493 nimmt Columbus auf seiner zweiten Reise über den Großen Teich erstes Zuckerrohr von Madeira mit zur Insel Hispaniola.
1505 wird dort Zucker in größerem Rahmen angebaut;
1511 Anbau auf Kuba, **1515** auf Puerto Rico, **1564** auf Jamaika.
1520 Erste afrikanische Sklaven auf Hispaniola
1544 Erste Zuckerraffinerie in London
1550 Entwicklung der Zuckerindustrie in Brasilien. Zur selben Zeit artikulieren sich die ersten Zuckergegner, u.a. Miguel Serreto und Leonard Fuchs. Serveto landet auf dem Scheiterhaufen.
1573 Erste deutsche Zuckerraffinerie in Augsburg, die erste norddeutsche folgte 1585 in Hamburg.
1600 exportiert Brasilien 60.000 Kisten à 500 kg Zucker. Die BRITISH EAST INDIA COMANY, später als größter Opium-Händler der Welt auch Mitinitiator der Opium-Kriege in China, wird gegründet.
1749 beweist der deutsche Chemiker A. S. Marggraf, daß Zucker aus dem Rohr und der aus der Rübe identisch sind.
1750 gibt es in Hamburg 365 Zuckerbäckereien.
1751 RohrZucker in Louisiana, Jesuiten liefern die Pflanzen gleich im Package mit Sklaven an.
1761 Marggraf überreicht Friedrich dem Großen erste Zuckerhüte aus Rübenzucker.
1764 Englisches Parlament erläßt *Sugar Act*
1793 Der große Sklavenaufstand auf Saint Domingue/Santo Domingo/Dominikanische Republik

1798 gewinnt Marggrafs Schüler F. C. Achard die ersten 1600 Pfund preußischen Zuckers.
1799 Am 11. Januar erhält König Friedrich Wilhelm III. die ersten Proben aus der ›Berliner Zuckersiederei‹.
1800 In der Welt werden 250.000 t Rohrzucker hergestellt & genossen. Im selben Jahr erfahren die Franzosen von den Erfolgen deutscher Rübenzuckerforschung.
1804 Die Haïtianische Revolution
1806 erklärt Napoleon die Kontinentalsperre und macht dadurch heimischen Rübenzucker konkurrenzfähig. In Deutschland läßt dieses Zuckerrübenhoch bald darauf wieder nach, die Franzosen blieben am Ball, und ihnen ist zu verdanken, daß die Rübe dem Rohr (und damit der Sklaverei) eine Alternative bot.
1815 Napoleons Sturz beendet fürs erste die Rübenzuckerfabrikation im größeren Stil.
1825 Rübenzuckersteuer in Frankreich.
1837 Zuckerfabrik Waghäusel
1839 Erster ›Zuckerkrieg‹, Deutschland / Holland.
1840 Der 1. Zuckerwürfel
1841 Verein der Runkel-Rüben-Zucker-Fabrikanten Deutschlands gegründet; das Rohr wird auf den Philippinen eingeführt.
1843 Gleiche Besteuerung von Rüben- und Rohrzucker
1848 Erste Dampfzuckersiederei auf St. Pauli
1861 Zollverein gewährt Rückvergütung der Zucker-Steuer bei Export.
1864 Erstes internationales Zuckerabkommen, Paris
1876 Mr. Heinz mischt Tomaten & Zucker & erfindet den Ketchup.
1878 Constantin Fahlberg entdeckt den Süßstoff Saccharin
1884 Große Zuckerkrise auf dem Weltmarkt.
1885 schließt in Hamburg die letzte Kolonialzuckerraffinerie auf dem Kontinent.
1900 Gründung des deutschen Zuckerkartells; Welterzeugung über 11 Millionen t. davon seit 1880 mehr als die Hälfte aus Zuckerrüben.
1912 Polizei schätzt, daß 1000 Züricher professionell Saccharin schmuggeln
1922 Insulin isoliert
1926 Gründung der Süddeutschen Zucker AG
1932 Erste Zuckerrübenvollernte-Maschine
1937 Sveda entdeckt Cyklamat
1950 Welterzeugung 22.280.000 t
1953 Internationales Zuckerabkommen
1965 James Schlatter entdeckt Aspartam
1966 Weltzuckererzeugung über 70 Millionen t.
1967 Dr. Schnitzers Aktion Mönchsweier, Versuche ohne Zucker zu leben, beendet.
1975 Das ›Zuckerprotokoll‹ zwischen EWG & AKP-Staaten
1977 Coca-Cola® verbraucht 1. Mio. t Zucker
1980 Coca-Cola® stellt Süßung in den USA auf Maiszucker (HFCS) um.
1982 Ende des afrikanischen Zuckertraums im Sudan
1985 USA kürzen ihre Zuckerquote aus der Dominikanischen Republik um 40%. Ähnlich in den Philippinen.
1988 Gesamterzeugung etwa 116 Mio. t, davon ca. 35% aus Rüben
1990 Zucker weltweit wichtigstes Agrar-Exportgut für Entwicklungsländer
1993 Genehmigung für erste Freilandversuche von genetisch veränderten Zuckerrüben in Deutschland.
1994 EU verbietet Süßstoffe für Babys und Kinder.
1995 Zuckermarktordnung der EU, 2004 von der WTO gekippt.
1998 In den USA werden zwei gentechnisch veränderte Zuckerrübenarten (Herbizidresistenz) für den Anbau freigegeben & angebaut.
1999 EU versagt Stevia Zulassung als Lebensmittel.
2004 WTO erklärt auf Klage Brasiliens u.a. das Zuckerprotokoll zwischen EU und AKP-Staaten für rechtswidrig; Welterzeugung 111.300.000 t
2005 WTO bestätigt ihr Urteil, empörte EU-Rübenbauern in der Defensive, Tragödie für die AKP-Staaten – es wird weiter verhandelt. Verbraucherministerin Künast prangert Zuckerzusätze in Tabak an.
Vorliegendes ZUCKER-BUCH erscheint.

ZUCKER-QUELLEN

- AID: Der Zuckermarkt, Propagandaheft, 1992
- Natalie Angier: Frau – Eine intime Geographie des weiblichen Körpers; V. Bertelsmann, München, 2000
- Jakob Baxa: Die Zuckererzeugung 1600–1850, G. Fischer Verlag, Jena, 1937
- Jakob Baxa und Guntwin Bruhns: Zucker im Leben der Völker; Albert Bartens Verlag Berlin
- Elke Bickert: Die Entwicklung der Zuckerwirtschaft in Deutschland nach dem zweiten Weltkrieg; Stuttgart, Ibidem-Verlag 2001
- Franz Binder und Joseph Wahler: Zucker – der süße Verführer; Lahnstein, Freiburg, VAK-Verlag 2004
- John W. Blassinggame: The Slave Community; Oxford University Press, New York 1972 – *das einzige Buch über Sklaverei, das ich 1993 in New Orleans entdecken konnte (demgegenüber stehen viele prächtige Bildbände über die Herrschaftshäuser der Plantagenbesitzer in allen Buchhandlungen!*)
- Max Brucker: Zucker, Zucker; Lahnstein, Emu-Vlg. 2001
- Susan Buck-Morss: Hegel und Haïti; in: Der Black Atlantic, Haus der Kulturen, Berlin 2004
- Buko Agrar Dossier: Zucker, zur Zuckerkampagne 1992, hrsg. vom Verein zur Förderung entwicklungspolitischer Zusammenarbeit
- Elizabeth Carmichael & Chloe Sayer: The Skeleton at the feast – the day of the dead in Mexico; University of Texas Press, Austin 1991
- Las Casas: Bericht von der Verwüstung des Westindischen Länder; Insel, Frankfurt 1966
- CMA (Centrale Marketinggesellschaft der deutschen Agrarwirtschaft): Der Zucker, Propaganda-Heft, o.J.
- CMA: Die Zucker Story, mehr Propaganda ohne Jahresangabe
- Conrad & Lucas: White Gold; Lafayette, Lousiana 1995
- Alex Constantine: NutraSweet The NutraPosison – NutraSweet and the Military-Medical-Industrial-Complex; in: Nexus 7, No. 3
- **Belinda Coote: The Hunger Crop, Poverty & the Sugar Industry; Oxfam, Oxford 1987**
- Sven Creutzmann, Henky Hentschel: Salsa einer Revolution; Rogner & Bernhard bei 2001; Frankfurt 1999
- Doggett / Conolly: Dominikanische Republik & Hawai; Lonely Planet, London 2002
- **William Dufty: Sugar Blues: Warner Brothers Health Book, New York, 1976.** ***Sehr gute, in englisch geschriebene Zuckerabrechnung eines Ex-Süchtigen. Über 1 Million Auflage in den USA!***
- Krista Federspiel: Zahn um Zahn, Vom Umgang mit Zahnproblemen und Zahnärzten; Kiepenheuer & Witsch
- Förderkreis Zucker-Museum: Zuckerhistorische Beiträge aus der Alten und Neuen Welt; Berlin, Schriften des Zucker-Museums Nr 25, 1988
- E. Galeano, »Die offenen Adern Lateinamerikas – Die Geschichte eines Kontinents«, Peter Hammer Verlag
- Jochen Gartz: Chemische Kampfstoffe; Löhrbach 2003, Der Grüne Zweig 243
- John Graff: Die Coca-Cola Verschwörung; in: Sphinx Magazin 4, Basel März 1979
- Graham Greene: Die Stunde der Komödianten (ein Haïti-Roman); Verlag Volk und Welt, Berlin 1967
- Rainer Griefhammer & Claudia Burg: Wen macht die Banane krumm? Kolonialwarengeschichten, rororo, 1989
- Emilia Grinewitsch: Morgenröte über der Karibik; Verlag Neues Leben, Berlin 1978
- Christoph Gutknecht: Lauter spitze Zungen; Verlag C.H. Beck 1997
- Dorothea Hahn: Hinterhof der Kolonialgeschichte; in: taz, 29. 11. 2004
- Hamburgisches Museum für Völkerkunde: Afrika in Amerika, ein Ausstellungskatalog, Hamburg, 1992
- Ulla Heise: Kaffee und Kaffeehaus; Olms Press, Hildesheim 1987
- Thomas Hengartner Maria Merki, Hg.: Genussmittel – ein kulturgeschichtliches Handbuch; Frankfurt, Campus Vlg. 1999
- Helga Henschel: Zucker und Konsorten; München, Humboldt-TB 1995
- Hartmut Hoffmann: Zucker und Zuckerwaren; Paul Parey Verlag 1985
- Gerhard Holzapfel, Helga Schmiedel: Rund um den Zucker; VEB Fachbuch Verlag Leipzig, 1987
- Janet Starr Hull: Sweet Poison – How the worlds most popular artificial sweetener is harming us; Vision Publ., London 1999
- Human Rights Watch: Turning a Blind Eye: Hazardous Child Labour in El Salvadors Sugarcane Cultication; New York 2004
- **Al Imfeld: ZUCKER, Unionsverlag Zürich, 1983.** ***Sehr gutes Buch, vor allem zum Dritte-Welt-Komplex***

- Al Imfeld: Zum Beispiel Zucker; Lamuv Verlag, Göttingen, 1989
- Institut für Auslandsbeziehungen: Der Tod in der mexikanischen Kultur; Trickster, München 1993
- A. Jenet: Die Süßstoffpflanze Stevia rebaudiana Bert. – Physiologie und Anbau, wirtschaftliche Nutzungsmöglichkeiten und kulturelle Bedeutung bei den Guaraní in Paraguay, 1996
- Paul Kalkbrenner: Adbusting / Markenhacken; Vortrag beim Chaos Communication Congress 1997, www.chscene.ch/ccc/congress/1997/0004
- Katalog und Presseinfos zur Süßwarenmesse in Köln 1993
- Daniel Kulla: Aus der Produktion; SuKulTur, Berlin 2004
- Jürgen Langenbach: Rohr, Rüben, Rum; Spectrum / Wissenschaft 2003
- Robert Linhart: Der Zucker und der Hunger; Klaus Wagenbach, Berlin 1980
- **Edmund von Lippmann: Geschichte des Zucker; Julius Springer Berlin 1929**
- Martinez/Holmes: New Orleans – Facts and Legens; Hope Publ. New Orleans, o.J
- Hans Medick: Süße und bittere Seiten der Weltgeschichte des Zucker; in: Geschichtswerkstatt 12, Ergebnisse-Verl., Hamburg 1987
- Christoph Maria Merki: Die Züricher Connection: Saccharinschmuggel vor dem Ersten Weltkrieg; in: Dealer
- **Sidney Mintz: Die süße Macht, Kulturgeschichte des Zucker, Campus Verlag, Frankfurt/New York**
- Norbert Mühlen: Die Schwarzen Amerikaner; Kohlhammer, Stuttgart 1965
- **Sanjida O'Connell: Sugar The grass that changed the world; Virgin, London 2004.** ***Das informativste und lesbarste Buch zum Thema! Leider bislang nur auf Englisch verlegt.***
- **Hubert Olbrich: Zucker Museum, Berlin, 1989**
- Alexander Orloff: Karneval; Perlinger Vlg., Wörgl 1984
- Fernando Ortiz: Tabak und Zucker, Insel Verlag, Frankfurt, 1987
- Werner Pieper: Ernährung & Bewußtsein; Der Grüne Zweig 70, Löhrbach 1979
- Werner Pieper: Die 13 Leben des Heinrich Lübke; Der Grüne Zweig 240, Löhrbach 2004
- Werner Pieper. Nazis on Speed – Drogen im 3. Reich; Edition RauschKunde, Löhrbach 2002
- Toubab Pippa: Die Wurzeln des afrikanischen Alptraums; Der Grüne Zweig 220, Löhrbach 1999
- Toubab Pippa: Von der Bosheit im Herzen der Menschen; Der Grüne Zweig 245, Löhrbach 2004
- **Roger Plant: Sugar & Modern Slavery: a tale of two countries; London, Zen Books 1987**
- Manfred Pohl: Die Geschichte der Südzucker AG 1926 – 2001; München, Piper 2001
- Angelika Pöpperl: Süß ist nicht gleich Zucker; in: Heusinger/Reichert/Wöldecke: Einkaufen verändert die Welt; Schmetterling Verlag 2000
- William Poundstone: Big Secrets; Quill Publ. New York 1983
- Paul Richardson: Indulgence; Abacus, London 2004
- **Tim Richardson: Sweets – A History of Temptation; Bantam Books, 2003**
- Dieter Richter: Schlaraffenland; Eugen Diederichs, Köln 1984
- John Storm Roberts: Black Music of Two Worlds; Praeger Publ. N.Y. 1972
- Römer, F.: Zucker – Bedürfnis, Zwang oder Sucht? In: Zahnärztliche Mitteilungen 72, 1982, S. 359-360
- Annette Sabersky: Kein Zuckerlecken; in: Öko-Test, Oktober 1995
- Gregory Sams: Uncommon sense; Chaos Works, London 1998
- Petra Schramm: Die Quacksalber; Edition Rarissima, Traunstein 1985
- Vandana Shiva: Coke – Hazardous even without pesticides; 25.9.2003
- Amoolya Singh: From Cane to Coca-Cola: Sugar and Trade in the Dominican Republik; ESPM 165 Term Research Paper, 19. Mai 1999
- Hans Soellner: bloß a gschicht; Trikont, München 2004
- Leighton Steward: Zucker-Knacker; Goldmann Verlag 1999
- **Ned Sublette: Cuba and it's music – From the first drums the the Mambo; Chicago review Press, 2004**
- U. Sundag: Zucker – ein facettenreiches Genussmittel; in: PdN-BioS/ 8/49.Jg.2000
- Robert Farris Thompson: Flash of the spirit, Vintage Books, N.Y. 1987
- TU Berlin: Förderkreis Zucker-Museum, Berlin 1982
- Tad Tuleija: Curious Customs; Harmony Books, New York 1987
- Unabhängige Bauernstimme, die Fachzeitschrift für den wachen Landwirt, Ausgabe Mai 1993
- Michael Ventura: Vom Voodoo zum Walkman; Der Grüne Zweig 134, Löhrbach 1988
- Verein der Zuckerindustrie: Hundert Jahre der Deutschen Zucker-Industrie, 1850 – 1950; Berlin 1950
- Ute York: Madeira; APA, Singapore 1995
- John Yudkin: Pure White and Deadly; Penguin Books
- John Yudkin: Süß aber gefährlich; bioverlag gesundleben, Hopferau ca. 1982
- Peter Paul Zahl: Teufels-Droge Cannabis; Verlag Das Neue Berlin 1995
- **Eugen Ziegler: Zucker – die süße Droge; Birkhäuser Basel Boston 1987**
- Die Zucker Industrie, Zeitung Nr. 118, 1993/1

- Zucker Museum: Zur Wiedereröffnung des Zucker Museums, Band 27, Berlin, 1990
- Zucker und Süßwaren Zeitung 11/92

Zeitschriften

AdBusters • Blickpunkt Welthandel / GermanWatch • The Economist • The Guardian • New African • New Internationalist • New Scientist • ÖkoTest • progrom • Rhein-Neckar-Zeitung • Schrot & Korn • taz • Zahnärztliche Mitteilungen

Internet

Telepolis
Der Süßigkeitenmarkt
www.suesse-seiten.de
Zucker, die süße Droge
www.3sat.de/nano/cstuecke/26238/
Süßstoffe
www.naturkost.de/schrotundkorn/sk9811e1.htm
Das Drogenkartell: Zucker, Tabak, Alkohol
www.chscene.ch/ccc/congress/1997/0004/
AG des Forums Umwelt & Ernährung
www.forumue.de
Rohrzucker:
www.naturkost.de/schrotundkorn/sk010335.htm
Stevia
eve-rave.net/presse/presse03-11-24.pdf
freestevia.de/gesund/novel_food.htm
www.geocities.com/TheTropics/Island/9739/stevia.html
Diverses:
www.foodmultimedia.de/suesswaren/index.htm
Die Industrie
www.suedzucker.de
Gen-Zucker
www.transgen.de

Aspartam
www.seniorentreff.de/diskussion/archiv3/a121.html
www.wnho.net
www.sweetpoison.com

Weitere Zucker-Info-Quellen

BDSI – Bundesverband der Deutschen Süßwarenindustrie, Schumannstr. 4-6, 53113 Bonn; Tel.: 02 28/26 00 70, Fax: 02 28/26 00 78, email: bdsi@bdsi.d, Internet: www.bdsi.de

Im September 2004 wurde von der Wirtschaftliche Vereinigung Zucker e.V. die **Aktion ExistenzfrageZucker** gegründet, ein Kommunikations- und Aktionsbündnis für heimischen Zuckerrübenanbau. Die Pläne der EU-Kommission zur Reform der Zuckermarktordnung bedeuten für die Zuckerwirtschaft drastische Einschnitte ab dem Wirtschaftsjahr 2005/2006.
Kontakt:
Am Hofgarten 8 · 53113 Bonn
Postfach 2545 · 53015 Bonn
Tel.: (0228)2285-0 · Fax: (0228)2285-100 · <wvz-vdz@zuckerverbaende.de>

Das Zentrum des süßen Leben in Berlin – das Zucker-Museum residiert seit 1904 in der Amrunerstr. 32 (Fax 030 314 27 586; Tel ... 574) im Bezirk Wedding und ist seit 1995 Teil des Deutschen Technikmuseum Berlin, ebenso wie das Berliner Zuckerinstitut. Es gehört nun inklusive seiner 33.000 Bücher umfassenden Bibkiothek zum Institut für Lebensmitteltechnologie und Lebensmittelchemie der Technischen Universität (TU) Berlin. In Preußens Hauptstadt wurden die Hauptkapitel der Geschichte des Rübenzuckers und seiner industriellen Herstellung geschrieben. Nirgendwo sind sie so umfassend dokumentiert wie in dem denkmalgeschützten Gebäude, über dessen Portal Fortuna ›die Königin der Feldfrüchte‹ – die Zuckerrübe – aus ihrem Füllhorn purzeln läßt. Ein rüb'sches Propagandazentrum.
Man erfährt nicht nur, was Napoleon mit Zucker am Hut hatte. Sondern auch, warum der ›Zuckerhut‹ seine Form hat, wie einst die Arbeit von Zuckerbäckern, die in Zuckersiedereien und die der Sklaven auf den Zuckerrohrplantagen aussah. Alternative Zuckerquellen wie Honig, Palm- und Ahornzucker sowie Süßstoffe werden ebenso betrachtet wie die Handelsformen des Zuckers und die Bedeutung der Nebenprodukte der Zuckerherstellung.
Auch auf Mauritius gibt es ein sehenswertes Zucker-Museum: das Sugar Museum – l'Aventure du Sucre.

The SUGAR JOURNAL is a technical publication that informs the international sugar industry – covering the cane, beet, and corn production, processing and refining – of industry trends. Primary emphasis is given to technical and popular articles on new developments in factory and field production methods, research projects, economic and administrative problems. Articles also analyze results of test programs, pilot plant operations, experimental progress reports and comparative studies. Reports on current industry news including international associations, conferences, and a monthly listing of all sugar meetings is also included. Additionally, monthly columns written by experts in their field are featured.
Kontakt:
129 South Cortez St * New Orleans, Louisiana, USA 70119
(504) 482-3914 * Fax (504) 482-4205

Verzeichnis der Illustrationen

Oona Leganovic 6, 7; Walt Disney (?) - aus einem unbekannten Heft, ca 1972; Adbusters 18; Baxa 33, 44, 73, 85, 93, 111, 116; Holzschnitt von Jost Aman, mit einem Reim von Hans Sachs (1568) 31; farbige Postkarte um 1930 – 39; New Scientist 47; Lennart Nilsson / Bonnier Fakta 51; Ernährung & Bewußtsein 54; Amok Press 68; Ned Sublette, aus: *Cuba and it's music* 82; White Gold 88; Gemälde eines unbekannten Haïtianers, hängt im Eßzimmer des Autors 88; Werner Pieper 94; Honoré Daumier (1839) 100; Olbrich: Zuckermuseum 122, 150; Postkarte (1917) 120; Simplicissimus 130; Somethink Ideenschmiede, Foto R. S. Lopez, Postkarte für Germanwatch 154; The Guardian 135, 144; Carmichael / Sayer 148, 159; Heidelberger Zuckerladen 150; Zuckerhistorische Beiträge 147; aus des Autors Familienalbum, Fotograf unbekannt 166

Der Autor bedankt sich bei allen Urhebern – vor allem bei jenen, die der Verlag bislang nicht orten konnte. In jenem Fall bitten wir um Kontaktaufnahme.

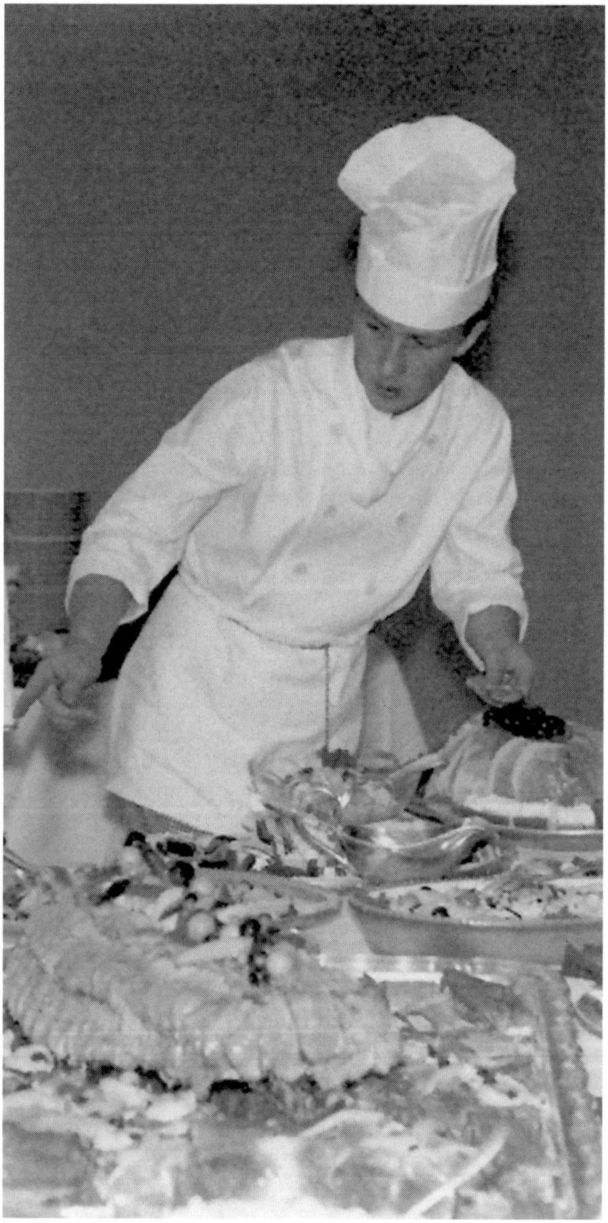

Der Autor 1967.

Über den Autor

1967 Abschluß einer traditionellen Kochlehre als bester Nachwuchskoch Nordhessens. Anschließend 18 Monate als Hilfspfleger, dann einige Jahre Kräuterhändler.

1971 Gründung der GRÜNEN KRAFT – MEDIENEXPERIMENTE. Unter diesem Namen Verleger, Übersetzer, Autor, Herausgeber und Veranstalter – der Print-Reihen DER GRÜNE ZWEIG & EDITION RAUSCHKUNDE, von TRANSMITTER CASSETTEN & CDS, HEMPEL STEMPEL, LICHTBLICKE VIDEOS, KOMPOST/HUMUS MAGAZIN, KONZERTEN & EVENTS. 2001 erhielt er den *JAHRESPREIS DER DEUTSCHEN SCHALLPLATTENKRITIK* für seine *FLASHBACKS*-CD-Compilations.

Auswahl weiterer Bücher von WERNER PIEPER
(die komplette Liste seiner Publikationen, inklusive Zeitschriften unter Roots via **www.gruenekraft.net**)

- *ERNÄHRUNG & BEWUßTSEIN*; 1973 das 1. dt. Buch über Naturkost, als es erst zwei Naturkostläden in der BRD gab
- *WIDERSTEH DICH!* Wege des Widerstandes
- *DAS SCHEISS-BUCH: Entstehung, Nutzung und Entsorgung menschlicher Fäkalien* (durch TV Auftritt bei von der Lippe ein Hit!), auf Ungarisch als 'Kakademia' erschienen.
- *DIE DEUTSCHE KAKERLAKE*
- *DIE GESCHICHTE DES O* – Opium-Kriege und Opium-Liebe
- *DOPE-POLLUTION* – über die Umweltgefahren der illegalen Herstellung von Drogen
- *WILLKOMMEN!* – Gastfreundschaft weltweit
- *NAZIS ON SPEED* – Drogen im 3. Reich (2 Bände – US-Ausgabe bei FERAL HOUSE in einem Band)
- *DIE 13 LEBEN DES HEINRICH LÜBKE*
- *VON DER BOSHEIT IM HERZEN DER MENSCHEN* – Die schwarz/weiße Geschichte Namibias
- *MAXIMUM RESPEKT* (Danksagungen)

Werner Pieper & The Grüne Kraft

Werner Pieper, Hg.

NAZIS ON SPEED

Drogen im 3. Reich
Zwei Bände in der Edition RauschKunde

Band I • 1945 gab es in der deutschen Geschichte einen heftigen Einschnitt, jedoch nicht in der deutschen Drogenpolitik: Gesetze, sowie die negative Drogenterminologie ('Rauschgift' statt 'Genussmittel') übernahmen die Nachkriegsdemokraten direkt von den Nazis und haben sie weitgehend bis heute beibehalten. Wir haben wohl mit der Vergangenheit abgeschlossen, aber die Vergangenheit noch lange nicht mit uns: Warum verhindert das Erbe der Drogenverteufelung durch die Nazis noch heute die EntKriminalisierung von Konsumenten 'illegaler' psychoaktiver Substanzen? • Wie kam es, dass fast alle psychoaktiven Pulverdrogen in Deutschland entwickelt wurden & die deutsche Industrie auch an der Herstellung 'illegaler' Drogen weltweit mitverdient(e)? • Womit und wie (il-)legal berauschten sich die Menschen vor und nach 1933 und welche Auswirkungen hatte das auf den durchrassten Volkskörper? Mit welchen Drogen pumpte 'Reichspritzenmeister' Dr. Morell die Venen des Führers voll? Bekäme dieser heute noch einen Führerschein? • Was ist dran an den bestialischen Drogenexperimenten an Häftlingen in KZs? Warum und wie hat der CIA diese Versuche später in den USA fortgesetzt? • Welche Auswirkungen hatte das Pervitin-Doping auf die Soldaten der Front und welche Rolle spielte es bei Sondereinsätzen – oder gar die Forschung in KZs?
Diese und noch ganz andere Fragen werden in Beiträgen von zwei Kriminologen, je einem Drogenberater, Soziologen, Ex-Dealer, Privatforscher, Bundestrainer, Comic-Zeichner, Wissenschafts-Journalist, Kabarettisten, Marine-Mediziner, Pharmazeuten, US-Germanist, sowie in Abhandlungen von E. E. Kisch, H. Fallada, K. Mann und diversen Nazis aufgearbeitet.
"Werner Pieper hat... Dokumente aus dem Sumpf der braunen Vergangenheit Deutschlands gegraben und präsentiert in gewohnt kompetenter Art dem mal faszinierten, mal schockierten und manchmal auch amüsierten Leser Material, das es in sich hat... hat mit dieser zweiteiligen Dokumentation eine Meisterleistung vollbracht..." *Markus Berger, Entheogene Blätter 9/2002*
"Diese umfangreiche Materialsammlung ... enthält einzigartige Dokumente." *Nürnberger Nachrichten*
Das gesamte Register für Band I & II
ISBN 3-930442-53-1 · 352 Seiten · 20 €

Band II • Der Materialienband
In dieser Dokumentation finden sich – zum Teil gekürzte – Original-Beiträge zum Drogenthema aus Wirtschaft, Kultur, (Rassen-)Politik und wissenschaftlicher Forschung aus der Zeit zwischen 1928 und 1945:

- Untergang der bürgerlich-rechtlichen Persönlichkeit im Rauschgiftmissbrauch
- Junkies für Volk & Vaterland – die Soldaten des 1. WK
- Genusspharmaka
- Selbstversuche und freiwillige Drogenerfahrungen
- Missbrauch, Süchte, Entzug & Lager
- Das Opiumgesetz
- Drogenforschung
- Mit den deutschen Armeen marschierte das Pervitin
- Drogen als internationale Verschwörung
- Trinksitten & Rassenhygiene
- Bayrischer Haschisch

"Eine fleißige und intelligente Materialsammlung zu einem vergessenen Erbe." *RNZ*
"Alles in allem ist Pieper mit 'NoS' eine außerordentlich informative Mischung aus Sittengeschichte und Sachbuch gelungen, die keine Fragen zum Thema offenläßt." *JuBaz 5/2003*
Das komplette Literaturverzeichnis für Band I und II
ISBN 3-930442-54-X · 224 Seiten · 12,50 €

Werner Pieper, Hg.

WILLKOMMEN!

Das Handbuch für multi-kulturelle Gastfreundschaft
Der Grüne Zweig 166

"Ist es aber nicht seltsam, dass wir oft von den Urlaubsländern unserer Ausländer schwärmen, auf der anderen Seite jedoch deren Existenz im eigenen Land, ein paar Häuser weiter, ignorieren?" – *Haris Katsoulis*
Willkommene Komplimente zu diesem Buch:
"Ein Volltreffer!" – *B. John, Berliner Ausländerbeauftragte.* – "Wer vom bloßen Anti-Ausländerfeind zum aktiven Fremdenfreund mutieren möchte, dem kann dieses Buch jetzt zur Seite stehen. Gastgeber Werner Pieper hat in diesem Ethno-Knigge alles zusammengestellt, was es für potentielle Fremdenfreunde zu beachten gilt." – *taz*
Wenn man als Reisender in fremden Ländern unterwegs ist, oder auch nur Menschen aus fremden Kulturen zu sich nach Hause einladen möchte, kann man ungewollt – bei bestem Willen – viel falsch machen, aber auch viel lernen: Wie begrüßt man sich? Händeschüttelnd? Umarmend? Was kann man wem zum Essen vorsetzen? Wann ist z. B. Ramadan? Welche Tabus könnte man unbewusst verletzen? Wer feiert wann seine großen religiösen, kulturellen und nationalen Feste? Was heißt Danke & Bitte in der jeweiligen Sprache? Gilt es, auf bestimmte Gebärden zu achten? Was schenkt man wem?
Dieses anregende Handbuch offeriert: Berichte über lebendige Gastfreundschaft aus aller Welt • Fakten und Erfahrungen • Versuche des Verstehens und der Sensibilisierung.
Zu den Autoren gehören: Richard Majchrzak, Achmed Khammas, Ludmilla Tüting, Molto Menz, Roman Schweidlenka, Jean Trouillet, Micky Remann u.v.a.m.
Illustriert mit Fotos aus der Sammlung 'Kinder spielen mit der Welt'.
ISBN 3-925817-66-2 · 216 S. 20x20 cm · 12,50 €

Werner Pieper

DAS SCHEISSBUCH

Entstehung, Nutzung und
Entsorgung menschlicher Fäkalien
Der Grüne Zweig 123

Was wissen wir schon von unserer alltäglichen Scheiße? Wie stellen wir sie her, wie werden wir sie los? Wie gingen und gehen Menschen verschiedener Kultur mit diesem, unserem 'ersten Produkt' (Freud) um? Wie wird sie in Medizin & Kultur genutzt, wie wird sie entsorgt? In diesem reichhaltig illustriertem Buch werden sie mehr Antworten finden, als Sie Fragen stellen könnten. Echt Scheiße.
"Das einzige und definitive Pendant zu Legionen von Kochbüchern." *taz*
"Pionierdienste!" *Tip*
"Standardwerk der Scatologie." *Baseler Zeitung*
"Kuriose und kunstreiche AA-Fibel ... Piepers tabusprengende Enzyklopädie lässt keine Frage unbeantwortet ..." *Stern*
Durch seinen legendären TV-Auftritt bei ›So Isses!‹ gelang es dem Autor, aus ›Scheiße‹ Gold zu machen. Einer unserer Bestseller, Pflichtlektüre auf vielen WG-Klos, inzwischen auch unter dem Titel KAKADEMIA auf ungarisch erschienen.
ISBN 3-925817-23-9 · 250 S. · Format 22,5 cm² · 14 €

Werner Pieper, Hg.

VERFEMT – VERBANNT – VERBOTEN

Musik und Zensur. Weltweit
Der Grüne Zweig 206

Kann denn Musik Sünde sein? Wer hat Angst vor der Macht der Musik?
Während man in den Medien vermehrt von zensierten Schreibern liest, hört man kaum von zensierten Komponisten und Musikern. Zensoren finden sich unter religiösen Fundamentalisten, in Diktaturen und bei uns heute in der Musikindustrie und den von ihr abhängigen Medien.
Etwa vierzig AutorInnen berichten über Musik-Zensur aus aller Welt, u.a.: Ca.mille Paglia mit Madonna, Jello Biafra, Sängerinnen im Iran, White Noise & Hate-Musik, Fela Kuti, Tabu Ley aus Zaire, Raï in Algerien, Frauenrock in China?, Vom BBC zensierte Musik, Interview mit Jonny Clegg, Werner Pieper über Zensur, Verbote & Indizierungen in div. Deutschlands, Yehudi Menuhin